認知療法・西から東へ

編集・著

井上和臣

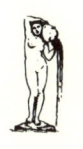

星和書店

Seiwa Shoten Publishers

2-5 Kamitakaido 1-Chome
Suginamiku Tokyo 168-0074, Japan

巻 頭 言

　本書『認知療法・西から東へ』は，星和書店の勧めを受けてまとめられました。

　大別すると，多様な精神医学的問題に対する認知療法について概略を紹介した総説論文と，共著の形で関わることができた原著論文あるいは症例報告から構成されています。

　冒頭の論文『認知療法センター便り』は最初の短報です。原典には自宅のアルバムから選択したペンシルベニア大学や認知療法センターの懐かしい写真も載せていましたが，今回は Aaron Temkin Beck, MD（Tim Beck と親しい人々は呼んでいましたが，私たちには Dr. Beck でした）が自著を手にした写真だけに限定しました。当時どんなふうにしてこの写真を入手したのか記憶は曖昧ですが，おそらくセンターの事務部門を統括していた Barbara Marinelli の手を煩わせたものと思われます。

　『認知療法における「知ること」の特性』から『新しい精神療法的アプローチ―認知行動療法を中心に―』までは，総論に相当します。なかでも『認知療法における「知ること」の特性』では，認知療法の特徴を「知ること」という観点から論じ，治療の進展に伴って，やがて「患者自らが治療者となる」ためには，治療者の内在化（バーチャル化）が必須であることを強調しました。

　Arthur Freeman との共著『うつ病の認知療法：症例』から『職場復帰に認知療法が奏効した反復性うつ病の一症例』までは，Beck の認知療法が最初の治療対象としたうつ病に関する数編です。とくに『うつ病治療における認知療法，薬物療法，併用療法の効果比較』は，不確定要素の多い臨床場面における意思決定を定量的に行う医療判断学（clinical decision analysis）という新たな手法を用いて，個々の患者に応じたうつ病の治療選択を論じたものです。臨床研究から得られた知見を，患者の視点（patient values/

preference）と統合させる試みと言えます。

『不安障害の治療における薬物療法と心理社会的療法』から『認知療法が有効であった阪神淡路大震災によるPTSDの1例』までは，パニック障害，強迫性障害，社会不安障害，外傷後ストレス障害など，不安障害と総称される精神障害に対する認知療法を中心に論じてあります。とりわけ『不安障害の治療における薬物療法と心理社会的療法』では，パニック障害と強迫性障害を中心に，薬物療法と認知療法（認知行動療法）の併用療法について，有効性，安全性，費用-効果などの観点から考察しました。同時に，EBM（evidence-based medicine）時代の治療関係にとって患者の視点の定量化が重要であることを指摘してあります。

さらに，『プライマリケアにおける身体的愁訴と認知療法』に始まり，『統合失調症の認知療法』で終わる数編では，心身症，ひきこもり，アルコール依存症，統合失調症などに関する論文をまとめました。

本書を締めくくる『日本認知療法学会の発足』では，慶應義塾大学の大野 裕先生の発案で始動した学会の第一歩を紹介してあります。

フィラデルフィアでの1年足らずの留学経験から得た種子が芽吹き，少しずつ成長していく過程で，多くの人と出会い，幾編かの論文をともにすることができました。西からの風に吹かれてわが国に届いた認知療法がしっかりと根を張り，枝葉を茂らせ，大きな樹木に育っていく初期の一風景として，本書が公になることを心から喜んでいます。

最後になりましたが，およそ15年間にわたる自らの歩みを振り返る機会を与えてくださった星和書店の石澤雄司社長，編集部の近藤達哉氏に感謝申し上げます。あわせて，転載について格別のご配慮を賜った執筆者各位と出版各社に謝辞を贈ります。なお，今回の出版にあたり，原典に適宜加筆・修正等を加えたことを申し添えます。

鳴門の空と海に囲まれて，2004年初夏

井上和臣

もくじ

巻頭言 *iii*

第Ⅰ部　認知療法の基礎

認知療法センター便り……………………………………………………… *3*
認知療法における「知ること」の特性…………………………………… *9*
認知療法をする……………………………………………………………… *23*
認知行動療法―治療技法と治療過程―…………………………………… *31*
EBMと認知療法……………………………………………………………… *41*
新しい精神療法的アプローチ―認知行動療法を中心に―……………… *49*

第Ⅱ部　うつ病の認知療法

うつ病の認知療法：症例…………………………………………………… *63*
うつ病の認知療法：昼下がりの憂うつ…………………………………… *89*
うつ病の認知療法：治療効果……………………………………………… *97*
うつ病の再燃・再発防止―認知療法はどれだけ有効か―……………… *109*
うつ病治療における認知療法，薬物療法，併用療法の効果比較……… *121*
一般診療におけるうつ病の認知療法……………………………………… *137*
うつ病の認知療法―服薬アドヒアランスとの関連―…………………… *145*
職場復帰に認知療法が奏効した反復性うつ病の一症例………………… *153*

第Ⅲ部　認知療法の応用と実践

不安障害の治療における薬物療法と心理社会的療法…………………… *167*

パニック（恐慌性）障害の認知行動療法 181
パニック障害と認知療法 197
認知療法の新しい動向―強迫性障害と統合失調症― 209
強迫性障害に対する認知療法の適用 223
認知行動療法の最近の病態に対する適応 237
対人恐怖／社会恐怖と認知行動療法 249
対人不適応の青年期女性に対する認知療法の一例―認知プロフィール
の活用とその意義― 261
認知療法が有効であった阪神淡路大震災による PTSD の 1 例 275

第Ⅳ部　認知療法のさまざまな可能性

プライマリケアにおける身体的愁訴と認知療法 291
心身症の治療：認知療法 299
ストレス・マネジメント：認知療法の立場から 311
ひきこもりの青年に対する認知療法 319
アルコール依存症の認知療法 333
認知療法的技法の併用により断酒の維持継続が可能となった女性
アルコール依存症の一例 351
統合失調症の認知療法 361

第Ⅴ部　日本認知療法学会

日本認知療法学会の発足 373

初出一覧　384

第Ⅰ部　認知療法の基礎

認知療法センター便り

　1986年5月のTime誌は,"Talk is as Good as a Pill"と題して,National Institute of Mental Health Treatment of Depression Collaborative Research Program (NIMH-TDCRP) [7,9] の中間報告を報じている。
　うつ病に対する薬物療法と精神療法の効果を比較したこの研究において,薬物 (imipramine) と同等の効果があるとされた精神療法は,認知療法 (cognitive therapy) と対人関係精神療法 (intepersonal psychotherapy) のふたつである。
　いずれも旧来の精神療法とは異なる理論と技法を用いる新しい型の精神療法であるが,残念なことに,わが国ではまだ一般的ではない。
　著者は,1988年4月から,認知療法誕生の地であるペンシルベニア大学認知療法センターに滞在しているが,これを機会に,認知療法のわが国への導入の一資料として,認知療法と認知療法センターについて簡単な紹介をしたいと思う。

I. 認知療法の概要

　認知療法は,ペンシルベニア大学精神科 Aaron T. Beck 教授 (図1) により考案された精神療法である。

当初はうつ病に対してもっぱら試みられたが[6]，現在は不安神経症・恐怖症[3]，心身症，薬物依存などの精神障害や夫婦間の問題[2]（marital problem）などにもその適用を広げつつある。

認知療法は，原則として 15〜25 セッションで終了する短期の，問題志向型（problem-oriented）の精神療法である。

精神障害に対する認知療法の観点は，特異である。伝統的精神医学は生物学的見地から考える。精神分析は無意識の葛藤から考える。そして行動療法は条件反射から考える。いずれの立場に立つにしても，結局のところ，患者は自分の力ではいかんともしがたい隠された力の犠牲に過ぎない。これに対し，認知療法とその基礎にある理論は，患者はその意識されたものの中に，自らの精神障害を理解し解決する鍵を持っていると考える[1]。

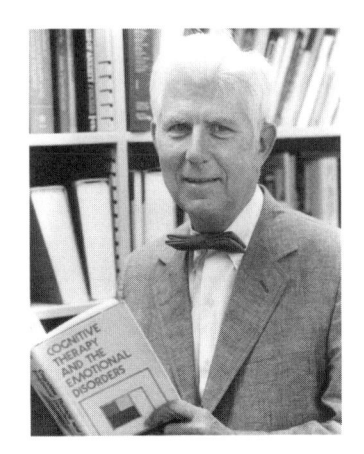

図1 ペンシルベニア大学精神科 Aaron T. Beck 教授

ある個人の感情と行動は，その人が自分自身を，世界を，未来をどう考えるかによって強く規定される，という仮説から認知療法は出発する。たとえば，うつ病という感情の異常は，患者が日々の出来事に対して示す思考の異常（negative automatic thought）から生じると考える。「どうして何もかもうまくいかないのだろう」，「誰ひとり私を理解してくれない」，「私は弱い人間だ」，「もうこんな状態には耐えられない」，「自分自身がいやになった」。

患者の意識の流れの中にあらわれるこの誤った思考とイメージ（cognition）の基礎にはさらに，過去の体験から形づくられた憶説・思い込み（assumption）あるいは図式（schema）が存在すると考える。「すべてを完全にやり遂げられないなら，自分はだめな人間だ」という図式をもつ人は，その体験のすべてを，うまくやれたかどうかという点から解釈する。その結果，首尾の良し悪しとは関係のない出来事にも，自分自身の有能さに関わる

ものとして，反応してしまう[6]。

認知療法の目標は，患者の示すこうした思考の歪みを正すことにより，症状の軽減を図ることにある。認知療法は治療者と患者の共同作業で進められる。治療者は認知技法と行動技法を併用しながら，患者が自分の歪んだ思考パターンを知り，当面の問題に対する現実的な解決法を実践できるように助ける（collaborative empiricism）[6]。

II. 認知療法センター

認知療法センター（Center for Cognitive Therapy）はペンシルベニア大学精神医学教室に所属し，Aaron T. Beck 教授によって主宰されている。

センターの活動は教育，研究，外来治療にわかれる。教育活動の中心は，博士号を持つフェロー，学位取得前のインターンを対象とした認知療法のトレーニング（intramural training）である。うつ病の認知療法マニュアル[6]が公刊された翌年の1900年から本格的に実施されているこのトレーニングでは，毎年6～7名の訓練生が，フル・タイム（有給）で，週少なくとも45時間，1年間におよぶ厳しい臨床実習を受けている。現在（1988年夏）6名の臨床心理学者（すべて Ph. D. である）が，それぞれ，週あたり15～20名の外来患者を受け持ち，認知療法を実践している。外来診療以外の時間は，スーパーヴィジョン，グループ・ミーティング，セミナー，さらには研究活動に当てられる。トレーニングを完了した者には，ペンシルベニア大学精神医学教室から修了証書が与えられる。毎年9月がこれら訓練生の交代期である。

また，センターでのフル・タイムの訓練を受けられない人には，別のトレーニング・プログラム（extramural training）が用意されている。定期的なワークショップ，電話によるスーパーヴィジョンなどからなるこのトレーニングは有料である。これら正規に行われる教育プログラムの受講者以外に，センターに短期間（数週～数カ月）滞在し，認知療法を学んで帰る研究者が，アメリカ国内はもちろん，世界各地から集まってきている。現在は，ポスト

ン，西ドイツ，アルゼンチン，イギリスの精神科医，心理学者が来訪中である。
　さらに，センターの常勤スタッフは，ペンシルベニア大学のいくつかの学部，教室における教育活動にも関与している。
　研究活動の中心はうつ病から神経症と薬物依存に移り，現在パニック障害[4]に対する2種類の認知療法的アプローチ（standard cognitive therapy と focused cognitive therapy）が比較検討されている。うつ病に対する認知療法の有効性は，NIMH-TDCRP[7,9]に先立って1970年代後半から行われた薬物療法との比較研究から実証されてきたが[5,8,10]，パニック障害についてはまだ薬物療法との十分な比較試験はなされていないようである。ただ，抗不安薬依存に対する関心が高まっている中で，認知療法への期待は大きくなってきている。
　治療は外来治療だけで，入院の設備はない。精神科外来（2階）があるのと同じビルの5～6階に認知療法センター所属の"Mood Clinic"があり，治療は各治療者のオフィスで個別に行われている。治療の対象は，うつ病，不安神経症，恐怖症が中心である。あらかじめ電話による受付を行い，まず初診日を決定する。当日はスタッフと訓練生による診断のための面接がある。診断はDSM-III-Rで行われ，そのために，通常の非構成的な面接とともに，Structured Clinical Interview for the DSM-III-Rが用いられている。後日，初診時の所見・診断結果に基づいて，認知療法の適応があるかどうかが決定される。実際に治療が開始されるのは初診後1～2週間くらいしてからで，通常初診者とは別の者が治療を担当することになる。
　治療の形態は，個人認知療法，集団認知療法，夫婦療法の3種があるが，多くは1セッション45～60分の個人認知療法である。薬物療法の併用が必要な場合には，センター専任の精神科医が2階の精神科外来で別個に診断と処方を行っている（現在センターにいるスタッフと訓練生は，Beck教授を除いて，すべて医師ではない）。
　治療の期間は2～5カ月を原則とするが，患者により異なってくるのが実際である。

III. 認知療法の現況

　認知療法の研究と臨床活動はアメリカ，ヨーロッパの数多くの大学，病院で行われている。認知療法のトレーニング・センターは全米各地に 15 カ所以上あり（このうち最大のものがフィラデルフィアにあるペンシルベニア大学認知療法センターである），また，入院施設が Umeå (Sweden), Oxford, Louisville, San Diego にある。

　認知療法の臨床に携わっている人たちの間の情報交換のために，1985 年には，The International Cognitive Therapy Newsletter が創刊され，12 カ国以上の国々で購読されている。認知療法に関する専門誌は，Cognitive Therapy and Research（1977 年創刊，Plenum Press，隔月刊）と The Journal of Cognitive Psychotherapy: An International Quarterly（1987 年創刊，Springer Publishing Company，季刊）がある。

　認知療法に関する国際学会は，これまでに 2 回（1983 年，Philadelphia，1986 年，Umeå, Sweden）開かれており，1989 年 6 月にはイギリス，オックスフォードで 3 度目の World Congress が開催される予定である。

　Aaron T. Beck 教授の代表的著作[1,6]の邦訳が目下計画されており，また，精神医学領域の専門誌で認知療法の特集が組まれていると聞く。来春（1989 年 3 月）には，ペンシルベニア大学認知療法センターのスタッフのひとりである Dr. Arthur Freeman が，招かれて東京，大阪でセミナーを開く予定である。わが国でようやく始動し始めた認知療法への関心に，拙稿が少しでも役立てば幸いである。

　なお，認知療法センターから，ビデオ・テープ，オーディオ・テープを含む資料，教材が入手可能である。連絡先を記しておく。

　　Center for Cognitive Therapy
　　Room 602, 133 South 36th Street
　　Philadelphia, PA 19104, U.S.A.

謝　辞

稿を終わるにあたって，ペンシルベニア大学認知療法センター Aaron T. Beck 教授ならびに京都府立医科大学精神医学教室中嶋照夫教授に深謝いたします。

本稿の執筆にあたっては，京都府医学振興会から，一部助成を受けた。

文　献

1) Beck, Aaron T.: Cognitive Therapy and the Emotional Disorders. New American Library, New York, 1979.
2) Beck, Aaron T.: Love Is Never Enough. Harper and Row, New York, 1988.
3) Beck, Aaron T. and Emery, G.: Anxiety Disorders and Phobias. A Cognitive Perspective. Basic Books, New York, 1985.
4) Beck, Aaron T. and Greenberg, R.L.: Cognitive therapy of panic disorder, in American Psychiatric Press Review of Psychiatry, volume 7. Edited by Frances, A.J. and Hales, R.E., American Psychiatric Press, Washington, DC: 571-583, 1988.
5) Beck, Aaron T., Hollon, S.D., Young, J.F. et al.: Treatment of depression with cognitive therapy and amitriptyline. Arch Gen Psychiatry 42: 142-148, 1985.
6) Beck, Aaron T., Rush, A.J., Shaw, B. et al.: Cognitive Therapy of Depression, Guilford Press, New York, 1979.
7) Elkin, Irene, Parloff, M.B., Hadley, S.W. et al.: NIMH treatment of depression collaborative research program. Background and research plan. Arch Gen Psychiatry 42: 305-316, 1985.
8) Kovacs, Maria, Rush, A.J., Beck, A.T. et al.: Depressed outpatients treated with cognitive therapy or pharmacotherapy. A one-year follow-up. Arch Gen Psychiatry 38: 33-39, 1981.
9) Glass, Richard M. and Freedman, D.X.: Psychiatry. JAMA 256: 2071-2073. 1986. (中嶋照夫訳・解説：JAMA (日本語版): 107-109, 1987.)
10) Rush, Augustus J., Beck, A.T., Kovacs, M. et al.: Comparative efficacy of cognitive therapy and pharmacotherapy in the treatment of depressed outpatients. Cognitive Therapy and Research 1: 17-37, 1977.

認知療法における「知ること」の特性

はじめに

　周知のように，認知療法とは cognitive therapy の訳である。認識療法という訳語を当てた論文もあったが，認知療法のほうが広く人口に膾炙した今となっては，訳出の優劣を競うこと自体がもはや無意味かもしれない。ただ，認識療法もなかなか捨てがたい用語のように思える。
　原語の"cognitive" therapy はアメリカ人にとっても日常語ではないようであり，その点では術語の悪弊が現れているのかもしれない。しかし，cognitive と冠したことで，この治療法のもつ方向性が明示されたのは疑いを入れない。
　Cognitive という形容詞は，有名な cogito ergo sum（「われ思う。ゆえにわれあり」）を直ちに連想させ，人間の理性的・合理的な側面を示している。心理学的治療における「知ること」を論じるとき，認知療法ほど適切な精神療法は他にないかもしれない。
　ただし，忘れてはならないことがある。「認知が感情を規定する」という認知モデルは，「知ること」が知的な領域にとどまらないことを教えている。認知の転換がみられるとき，同時に感情の変化も生じているはずである。認知療法において「知ること」とは，感情的なものまでを包含する大きな概念と

言える。

　本稿では，患者における「知ること」を中心に論じることにする。

1. 共同的な治療関係

　2001年7月にカナダ・バンクーバーで開催された世界行動認知療法会議の折，著名なキャピラノの吊り橋を訪れた。しかし，タクシーのなかからすでにパニック発作を誘発しかねない恐怖とともに，顕著な身体的変化があり，渡河中も，とりわけ往路ではこれが制御できず，周囲の失笑を買うに十分であった。帰国後に頂戴した写真に，橋の上で腰がひけている己が姿を発見し，悲劇と喜劇が紙一重であることが実感された。

　幸い，再び挑戦する可能性の少ない「冒険」なので，格別の手当ては必要ないかもしれないが，もし学会の演題のなかに解決の方策を求めるとすると，さしずめバーチャル・リアリティを活用した曝露法が最適であろう。シンポジウム "Virtual Reality & Cognitive Behavior Therapy" では，強い不安のせいで空路を利用できず仕事面で制約が生じていた弁護士に，どのような手順でバーチャル飛行機を用いた治療を施したかが，抜群の効果とともに紹介されていた。

　最新の技術に魅了されながら会場を後にしたが，しかし，いささか機械に主導された治療に抵抗を覚える自分がいたことも事実である。今その理由を探ってみると，生身の治療者の姿がはっきり見えなかったことが，どうも納得いかなかったようだ。

　情報化という時代精神には逆行しそうだが，治療における「知ること」はおそらく，ふたりの生きている人間のあいだで成立することなのかもしれない。ガイドの役割を果たす人と，その人物に誘導され歩む人という，実在するふたりが必要なのである。それが治療という，一種の地獄めぐりを含まざるをえない過程における「知ること」であれば，なおさらである。

　認知療法の基本原則に共同的経験主義（collaborative empiricism）と呼

ばれるものがある。共同的とは，治療者は患者の積極的な治療参加を促し，患者は治療に関して応分の責任を治療者と共有することを意味している。認知療法では科学者たちのチームに喩えられる。治療関係に言及することが少ないとされる認知療法において，共同的という形容詞は患者と治療者との関係性を表現する重要な術語である。

　ベックの認知療法を紹介するビデオ[i]の冒頭にこんな場面がある。

ベック：面接におけるあなたの役割は何ですか？
患　者：いろいろと知識を得て，この不安を何とかするために，私はここに来ているのです。
ベック：その通り。あなたの役割は質問に答えることです。話しぶりとか，緊張してあがっていることは，情報の伝達を決して妨げないのです。あなたがあがっていること自体，ひとつの情報でしょうから。…それでは，ご自分の役割を果たすには，どんな方法がふさわしいと思いますか？
患　者：私にはあなたの質問に答える義務がありますし，あなたに正直でなければなりません。

　治療関係における共同は正直であることを前提としている。言うまでもなく，正直でなければならないのは患者だけではない。それは治療者にも求められている重要な資質である。患者と治療者の双方に正直さを欠いては，共同的経験主義は難破するであろう。

II．誘導による発見：ソクラテスの質問法

　ソクラテスが生涯をかけて追求した人間の本質を明らかにするための方法

---

[i] Three Approaches to Psychotherapy III: Part 3　Dr. Aaron T. Beck, Cognitive Therapy. Psychological & Educational Films, 1986.

を，反駁的対話（エレンコス）と呼ぶそうである[2]。エレンコスはもちろん哲学的営為であるが，認知療法における「知ること」を考えるとき大いに参考になる。共同的経験主義との関連で忘れてはならない認知療法のもうひとつの基本原則，誘導による発見（guided discovery）は，ソクラテスの質問法（Socratic questioning）とも称されるからである。

　エレンコスでは，対話の相手が最初になした論に対して，誰もが認めざるを得ないような反証を提示することによって，当該の論の矛盾が導き出され，さらには相手の本性が露呈される。しかし，同時に，エレンコスにはソクラテスその人の全存在を賭けた争論の側面もある。エレンコスが，神により与えられたがゆえに，背くことが許されないソクラテスの使命だからである。

　「人々のうちでもっとも賢明なのはソクラテスである」というデルフォイの神託の意味を解しかねたソクラテスは，多くのソフィストとの議論に駆り立てられる。当代の知者たちとの論争を繰り返した末にようやく，彼らに優る自らの特性をソクラテスは発見する。「彼らは知らないのに何かを知っていると思っているが，私は知らないことは知らないと思っている」がゆえに，彼らよりわずかに賢いのかもしれない。ソクラテスにとっては，無知の自覚こそ「知ること」と切り離せないものであった。

　ソフィストたちが人々を説得したり議論に勝利したりすることを目的としていたのに対し，ソクラテスはエレンコスによって倫理的次元における真実を探究しようとした。エレンコスに従事するとは，対話者の人生に深く根づいた信念が率直に語られ吟味されることを意味する。

　相手の論に疑問を呈するところからエレンコスは始まるが，ソクラテスには議論の帰結が必ずしも予見できているわけではなく，彼自身が議論の自然な展開に誘導されていくのである。

　さらに重要なのは，エレンコスという方法を通して検証された信念が，けっして最終的な真実ではなく，つねに誤謬の可能性を含んでいるということである。信念の不確定性がソクラテスに無知を自覚させる。彼の無知は，巷間信じられているような，相手を欺く偽装ではない。ソクラテスは，自分

の知識が確実なものではないと，真摯に語っているのである。

III. 経験主義

　認知療法というと，理屈で無理やり相手を説き伏せようとする治療と思われるかもしれない。しかし，それは誤解である。ソクラテスがエレンコスという方法によって繰り返し強調したように，認知療法にあっても，治療で取り扱われる認知はすべて，真実ではなく，仮説とみなされる。それは，患者の認知は正しいかもしれないし，間違っているかもしれない，ということを意味するだけではない。治療者の認知にも誤りはあるかもしれない，という意味が含まれている。治療する立場にある者だけが現実を認識していて，患者の認知に代わる合理的解答を持っているということではないのである。患者が示す認知は，しばしば非機能的であるとか不合理であると呼ばれる。しかし，ある手続きを経ない限り，そう断定することは許されない。その手続きとは，実験である。仮説を検証するための実験を試みる必要がある。
　先述のビデオからベックと患者の対話を引用してみる。

　ベック：「どんなふうに思われるだろうか？」とか「ちゃんとやれるだろうか？」といった考えが，本当に不安の症状をもたらすのかどうかを知りたいのです。それで，もしそんなふうに考えることが適切ではなくて，間違っているのなら，その考えを修正することで，不安症状を治せるはずです。たとえば，この場であなたがどうふるまうかということは問題ではないかもしれませんし，もし実際そんなことはどうでもよいと納得できたら，もうあなたは不安を感じなくなるでしょう？
　患　者：それは楽になるでしょうね，きっと。
　ベック：それでは，今そのことを確かめてみましょう。実際その通りになるかどうか，をですね。

ここで重要なのは，状況依存的な認知が不安症状をもたらす可能性，歪んだ認知の修正が不安の軽減につながる可能性を，自明のこととして患者に押し付けるのではなく，本当にその通りの結果になるかどうかをいっしょに調べてみようと，治療者が患者に提案していることである。仮説が正しいかどうかを，実験で得られるはずの具体的なデータをもとに検証しようとするのである。経験主義（empiricism）と呼ばれる所以である。

IV. 熱い認知

ソクラテスのエレンコスは相手の信念の不整合を明らかにするばかりか，倫理的本性までを暴露する結果となる。同様に，認知療法における認知の修正も，知的な領域にとどまらず，認知・感情・行動の複合体としての人格にまで影響するようになる。

感情をも包含する認知の変化は，とくに感情的負荷の高い「熱い」認知（"hot" cognition）を対象とした介入がなされたときに実現しやすい。まさに「鉄は熱いうちに打て」である。患者が現に体験している事柄に焦点を当て，その瞬間の「熱い」認知を取り出して，それを処理することによって，頭で理解するだけで終わらない，体験に即した形での理解，経験的理解が得られることになる。

「熱い」認知をとらえるには，過ぎ去った感情ではなく，感情の生々しい変化が認められる瞬間を見逃さないようにすることである。次の例[1]では，患者が涙を流すときをとらえて，認知療法の重要な質問（下線部分）が繰り出されている。

ベック：私たちがあなたのお役に立てそうに思われますか？
患　者：そうあってほしいと思います。これが最後の望みのような気がしています。
ベック：「これが最後の望みだ」とおっしゃったときの様子を拝見していると，

あなたはとても悲しそうでしたね。
患　者：（泣きながら）私…。
ベック：「これが最後の望みだ」とおっしゃったとき，あなたの心のなかにはどんな思いがこみあげていたのですか？
患　者：もし治療がうまくいかなかったら，これから先ずっとこんな暮らしを続けることなんか，できそうもありません。

Ⅴ．質問すること

　ソクラテスの質問法という術語そのままに，認知療法にあっては質問すること（questioning）が重視される。面接のなかに疑問形が多用されるのはもちろんであるが，認知を同定したり，認知を検証したりするときに，定石の質問が試みられる。
　まず，認知の同定（catch）に際しては，上述の患者にも向けられた次の質問が有名である。
　「今あなたの心のなかにはどんな思いがこみあげているのでしょうか？」
　そして，認知の検証（check）には，次の質問が用いられる。
　「そう考える根拠は何でしょうか？」
　「その考えが誤っていることを示す反証はないのでしょうか？」
　最後に，認知の修正（correct）に関しては，次の質問になる。
　「別の見方はできないのでしょうか？」
　この catch, check, correct という3段階からなる技法は，認知再構成法（cognitive restructuring）と呼ばれている。
　後に述べる思考記録表では，自動思考と合理的反応の欄（コラム）が隣り合って作られている。しかし，この間には，予想以上に大きく深い溝が存在していて，自動思考から合理的反応を導き出すのが多くの患者にとって容易でないことは，日常臨床でよく経験される。患者が無理なくこの溝を越えられるように，治療者はさまざまな質問を工夫する必要がある。上述の根拠や

反証を問う質問もその例だが，それ以外にも，たとえば，強迫性障害患者に対して，次のような質問が提案されている[3]。

「その強迫観念について，他の人だったらどうするでしょうか？」
「その強迫観念について，実際にその通りになったらどうなるでしょうか？」
「その強迫観念の通りになったことはどのくらいあるでしょうか？」

VI. セルフ・ヘルプの精神療法

セルフ・ヘルプの精神療法である認知療法の場合，患者にはやがて自分自身の治療者になることが期待されている。"Be your own therapist" というわけである。

共同的関係の当初には治療者に多く割り当てられていた責任が，治療過程を通じて，しだいに患者に移譲されていく。ガイドの役割を果たす治療者と治療者に誘導され歩む患者という，ふたつの存在を必要とする teaching therapy としての認知療法は，自ら実験し自ら発見する患者だけから成立する学習（learning）の反復体験に，行きつ戻りつしながら，段階的に進化していく。かつて治療者が患者に問いかけたように，患者は自らに問いかける態勢になる。言うならば，質問モード（questioning mode）に設定されるのである。

この重要な進展を可能ならしめる技法が，治療初期から継続されてきたはずのセルフ・モニタリング（self-monitoring）であり，ホームワーク（homework）である。

VII. セルフ・モニタリング

一般に，セルフ・モニタリングには日常活動表（Weekly Activity Schedule）と思考記録表（Dysfunctional Thought Record）という独特の書式が利用される。いずれも，認知療法に不可欠な情報である状況，感情，

行動，認知（思考や視覚的イメージ）のいくつかを観察・記録するものである。もちろん最初からセルフ・モニタリングが誰にでも十全にできるわけではない。しかし，自転車に乗ったり，テニスを覚えたりするときと同じように，治療者の適切なガイド下での反復練習がセルフ・モニタリング技能の習熟をもたらす。そして，患者はセルフ・モニタリングを介して，それまで気づいていなかった事実を新しく発見することになる。

　日常活動表は，うつ病患者の毎日の活動を記録・計画するのに利用される。これに満足度・達成度の評価を加味すると，治療に伴って物事を楽しめる能力が回復してきていることが，患者にも見えてくる。Ⅱ型双極性障害の場合，再燃・再発につながる警告徴候の管理に日常活動表は有用で，ある患者は退社と入眠・覚醒時刻の記録に長く役立てている。

　日常活動表を改変した不安記録表からは，不安が沈静化することがある。「いつも不安でたまらない」と訴える患者が，観察・記録を終えると，不安は特定の時間帯に限られていることを理解できる。び漫性と思われていた不安が，不安記録表の小さな枠のなかに囲い込まれている。あたかも四方に転移する悪性腫瘍が，被膜に包まれて良性化したかのようである。不安の限局について「知ること」は，際限もなく広がっていた不安を制御する第一歩となるだろう。

　一方，通常は5つのコラムから構成される思考記録表は，認知の再構成という複雑な心的過程を反復学習するための道具である。特定の刺激場面において経験された不快な感情（不安，怒り，抑うつなど）とともに，随伴する自動思考を同定・記録し，次いで自動思考に対する適応的・合理的反応を導出する。適切な反応が得られていれば，最初の自動思考の確信度は低下し，さらには不快な感情が軽減するはずである。思考記録表を介して患者は認知の再構成の効用を具体的に体験できることになる。

VIII. ホームワーク

　標準的な認知療法のセッションはおよそ1時間である。わが国における通常の外来診療では毎週それだけの時間をとることはできない，という指摘は多い。日本型の認知療法を定着させるには，セッションの短縮化は不可避の課題である。しかし，患者の全生活時間から考えると，週1時間はあまりにも短いと言えよう。そこで，セッションとセッションをつなぐものが必要になってくる。それがホームワークである。

　認知療法にあっては，治療セッションは日常と隔絶した秘儀が行われる特殊な時空間ではなく，日常の問題の特定と解決が反復される学習の場である。セッション内で新たに獲得されたり再学習されたりした合理的反応は，しばしば論理的次元での妥当性をもつにすぎない。そこで，セッション外での試行を通して，合理的反応がどの程度まで現実に適応する機能的認知であるか，検証がなされる。

　また，ホームワークでは行動実験（behavioral experiment）と呼ばれる方法が用いられる。これは行動課題の遂行を介して，患者の非機能的認知を検討しようとするものである。先に述べたように，患者の認知はひとまず「仮説」とみなされ，実験による検証を待ってはじめて不適応的・非機能的かどうかが決定される。患者の認知に誤りがないとしたとき（あるいは，誤りがある場合），何が起こりうるか予測を立てた後，行動実験を行い，実験の結果と最初の予測とを比較照合する。

　たとえば，パニック発作時に「倒れてしまいそうだ」という認知を示す患者は，突然のめまいを感じると，何かにすばやくつかまって破局を回避しようとしがちである。微妙な安全行動が続く限り，患者の認知は検討されることすらない。そこで，患者には，めまいがしたとき，短い時間でよいので，身体を支える行動を控えるようにしてもらう。この行動実験の結果，「倒れる」という患者の予測が，少なくとも何分間かは生じないことが明らかにな

る。実験結果との不一致は,患者にとって,発作時の破局的認知に疑いをいだかせる効果があるだろう。

　ホームワークには,その他,先述の日常活動表や思考記録表によるセルフ・モニタリングも含まれる。また,セッション中のロールプレイによって学習した対人関係技能の般化も,ホームワークを介して成立することになる。

IX. ロールプレイ

　認知的・行動的リハーサルは,たとえば,渇望を生じさせ飲酒行動の再燃をもたらす可能性がある高危険状況に対して,適切に対処する技能を形成する場合に有用である。しかし,それだけでなく,別の視点から事態を眺めようとするとき,立場を逆転したロールプレイを行うと,侵襲的にならずに現実的な認知を引き出すことができる。

　例[ii]をあげる。

ベック：もし相手が,「私は彼との関係に縛られていて,もうどうしていいかわからない感じで,希望もないし,関係を続けたらいいのか,いっそ自殺でもした方がいいのか」というふうに言ったら,どう言ってあげますか？
患　者：他の方法があるかもしれない,と気づいてもらえるようにします。もっと実りのある関係を探してみるのもひとつですし,しばらく男性とつきあうのを控えるのもいいかもしれません。
ベック：私があなたの話している相手だとして,その私が,「そうね,でも,そんな実りのある関係を見つけるなんて,これまでもできなかったわけだし,これから先それができると考えることなんて不可能だ

---

ii) Aaron T. Beck & Jeffrey E. Young: Cognitive Therapy of Depression. Live Demonstration of Interview Procedures. B.M.A. Audiocassettes, Guilford Publications Inc., New York, 1979.

わ」と答えたら，あなたは何と言いますか？
患　者：「今は不幸せで気持ちが落ち込んでいるから，そんなふうに感じるのよ。でも，過去にあったことを振り返ってみたら，他の人との間にも実りのある関係があったはずだわ。もちろん男女の関係でなくてもね」と，相手に言ってあげます。

X．教えることができない知

　認知療法は認知モデルを基礎理論とする治療なので，当然その作用機序に関しては，認知とくにスキーマの変化を第一義のものとして重視している。ところが，時間限定的治療である認知療法によって，短期間にはたして機能的スキーマの構築が可能なのかという疑問がある。これに代わる比較的説得力のある仮説として，短期の認知療法によって患者は非機能的スキーマを同定し，そのつどそれを中和していくような技能を獲得しているのではないかという推論がなされている（「代償技能モデル［"compensatory skills" model］」）。
　この仮説が正鵠を射ているとするなら，ちょうどソクラテスが無知を克服する絶対的な哲学的知を対話の相手に与えるのではなく，無知を自覚させる哲学的方法エレンコスを一貫して提案してきたように，認知療法は患者がかかえる対人的・情緒的問題に対する唯一の解答を提供するのではなく，解決に至る方法を反復学習できるようにし，多様な解決策に道を開くのである。換言すると，「知ること」が最終解答の獲得を意味するなら，認知療法における知は教えられないものかもしれない。ただ，知に接近するための批判的吟味の技能が強調されるだけなのである。

おわりに

　四国は弘法大師空海にゆかりの霊場八十八カ所で有名である。発心の道

場・徳島から出発して,修行の道場・高知,菩提の道場・愛媛を経て,涅槃の道場・香川までを巡礼する人たちは,「南無大師遍照金剛」という大師の宝号とともに,「同行(どうぎょう)二人」と書かれた編み笠を頭にしている。「同行二人」とは,遍路道を行く自分とともに,つねに弘法大師空海が実在するという自覚・願望である。もちろん空海は入定して久しい。世間的な意味での生者ではない。遍路とともにあるのは,架空の空海,言わば,バーチャル空海である。

　認知療法の進展する過程で,ガイド役の治療者はしだいに患者の中に内在化されていく。これは,遍路に同行するバーチャル空海のように,生身の治療者がやがてはバーチャル治療者となることを意味している。本稿のはじめに,「知ること」には肉身のふたりの存在が必須であると書いたが,はたしてつねにそうであろうか。むしろ,治療者のバーチャル化こそ,治療が終結した後も永く私たちを「知ること」に導き続けるのではなかろうか。

文　献

1) 井上和臣:認知療法への招待(改訂2版).金芳堂,京都,1997.
2) 岩田靖夫:ソクラテス.勁草書房,東京,1995.
3) 杉浦琢,高橋徹,鷲塚伸介ほか:強迫性障害に対する認知療法の適用―薬物療法との併用症例を通して―.精神医学 43(9): 963-970, 2001.

認知療法をする

はじめに

　ここ何年か学校教育学部の授業『精神医学演習』でコミュニケーション技能の訓練を実施している。教材としてLibermanらが製作したビデオを活用させてもらっているが,『基本会話モジュール』[3]はきめ細やかな配慮がなされた逸品である。何しろ「会話をする」という行動を学習するのに,「会話を始める」,「会語を続ける」,「会話を終える」という技能領域が区別されているのである。学生ばかりか教師にとっても「目からうろこ」の体験になる。
　小論に求められているのは, そうした会話の基本を,「認知療法をする」という治療行為に適用することかと思われる。

I. 認知療法を始める

1. 認知療法の得意技

　「会話を始める」には, 語し相手と出会えそうな場所に出向くこと, 快く話をしてくれる人を決めること, 話題を探すことが必要になる。
　「認知療法を始める」には, 治療の場を外来とするのか, あるいは入院治療の適応があるのか, どのような患者を対象とするのか, 患者のどのような問

題を取り扱うのかを特定することが求められる。その際，治療を奏効させたいと願うなら，会話に取り組むのと同様，できるだけ今の自分の身の丈に合ったところから始めるのが賢明だろう。得意技を生かすのである。

認知療法が得意とするのは，外来での治療が可能な非精神病性の患者である。入院認知療法も選択肢としてはあるが，一般には外来が治療の場となる。非精神病性の病態には，比較的軽症のうつ病，不安障害，摂食障害，パーソナリティ障害といったところが含まれる。

このような病態に対して「認知療法を始める」ときには，もちろん精神医学的診断を明確にする必要がある。多忙な外来で診断基準に基づく臨床診断まで行うのは現実的ではないかもしれないが，暫定的であっても，診断は患者に関する重要な情報を与えてくれるものであり，後述する認知的概念化にも役立つはずである。

その他，児童・生徒の学校不適応や青年のひきこもりなどの社会病理を認知療法の対象に加えてもよかろう。また，子どもの不登校に苦しむ家族に実施することも可能だろう。

いずれにせよ，診療や相談に訪れた人がその障害のために苦痛を感じ悩むとき，認知療法の出番となる。

もちろん患者や家族のかかえる問題のすべてが認知療法の適応になるわけではない。不安や抑うつ，不適応行動や対人関係上の困難が認知という視点から説明でき，しかも認知への介入が意味をもちそうなことが大前提である。最近注目されている児童虐待やドメスティックバイオレンス（DV）の場合，早急に必要とされる対応は児童や女性の身体的安全を確保することであって，認知を標的とした介入ではあるまい。

認知療法の適応に関連してさらに一言すると，奇異に聞こえるかもしれないが，認知機能障害を有する病態は認知療法の対象とはならない。痴呆や意識障害は禁忌なのである。たしかに最近は統合失調症までが認知療法の射程に入ってきたが，思い起こしてほしいのは，認知療法が情緒障害の認知モデルを出発点としていることである。

2. 認知という視点

患者の問題が維持される機制を認知の視点から説明できるかどうかを判断すること——認知的概念化（cognitive conceptualization）——が「認知療法を始める」ときには不可欠である。認知的概念化は認知療法を進める上で海図・道路地図の役割を果たしてくれるが、診断の常として、治療の進展に伴って変更されうる仮説にとどまる。しかし、患者との治療関係を深める上でも、患者の治療への参画を促進する上でも、認知的概念化に基づいた治療計画を策定することは重要である。

　　高校教諭との二人三脚で相談に応じた青年の場合[5]、就労の失敗が契機となって3年ばかりひきこもりが続いていた。セッションのたびに持参してもらった思考記録（Dysfunctional Thought Record）について話し合う過程で推測できた認知は、「自分は使いものにならない駄目な人間だ」というものであった。職場での体験からこの認知が活性化され、それが彼の不安や怒り、さらには対人面での不適応やひきこもりに関与していたと考えられた。

3. オープニング・ライン

Liberman らの教材では、「会話を始める」ときの「話しかけのことば」をオープニング・ライン（opening lines）と呼んでいる。身の回りのものから話題を選んだり、相手の行動や外見をほめたり、挨拶や自己紹介をしたり、相手が今していることについて質問したりして、相手との間にコミュニケーションの回路を作ろうとするのである。

となると、「認知療法を始める」場合のオープニング・ラインは、簡単な挨拶と自己紹介に続けて、患者から受診に関連した情報を収集することであろうか。認知療法は問題解決型（problem-oriented）の精神療法なので、患者がかかえる問題を明らかにすることが重要なのは言うまでもない。しかし、治療に対する患者の関与を促そうとするなら、患者が治療に望むものもはっきりさせておきたい。治療目標である。通常、最初の数回のセッションで実

現したい短期目標,治療終了時に達成しておきたい中期目標,さらに治療終了後も考慮した長期目標が区別される。認知療法は能動的(active)治療とされているが,能動性は治療者ばかりでなく患者にも望まれる態度である。目標を明確にしておくことは能動性を高めるのに役立つだろう。

4. ゴーサインとノー・ゴーサイン

ゴーサイン(go signals)とノー・ゴーサイン(no-go signals)という聞き慣れない用語は,それぞれ,相手が会話を続けたがっている様子と会話をやめたがっている様子を指している。

ゴーサインが点灯するためには,患者の意向(patient preference)を配慮して治療法が選択される必要があろう。最近は書籍等から認知療法について知り受診を希望する例も見られるが,パンフレットなどの適切な媒体を用いた情報提供は,「認知療法を始める」ときにはぜひ実施しておきたいところである。患者と治療者の意見が一致しない場合には,共同的経験主義(collaborative empiricism)の精神に則り,患者の意思を優先させ,一定期間「実験」を行った後,経験的に得られたデータをもとに再度話し合えばよい。

一方,治療の目標を立てて進み始めたはずの認知療法に対するノー・ゴーサインは,治療からの脱落につながる可能性がある。うつ病の認知療法に関するランダム化臨床試験をもとに算出した認知療法の脱落率は26%であったが[2],日常臨床ではどのくらいが脱落することになるか,明らかではない。

ノン・コンプライアンスとかノン・アドヒアランス(nonadherence)とか呼ばれる患者の行動はノー・ゴーサインの一例だが,認知療法の場合,ホームワークがどのくらい実施できているかでこれを評価できるかもしれない。

精神病後のうつ状態で受診し始めた患者[1]は,日常活動を記録するという,定番になっているホームワークが災いして,いつしか受診が遠のくようになった。無為に過ぎる毎日を克明に記録しつづけることが耐えられなくなったのだろう。

II. 認知療法を続ける

1. 傾聴することと質問すること

　Liberman らによると,「会話を続ける」には,積極的に聴く技能,質問をする技能などが必要になる。

　「認知療法を続ける」場合にも傾聴は欠かすことができない。いくら認知療法が指示的（directive）精神療法だと言っても,治療者が聴く耳をもたずに突っ走ると,治療どころか,単なるお説教になってしまいかねない。積極的に聴くことを忘れると,的確な認知的概念化も不可能になるだろう。

　治療者は質問をする技能も磨いておかねばなるまい。古くはソクラテス,最近なら刑事コロンボの名を冠した質問法（Socratic questioning）は,皮肉やおとぼけではなく,問題解決のための新たな発見を促す認知療法の決め技である。その昔,教育者としてのソクラテスは無知の人として若者の前に現われたそうである。認知療法では「歪んだ」認知が治療の標的になるが,患者の問題に関与する認知を前にしたとき,治療者は質問するソクラテスでありたいものである。誘導による発見（guided discovery）はソクラテス - 治療者によってはじめて可能になる。

2. 認知,行動,そして……

　「会話を続ける」には,語題の選択が何よりも重要になる。認知療法では,会議と同じように,各セッションを始めるにあたって,治療の焦点を明確にすべく話題（agenda）を定める。取り組むべきことが決定されると,患者の非機能的認知と不適応的行動の修正を意図して,認知的技法と行動的技法を用いた介入が図られる。しかし,忘れてならないのは,患者の不快な感情が改善されることこそ重要なのである。認知の妥当性を検証するホームワークは,認知の修正の結果生じる感情の変化を記録して完結する。

III. 認知療法を終える

1. 患者が自らの治療者となるとき

「会話を終える」ときには,相手がまた話したいと思えるように気持ちよく会話を終えることが大切である,とされている。それには,今は話を切り上げなければならないことと,またいつか話をしたいと思っていることを相手に伝える必要があるという。

認知療法は通常15～25回のセッションで終結を迎える治療である。もちろん数回のセッションで終了する場合もある。国際学会ではパニック障害を1回で治療する試みさえ報告されている。そうなると,治療終結に関連した問題を論議する暇もないかもしれないが,「認知療法を終える」ときには一般に治療導入時よりも認知療法の特徴が強く現われるように思う。

認知療法における共同的な治療関係は,やがては患者が自らの治療者となることを期待するものである。治療当初から責任を分担し,治療目標について話し合い,毎回のセッションで話題を定め,治療過程の構造化を図るのは,セルフ・ヘルプの重要性を患者に自覚してもらうためである。

対人不適応を訴えて来談した女性[4]は,治療終結後に「少し不快なことがあるときは,頭のなかで別の見方を考えることで日常の出来事はうまく処理できるようになった」と語った。

2. 治療の終結に向けて準備する

治療の終結はすでに治療目標を立てる時点で語られていたことではあるが,いつ治療を終えるかの判断はもちろん共同作業のなかで行われることになる。終結時には,介入によって症状形成に直接関与する自動思考だけでなく,スキーマとか信念と呼ばれる中心的な認知にまで修正が加えられていることが望ましい。それが症状の再燃・再発を防止すると考えられるからである。

認知療法には学習の場を患者に提供するという側面がある。そこでは解答を得ることが重要ではなく，ソクラテスが試みたように，解答に至る方法が繰り返し提案される。「認知療法を終える」にあたっては，学習された事柄を患者に書き出してもらうとよい。それによって患者は自らが獲得した「資源」を確認することになるだろう。

3. 再燃・再発に対して準備する

治療期間の短さを考えると，認知療法終了時に患者の問題がすべて解決されていることなど期待できない。患者にとってアキレス腱は残るのである。そこで，症状の再燃・再発という問題に適切に対処したいなら，リハーサルは欠かせない。一種の想定問答集を作り，それに基づく予行演習を繰り返すのである。もちろん，患者が自らの治療者になる，と言っても，追加治療が必要になることはある。治療効果の増強を目的としたブースターセッションについても相談しておくべきであろう。

「認知療法を終える」とき，認知療法が薬物療法と併用されている例では薬物療法が継続されることがある。症状管理と支持的対応を伴う薬物療法は，それまでの介入とは違った様相を呈するかもしれない。しかし，合理的な治療選択がなされていれば，患者の意向に反することにはなるまい。もちろん認知への介入を適時行うことは可能であり，日常臨床ではむしろそうした集学的治療のほうが実施しやすいと思われる。

おわりに

「認知療法をする」治療者の技能について，「認知療法を始める」「認知療法を続ける」「認知療法を終える」という技能領域を区別して述べてみた。しかし，たいていの場合，治療を求めるのは患者の苦痛であり，治療を続けるのは患者の意思であり，そしていつとはなく治療を終えるのも患者である，というのが真相かもしれない。

文　献

1) Inoue, K., Kawabata, S.: Cognitive therapy for a major depressive episode in residual schizophrenia. Psychiatry Clin Neurosci 53, 563-567, 1999.
2) 柏木信秀, 高橋徹, 井上和臣：うつ病治療における認知療法, 薬物療法, 併用療法の効果比較：医療判断学的研究. 精神医学 42: 281-289, 2000.
3) Liberman, R.P.（安西信雄, 池淵恵美, 角谷慶子）：自立生活技能（SILS）プログラム, 基本会話モジュール. 丸善, 東京, 1994.
4) 大前玲子, 井上和臣：対人不適応の青年期女性に対する認知療法の一例―認知プロフィールの活用とその意義―. 精神療法 23: 43-50, 1997.
5) 渡辺元嗣, 高橋徹, 井上和臣：ひきこもりの青年に対する認知療法. 臨床精神医学 29: 1165-1171, 2000.

認知行動療法
——治療技法と治療過程——

　抄録：認知行動療法には，論理情動療法，認知療法，認知行動変容，社会生活技能訓練など，多様な治療法が含まれる。その一方の極には，非機能的認知の改変がとりわけ重要であると考える認知療法があり，もう一方の極には，認知とともに（あるいはそれ以上に）顕在行動の修正に焦点をおく立場が存在する。認知療法を中心に，その適応と禁忌，治療技法，治療過程，治癒像などについて，症例を交えながら概説した。

　Key words: *cognitive-behavioral therapy, cognitive therapy, cognitive conceptualization, cognitive restructuring, Dysfunctional Thought Record*

はじめに

　ここ10年ほどの間にわが国でも認知行動療法という術語が普及し，その名を冠した著訳書・論文が出版されてきた[3]。ところが，この新しい治療法は，英語で表記した場合にも，cognitive behavioral therapy あるいは cognitive behavior therapy と一定しない。また，数年前に行動療法と認知療法の国際会議がはじめて共同開催されたときの学会名としては，behavioral and cognitive therapies とある。名称の不統一は，認知行動療法を一義的にとらえることが困難であり，さまざまな認知行動療法が存在することを示している。たとえば，論理情動療法（rational-emotive therapy），認知療法

(cognitive therapy), 認知行動変容 (cognitive behavior modification), 社会生活技能訓練 (social skills training) がこれに含まれることになる。

小論では，多様な認知行動療法のなかから，とくに認知療法を中心に，その適応と禁忌，治療技法，治療過程，治癒像などについて，症例を交えながら概説する。

I. 適応と禁忌

認知療法の適応については，すでに別稿[4]でも触れたように，認知療法が主たる治療法として用いられる場合と，補助治療としての適応がある場合とがある。前者には単極うつ病，パニック障害があり，後者としては躁うつ病，統合失調症がある。また，痴呆や精神遅滞には一般に認知療法の適応はない。

II. 治療技法

認知行動療法とか認知療法という言葉からは，認知や行動の改変だけが治療の究極の目的であると錯覚するかもしれない。しかし，術語のなかに表現されていないことを理由に，感情の重要性を軽視してはなるまい。むしろ不快な感情の適正化こそ，治療の要をなすと思われる。

認知療法では，同定した信念や自動思考から仮定された認知的概念化 (cognitive conceptualization) に則って，認知の修正を促す治療技法が選択される。しかし，抑うつや不安といった苦痛な感情の緩和があってはじめて，治療の効果は患者に実感され，治療への協力は得られやすくなり，セルフ・ヘルプの可能性も広がることになろう。

認知療法に対する批判として，折衷主義の悪弊に陥っているというものがある。たしかに，さまざまな領域の治療技法が混在する印象を与えがちだが，しかし，認知療法は治療技法の集合体と同義ではない。明確な理論的仮説に基づいて組み立てられた精神療法の体系なのである。そこで，治療者には，

認知モデルと呼ばれる理論に準拠し,症例の認知的概念化を明快にすることが要求される。さもないと,悪しき折衷主義の見本のように,雑多な技法が無造作に投入されるだけに終わるだろう。

ところで,治療技法はもちろん治療者がそれを駆使することを前提にしたものであるが,セルフ・ヘルプの精神療法という認知療法の特徴を考慮すると,必ずしも技法を治療者の占有とする必要もないように思える。たとえば,認知再構成法（cognitive restructuring）は,患者だけでなく健康な人たちまでが独自に習得可能な形で提示することができよう[2]。

III. 症例の概要と治療過程

ここで,思考記録表を用いた認知の修正過程を例示したい。

症例は30歳の男性であるが,10代の頃から醜形恐怖と不登校を示し,一時期就労したものの,その後長く社会的ひきこもりが持続するなかで,パニック発作と予期不安をみるようになり,治療を求めてきた。薬物療法を併用しながら,睡眠覚醒リズムの正常化と,パニック発作に対する不安の軽減を治療の当面の目標とした。

治療初期は,治療技法としてセルフ・モニタリング（self-monitoring）を中心に,入眠・起床時刻を記録し,患者が強く訴える身体的不調感との関連を探る課題を継続した（表1）。昼間の睡眠から覚醒した後,身体的不調感が強まることを患者とともに確認した。さらに,患者からは,日中,自宅でひとりになることを恐れ,睡眠によってパニック発作への不安を回避している事実が語られた。睡眠がその持続時間は短いものの夜間に限局されるにつれ,身体的不調感にも改善がみられるようになった。次に,睡眠せずに自宅で過ごしたり,安心して外出できるようになるために,パニック発作に関する予期不安を治療の標的とし,この時点で,思考記録表を用いた認知再構成法に導入した。

この患者の場合,治療初期に認知的概念化を行った際には,認知的回避

表1　睡眠と身体的不調感の記録

	月曜日	火曜日	水曜日	木曜日	金曜日	土曜日	日曜日
-8							
8-9							
9-10	↑					↑	テレビ2 食事中2 食後2
10-11							テレビ2
11-12							
12-1		↑		↑			
1-2							
2-3			↑				テレビ2 食後2
3-4							
4-5	↓						
5-6		↓	↓				パチンコ4
6-7							
7-8	食後3	食後4	食事中3 食後3	食後3		↓	
8-9	テレビ2	テレビ2	テレビ2	テレビ2	食後3	食後3	
9-10					テレビ2	テレビ3	
10-							

矢印は睡眠（入眠と起床）を記録したものである。また，身体的不調感については，どのような状況でどの程度の強さでみられたかを，1（最小）〜5（最大）の5段階で自己評価した。2つの記録を合成したものをこの表には示した。

(cognitive avoidance) が認められ，認知的技法を用いることが困難に思われた。つまり，胸苦しさ，息がつまった感じ，便意，動悸，頭がぼーっとする感じ，刺激に対する敏感さといった身体的・精神的変化を経験したとき，「体調が悪いのは発作の前兆だ」「もし発作が起こったら，どうしよう」「頓服で間に合うだろうか」「前の発作と同じにならないだろうか」という自動思考の他に，自分が救急車に乗っている姿や注射をされて耐えている姿が，視覚的イメージとして随伴していた。しかし，それと同時に患者は，「『これは大変だ』と思ってはいけない，考えないようにしよう，体調は体調で仕方がな

表2 思考記録

日付	状況 不快な感情を伴う出来事	不快な感情 不安,悲しみ,落胆,怒りなど(強さ0-100%)	自動思考 不快な感情を経験しているときに心を占めている考えやイメージ(確信度0-100%)	合理的反応 自動思考に代わる思考(確信度0-100%)	結果 1 自動思考に対する確信度(確信度0-100%) 2 感情の強さ(強さ0-100%)
	自動車の運転	胸苦しさ 80% ぼんやりした感じ 80% 動悸 60% めまい 70%	事故を起こすのではないか。 50% 目的地に着いて不愉快な出来事が起こりはしないか。 70% 目的地に着いて目標を達成したい反面,目的地に行きたくないという気持ち 80% 他人と会うだけで極度に緊張しないか。 80%		

いのだから」というふうに,考えを抑えつけ,不安をもたらす認知を回避し続けていたのである。

　睡眠・覚醒と身体的不調感のセルフ・モニタリングを長く続け,患者が「記録すること」に慣れたのを機に,ホームワークとして実行された思考記録を表2に示した。自動思考の欄には,「目的地に着いて目標を達成したい反面,目的地に行きたくないという気持ち」と記載されているが,これでは患者の脳裏に浮かんだままの形が表現されているとは言い難く,自動思考としては不適切である。一方,「事故を起こすのではないか」など,残りの記録は適切と言える。

　次のセッションに患者が持参した思考記録（表3）では,自動思考のなかに,「パニックのことはあまり考えたくない」という認知的回避を示す記録とともに,「この程度の不快感は普段とあまり変わらないので心配ない」といった合理的反応が混入していた。そこで,自動思考と合理的反応について,前者

表3 思考記録

日付	状況 不快な感情を伴う出来事	不快な感情 不安, 悲しみ, 落胆, 怒りなど (強さ 0-100%)	自動思考 不快な感情を経験しているときに心を占めている考えやイメージ (確信度 0-100%)	合理的反応 自動思考に代わる思考 (確信度 0-100%)	結果 1 自動思考に対する確信度 (確信度 0-100%) 2 感情の強さ (強さ 0-100%)
	自動車の運転中	意識が遠のく感じ 70% 眼球の膨張感 80% 胸苦しさ 80% 発汗 80% めまい 70%	この程度の不快感は普段とあまり変わらないので心配ない。 70% 何故, 縛られるような環境に弱くなったのか。 70% 最初のパニックの時に, 脳に何か欠陥が現れたのではないか。 70% パニックのことはあまり考えたくない。 80% 相変わらず続く不快感の本当の原因がよく解らない。 80%		

が不安を強めるように作用するのに対し、後者は自動思考とは別の視点を提供するものであり、不安の軽減に寄与する認知であることを患者に説明した。

自動思考と合理的反応の区別は、次のセッションで復習された思考記録（表4）を見ると、適切になされていた。たとえば、パチンコをしているときに気が遠くなる感じを覚えた患者の脳裏には、「ふと自分を失いかけ、このまま倒れてしまいはしないか」という自動思考がよぎったが、この自動思考に対し、患者は「少々疲れが出ただけである」という形で応じていた。これは、気が遠くなる原因を、意識消失発作ではなく、パチンコを続けたための疲れに求めている点で、患者自らが発案した再帰属法（reattribution）と言える。

また、散髪時の「パニックが起きたら、散髪を中断して……少し休ませてもらったらよいではないか」という反応は、パニック発作への対処法に言及

表4　思考記録

日付	状況 不快な感情を伴う出来事	不快な感情 不安，悲しみ，落胆，怒りなど （強さ 0-100%）	自動思考 不快な感情を経験しているときに心を占めている考えやイメージ （確信度 0-100%）	合理的反応 自動思考に代わる思考 （確信度 0-100%）	結果 1　自動思考に対する確信度 （確信度 0-100%） 2　感情の強さ （強さ 0-100%）
	散髪前	動悸　　　　60% 不安感　　　60%	散髪中，パニックを起こしはしないか。　70% 動悸が徐々に激しくなり，ふるえだしたりしないだろうか。　70%	パニックが起きたら，散髪を中断して，事情を簡単に説明し，薬を飲んで少し休ませてもらったらよいではないか。　60% 誰しも，少々の緊張はあるが，恥ずかしがる事はない。　50%	
	パチンコ	気が遠くなる感じ　　　　40% 不安感　　　40%	ふと自分を失いかけ，このまま倒れてしまいはしないか。　50%	少々疲れが出ただけである。少し背伸びでもして一服すればよい。　60%	

したものである。このような認知は，『不安の方程式』（図1）の分母部分（資源 resources）を増大させる方向に作用する。さらに，「……恥ずかしがる事はない」という部分は，予測される最悪の事態（たとえ

$$不安 = \frac{脅威\,(\text{risk})}{資源\,(\text{resources})}$$

図1　不安の方程式

ば，緊張でふるえだし，人前で変な行動をして，嘲笑される）に対して，もっとも現実的な結末を提示するもので，自動思考のもたらす脅威（risk）を緩和する方向に機能すると思われた。治療セッションでは，患者の記録した合理的反応に，上述のような認知療法の技法がすでに使われていることを指摘し，自動思考に応答する技能をさらに学習することが重要であると激励した。

表5 うつ病の認知療法：作用機序

1 調節モデル accommodation model
　スキーマの修正，スキーマの形成・維持・修正に関わる認知過程の修正
2 活性化・脱活性化モデル activation-deactivation model
　うつ病スキーマの脱活性化と既存の良性スキーマの活性化
3 代償技能モデル compensatory skills model
　否定的思考を削除するために使える技能の獲得

IV. 治 癒 像

　うつ病に対する認知療法，薬物療法，併用療法の治療効果を比較した研究をもとに，Barber, J. P. と DeRubeis, R.J.[1] は，認知療法の作用機序として，いくつかの仮説を提案している（表5）。このうち，「活性化・脱活性化モデル」は，非機能的スキーマが単に表面化しなくなるだけのことであり，本質的にはスキーマはまったく変化していないという見解である。これは認知療法の奏効機序というよりも，薬物療法の作用機序と考えられている。一方，従来より主張されてきた「調節モデル」は，スキーマそのものの修正が行われるという仮説である。しかし，たとえそれが認知療法の最終的な成果であるとしても，通常の治療期間ではそのような水準までには至らないと想像される。そこで，「代償技能モデル」にあるように，急性期治療においては，非機能的認知を同定し，そのつどそれを中和していくような技能が獲得されるだけではないか，という推論がなされている。
　この「代償技能モデル」から，認知療法における治癒像を想定できるだろう。たとえば，対人不適応を訴えて来談した青年期女性が，治療終結後に語ったことのなかには，治癒像の萌芽があるように思われる。以下に引用しておく。

　　少し不快なことがあるときは，頭の中で別の見方を考えることで日常の

出来事はうまく処理できるようになり，思考記録を書かなければならないほどの不快な事態に陥ることがなくなった。（文献[5]より引用，一部改変）

V. 他の治療法との関連

　認知療法は能動的・指示的・時間限定的・構造的な精神療法であり，一般には現在と未来を視野に入れながら進められる。過去に遡及して，人格の深部にある事柄から問題を概念化するという立場はとらない。意識の流れのなかに現れ，内省によって把握できる事象（認知）から出発しようとする。対人関係上の問題も，関係性からではなく，「思考する個人」の視点からとらえられる。

　認知療法の基礎にある認知モデルは，今風に言えば，情報処理過程における歪みを強調する立場だが，実地臨床では「どのように」事態が認識されているかよりも，「何が」認識されているかが重視される。患者の語る言葉に強い関心が払われるのである。

　認知行動療法と総称される，新しい精神療法の動向は，この「語られたもの」に寄せる関心の多寡によって分類できるだろう。一方の極には，認知の改変がとりわけ重要であると考える認知療法の立場があり，他方の極には，認知とともに（あるいは認知よりも）顕在行動の修正に焦点をおく立場が存在することになる。

文　　献

1) Barber, J.P. and DeRubeis, R.J.: On second thought: Where the action is in cognitive therapy for depression. Cog Ther Res 13: 441-457, 1989.
2) 井上和臣：心のつぶやきがあなたを変える―認知療法自習マニュアル―．星和書店，東京，1997.
3) 井上和臣：認知療法への招待（改訂2版）．金芳堂，京都，188-194, 1997.
4) 井上和臣：精神療法―最近の進歩，認知療法．最新精神医学 2: 551-557, 1997.
5) 大前玲子，井上和臣：対人不適応の青年期女性に対する認知療法の一例―認知

プロフィールの活用とその意義—．精神療法 23: 43-50, 1997．

推 奨 文 献

1) 岩本隆茂，大野裕，坂野雄二共編：認知行動療法の理論と実際．培風館，東京，1997．
2) 大野裕，小谷津孝明：認知療法ハンドブック—上巻および下巻—．星和書店，東京，1996．
3) 坂野雄二：認知行動療法．日本評論社，東京，1995．

EBMと認知療法

はじめに

　エビデンスに基づく医療（evidence-based medicine, EBM）[14]が時代のキーワードとして喧伝され，精神科医療も例外ではいられなくなっている。向精神薬療法ではプラセボを対照とした無作為臨床試験（randomized controlled trial, RCT）によりエビデンスの蓄積が可能だが，精神療法に二重盲験は不可能である。認知療法（cognitive therapy）の場合，うつ病を中心にいくつかの精神障害についてRCTが実施されているが，臨床上重要となる薬物療法との比較は必ずしも多くなく，症例数も限られている。それでも，アメリカ精神医学会（APA）の診療ガイドライン[1-6]で認知療法を含む認知行動療法（cognitive-behavioral therapy）が重視されているのは，一定の実証的データが存在するためであろう。

　小論では，うつ病，パニック障害，過食症，物質使用障害，統合失調症に対する認知療法について，APAの診療ガイドラインや最近のRCTをもとに概観したい。

I. 診療ガイドラインから

1. うつ病

　従来のうつ病の診療ガイドライン[1]では，大部分の患者にとって最善の治療とは精神療法的管理あるいは精神療法を併用した抗うつ薬療法であった。認知療法は重症度の低い非メランコリー型うつ病の急性期症状を軽減させはするが，プラセボとの間に有意差はないとされていた。この APA の見解に対し，認知療法の推進派は，併用療法が過大に評価される一方で，認知療法の有効性を過小評価するものであると反論していた[10]。

　改訂されたガイドライン[6]は，(1) 抗うつ薬療法は中等症から重症の患者に対して行い，(2) 軽症から中等症の場合は認知療法を含む特殊な精神療法単独の初期治療を考慮してもよく，また (3) 併用療法は中等症から重症の患者で対人関係の問題やパーソナリティ障害を有する例に実施する，となっている。改訂版で示されたこれらの勧告は，プライマリケアにおけるうつ病治療に関してすでにアメリカ医療政策研究局（AHCPR，現 AHRQ）[i] が推奨し，認知療法の推進派が支持していた方向と合致する。

2. パニック障害

　パニック障害の診療ガイドライン[4]では，薬物療法とともに，症状に焦点を当てた認知行動療法の重要性が強調されている。パニック障害の認知行動療法は心理教育，パニック発作の持続的モニタリング，呼吸調節法，認知再構成法，曝露法などを組み合わせて実施される。このうち，認知再構成法（cognitive restructuring）は発作時の身体感覚の変化に対する破局的意味づけの緩和を目的とし，曝露法では現実場面への曝露に加えて身体感覚への曝露（interoceptive exposure）がなされる。パニック障害に対する認知行

---

i) 「プライマリケアにおけるうつ病 Depression in Primary Care」に関しては AHRQ のホームページ（http://www.ahrq.gov/clinic/cpgonline.htm）を参照のこと。

動療法の治療効率は12のRCTによって検討されているという。患者にとって認知行動療法は時間的負担と治療への積極的な関与を強いるが，一方で薬物療法の代替療法として患者が希望する治療法でもある。

アメリカ国立衛生研究所（NIH）の統一声明[ii]では，認知行動療法，薬物療法および両者の併用がパニック障害に対する効果的な治療法として例示されている。段階的曝露を中心とした行動療法は予期不安と恐怖症的回避の改善に役立つが，認知行動療法はパニック発作をも直接の標的とする治療法である。通常は週1回のセッションが8～12週間実施され，3～6週で初期効果が発現する。多様な精神療法のなかでは，認知療法に他の技法を加味した治療がもっともパニック発作の軽減には有用で，発作の再燃を抑制することが期待される。

3. 過食症

摂食障害のうち過食症に関しては，診療ガイドライン（改訂版）[5]において，急性期の短期治療として，症状と認知面に焦点を絞った認知行動療法がエビデンスの豊富な心理社会的介入の第1にあげられている。認知行動療法は抗うつ薬と併用された場合，高い寛解率をもたらすという報告がある。また，自習マニュアルを用いることによって認知行動療法が奏効する可能性が指摘されている。

4. 物質使用障害

物質使用障害に対する診療ガイドライン[2]において，認知行動療法は心理社会的治療の筆頭に位置づけられている[iii]。認知行動療法による治療は（1）不適応行動をもたらす認知過程の改変，（2）薬物使用に至る行動連鎖への介

---

ii) パニック障害に関する情報(Treatment of Panic Disorder, 1991)はNIHのホームページ（http://odp.od.nih.gov/consensus/cons/mental.htm）を参照のこと。
iii) 国立療養所久里浜病院では2000年春からアルコール依存症に対するリハビリテーションプログラムに認知行動療法が導入されている。

入，(3) 渇望を効果的に処理するための援助，(4) 寛解を維持するための生活技能や行動の形成・強化を目的として実施される。また，認知療法については，うつ病の治療法として開発された Beck の認知療法の基礎には不適応的な思考様式を同定・修正することで否定的感情や行動を軽減・消失させられるという仮説があるが，物質使用障害の患者を治療するために技法の修正がなされてきたことが述べられている。

5. 統合失調症

統合失調症の診療ガイドライン[3]には「認知の矯正と治療」の項が設けられ，Beck の認知療法への言及もある。しかし，認知療法は有望な介入法とはいうものの，有効性を明示する臨床研究がなく，技法もなお修正途上にあるため，日常の臨床には勧められないとされている。

II. 最近の RCT から

一般に認知療法の適応があるとされる精神障害のうち，ここでは，認知療法の効果研究が最初に行われたうつ病と，2000年夏イタリア・カターニアで開催された国際認知療法学会で話題となっていた統合失調症をとりあげる。

1. 方　法

うつ病（depressive disorder）および統合失調症（schizophrenia）について MEDLINE による文献検索を行った。うつ病の場合は，depressive disorder [mh] AND cognitive therapy [mh] AND randomized controlled trial [pt] AND 1997: 2000 [dp] を検索語としたところ，48 の論文が抽出された。同様にして，統合失調症については 10 の文献が得られた。抄録を読み，うつ病に関しては認知療法が薬物療法と比較されていた 5 編を検討した。統合失調症では精神病症状の改善を目的として認知療法が試みられた文献 1 編を選択した。

2. 結 果

1) うつ病

a) 急性期治療において認知療法は新しい抗うつ薬と同等の効果を示すか？

複数のメタアナリシスにより，うつ病の急性期治療において認知療法が薬物療法と同等以上の効果を示すことが知られている[10]。新たな抗うつ薬と比較した場合も，そうであろうか？

Keller らの研究[12]では，認知療法は薬物療法と同等であるが，併用療法には劣ることが示された。彼らは慢性非精神病性大うつ病性障害患者681例を，12週間にわたる nefazodone による薬物療法，認知行動療法，併用療法に無作為に割り付けた。治療転帰としては，10週および12週目にハミルトンうつ病評価尺度（HRSD）が8点以下ならば寛解，HRSDが50%減退した場合もしくは15点未満まで低下した場合が有効と定義された。薬物療法，認知行動療法，併用療法それぞれの寛解率は29%，33%，48%，有効率は48%，48%，73%であった。

一方，Ravindran らの研究[13]は，認知療法の併用の有無にかかわらず抗うつ薬療法によってうつ病の機能障害に改善がみられたが，認知療法の効果はプラセボと差異がないという結論であった。気分変調性障害97例が sertraline と認知療法の併用，sertraline 単独，プラセボと認知療法の併用，プラセボの4群に無作為に割り付けられ，急性期治療の効果が比較された。臨床症状の減少についてはプラセボと有意差がなかった認知療法単独も，HRSDなどのうつ病評価尺度では有意な改善を示していた。また，認知療法に良好な反応を示した患者では薬物療法に反応した患者と同様の機能改善がみられ，プラセボに反応した患者にはそうした改善はみられなかった。

b) 認知療法はうつ病の継続期・維持期治療としても有用か？

認知療法は従来うつ病の急性期治療として位置づけられてきた。しかし，日常の臨床では薬物療法によって何らかの改善が得られた症例に，再燃防止を意図して認知療法を追加する場合が多いかもしれない。はたしてそのような認知療法の活用は意味のあることなのだろうか？

BlackburnとMoore[7]は,単極性非精神病性定型うつ病と診断され受診時の病相が少なくとも2度目の患者75例を,急性期と維持期を通して3群(第1群:薬物療法から薬物療法へ,第2群:薬物療法から認知療法へ,第3群:認知療法から認知療法へ)に無作為に割り付けた。急性期治療においては治療法による差異はなかったが,維持療法としての認知療法は薬物療法と比べて再燃・再発防止に優れていた。

同様の結果はその後Favaら[8,9,11]によっても報告されていて,再発うつ病に対する急性期薬物療法後の維持療法として,維持期の認知療法は重要な選択肢になりうると考えられる。

2) 統合失調症

a) 統合失調症に対して認知療法は有効か?

統合失調症に対する認知療法は最近の注目すべき動向である。神経認知機能の障害に焦点を当てた介入が試みられる一方で,慢性統合失調症患者にみられる残遺精神病症状の改善をめざした治療が開発されようとしている。

Tarrierら[15]が慢性統合失調症の補助的治療として有用であるとする集中的認知行動療法は,対処方略増強法(coping strategy enhancement, CSE),問題解決法(problem-solving, PS),再燃防止から構成されている[iv]。CSEでは,精神病症状とそれに伴う感情反応を維持させている環境要因を同定・修正するとともに,症状に対する患者の対処法を分析・強化することによって,精神病症状の改善と随伴する否定的感情の軽減が図られる。PSでは,問題解決のための方法を教えることによって,認知機能の改善を図ろうとする。

彼らが対象としたのは,統合失調症,統合失調情動精神病,妄想性障害の診断基準を満たし,薬物療法を受けているものの,精神病症状が少なくとも6カ月持続している患者87例であった。患者は無作為に(1)集中的認知行動療法+通常ケア(2)支持的カウンセリング+通常ケア(3)通常ケア(薬物療法と症状管理)に割り付けられた。治療前と3カ月後に精神病症状の数

[iv] 対処方略増強法と問題解決法の詳細は日本認知療法学会のホームページ(http://jact.umin.jp/)を参照のこと。

と重症度が評価された。集中的認知行動療法では支持的カウンセリングに比して精神病症状の重症度と数に有意な改善が認められた。集中的認知行動療法では他の治療法全体と比較して有意に多くの患者が症状の半減を示した。

おわりに

診療ガイドラインで注目したいのは，勧告の随所に「患者が望むなら」とか「患者の選択（patient preference）」という記述がみられる点である。臨床医の専門的技術，そしてRCTにより実証されたエビデンスとともに，患者の意向を重視するEBMの理念[14]が反映されたものと思われる。精神科医に期待される当面の課題のひとつは，認知療法を患者に受け入れやすい治療法として提供していくことであろうか？

文　献

1) American Psychiatric Association: Practice guideline for major depressive disorder in adults. Am J Psychiatry 150 (suppl 4): 1-26, 1993.
2) American Psychiatric Association: Practice guideline for the treatment of patients with substance use disorders: Alcohol, cocaine, opioids. Am J Psychiatry 152 (suppl 11): 1-59, 1995.
3) American Psychiatric Association: Practice guideline for the treatment of patients with schizophrenia. Am J Psychiatry 154 (suppl 4): 1-61, 1997.
4) American Psychiatric Association: Practice guideline for the treatment of patients with panic disorder. Am J Psychiatry 155 (suppl 5): 1-34, 1998.
5) American Psychiatric Association: Practice guideline for the treatment of patients with eating disorders (Revision). Am J Psychiatry 157 (suppl 1): 1-39, 2000.
6) American Psychiatric Association: Practice guideline for the treatment of patients with major depressive disorder (Revision). Am J Psychiatry 157 (suppl 4): 1-45, 2000.
7) Blackburn, I.M., Moore, R.G.: Controlled acute and follow-up trial of

cognitive therapy and pharmacotherapy in out-patients with recurrent depression. Br J Psychiatry 171: 328-334, 1997.
8) Fava, G.A., Rafanelli, C., Grandi, S. et al.: Prevention of recurrent depression with cognitive behavioral therapy: Preliminary findings. Arch Gen Psychiatry 55: 816-820, 1998.
9) Fave, G.A., Rafanelli, C., Grandi, S. et al.: Six-year outcome for cognitive behavioral treatment of residual symptoms in major depression. Am J Psychiatry 155: 1443-1445, 1998.
10) 井上和臣, 柏木信秀：薬物療法とその他の治療法の併用. 薬物療法と認知療法の併用. 臨床精神薬理 2: 1075-1082, 1999.
11) 井上和臣, 久保田耕平：うつ病の再発・再燃防止. 認知療法はどれだけ有効か. 精神科治療学 15: 13-20, 2000.
12) Keller, M.B., McCullough, J.P., Klein, D.N. et al.: A comparison of nefazodone, the cognitive behavioral-analysis system of psychotherapy, and their combination for the treatment of chronic depression. N Engl J Med 342(20): 1462-1470, 2000.
13) Ravindran, A.V., Anisman, H., Merali, Z. et al.: Treatment of primary dysthymia with group cognitive therapy and pharmacotherapy: Clinical symptoms and functional impairments. Am J Psychiatry 156(10): 1608-1617, 1999.
14) Sackett, D.L., Strans, S.E., Richardson, W.S. et al.: Evidence-based Medicine: How to Practice and Teach EBM. Churchill Livingstone, 2000.
15) Tarrier, N., Yusupoff, L., Kinney, C. et al.: Randomised controlled trial of intensive cognitive behaviour therapy for patients with chronic schizophrenia. BMJ 317(7154): 303-307, 1998.

新しい精神療法的アプローチ
——認知行動療法を中心に——

はじめに

　認知行動療法（cognitive-behavioral therapy）には，論理情動療法（rational-emotive therapy），認知療法（cognitive therapy），認知行動変容（cognitive-behavior modification），社会生活技能訓練（social skills training）など，多様な治療法が含まれる。その一方の極には，非機能的認知の改変がとりわけ重要であると考える認知療法があり，もう一方の極には，認知とともに顕在行動の修正に焦点をおく立場が存在する。
　ここでは，さまざまな認知行動療法の中から，おもに認知療法[3]の理論と治療技法，適応，治療の実際について，症例を交えながら紹介する。

I. 認知療法理論と治療技法

　認知療法は単極うつ病の治療法として開発され，以後，各種の精神障害に適用されるようになっている。認知療法の基礎には，「ある状況における人の感情や行動は，人がその状況に与える意味づけ（認知）によって規定される」という理論（認知モデル cognitive model）がある。認知療法では，歪んだ認知を検討・修正することによって，抑うつや不安，対人関係などの問

題に対処しようとする。

治療者は質問を積み重ねて患者を認知モデルに導く。誘導による発見（guided discovery）と呼ばれる方法である。治療者はまた，歪んだ認知が抑うつや不安をもたらす可能性，認知の修正が不快感の軽減につながる可能性を指摘する。しかし，治療者は認知モデルを患者に強要するのではなく，予測通りの結果になるかどうか一緒に調べようと提案する。共同的経験主義（collaborative empiricism）と呼ばれる認知療法の基本原則がこれである。

認知療法の治療技法には，認知的技法と行動的技法がある。認知療法では『記録する』ことが重視される。日常活動表（Weekly Activity Schedule）や思考記録表（Dysfunctional Thought Record）は，認知療法に特有な記録用紙である。

認知療法は時間限定的・問題志向型の治療法であり，毎回のセッションおよび治療の全過程が構造化された形で実施される。また，各セッションの最後に設定されるホームワーク（homework）は，認知療法に必須である。

II. 認知療法の適応

認知療法の適応は大きく分けてふたつある[4]。認知療法が主たる治療となるものには，治療効果が実証されている非精神病性うつ病の他，不安障害，摂食障害，パーソナリティ障害，アルコール・薬物乱用がある。補助治療としての適応がある病態には，精神病像を伴ううつ病，躁うつ病，統合失調症などがある。

III. 症　例

1. うつ病の回復期

認知療法が薬物療法と同等にうつ病の急性期症状を軽減し，さらに再燃防止効果まで有することはよく知られた事実である。ただ，日常臨床では，抗

表1　治療経過

前期（第1〜5回：1.5カ月）
　1　認知療法へ導入する
　2　再燃に至る高危険状況での認知・感情・行動を同定する
中期（第6〜10回：1カ月）
　1　自宅での日常生活のなかに仕事の要素を加える
　2　職場復帰当初に予想される事態に備える
後期（第11〜19回：2カ月）
　1　職場復帰後の現実的問題に対処する
　2　認知療法で得たものを確認する

うつ薬に併用する形で認知療法を試みることが実際的であると思われる。その意味で，うつ病の回復期は認知療法への導入を考慮する好機と言えるだろう。以下に，職場復帰を治療目標とした介入の例を示す。

　症例は40歳の男性である。今回のうつ病相はすでに1年数カ月に及んでいた。この間に患者は一時期勤務に就いたが，3カ月後には調子を崩し，再び自宅療養に入ることになった。初診時には，軽度の欲動低下と将来への不安が前景にあった。治療経過を表1に示した。この間，抗うつ薬を主体とした薬物療法は継続された。
　認知療法は，ある状況下での認知，感情，行動を把握することから始まる。この症例について，前医は認知の同定がむずかしいと述べていた。認知の回避（cognitive avoidance）が存在したからである。しかし，患者は不安感を表現することはできた。「不快な感情の語られるところには，非機能的認知が存在している」という仮定のもと，患者の訴えに耳を傾けることが，認知を同定する上で役に立つ。
　一般に，認知療法は過去を話題としない。しかし，職場への復帰を円滑に進めるには，再燃に至った高危険状況の例を過去に探る必要がある。この症例では，「仕事の計画を立てるとき，全体の手順が思い浮かばず，現場が混乱し，収拾がつかなくなってしまった」という出来事が語られ，「やっぱり駄目

表2 「頑張ろう」と思い続けることの利益・不利益リスト

利益	不利益
1/ 自分の気力を奮い立たせる上でよい。	1/ かなり今の状態からすれば無理をしている。
2/ やる気が自然と態度に出ることで他人にわかる。	2/ 自分の能力以上にやろうとする傾向がある。
3/ 「何かしてくれ」と言われても頑張ろうという気がなければできない。	3/ 自分が思うようにできなければ落胆とか不安感をもつ。
	4/ 他人に自分の弱みを見せないように無理をする。

だ。自分にはこの仕事はできそうもない」という自動思考が確認された。さらに、『仕事ができる』ということの意味を問うことによって、「私は何でも自分ひとりでしなければならない。私は他人に頼ってはならない」という信念が推測された。

患者の信念はつねに非機能的というわけではないが、少なくとも回復期には再燃に関連する認知の再構成が不可欠である。この症例では、「何でも自分ひとりで頑張ろうとする」信念を利益不利益分析法（advantages-disadvantages analysis）によって検討した（表2）。

認知療法の作用機序に関する代償技能モデル[1]は、非機能的認知を同定し、そのつどそれを緩和していく技能の（再）獲得を重視している。そこで治療終結時には、治療で得たものを患者自身に確認してもらうとよい。このホームワークは再燃を防止するための行動計画としても有用である。表3にあるように、患者の挙げた事項は治療が求めていたものを的確に総括している。

2. 残遺型統合失調症における抑うつ状態

うつ病の精神運動抑制に対する認知療法の治療方略は、臥床が気分の改善をもたらすものではないことを明確にして、早期離床を促すというものである。しかし、病態によっては「標準的」治療に何らかの修正を加える必要があるだろう。統合失調症の残遺期にみられた抑うつ状態は、その1例である。

表3 治療によって得たこと

1/ 「(仕事が) うまくいくだろうか」という不安に対して，その不安を取り除くための準備を日常生活のなかでしておく。
2/ 不安な事柄ができたときは，とことん悩むよりは，早い時期に対応する。
  ・自分で何でもやろうとする気持ちをクリアし，他人に相談する。
  ・すべてのことを否定するのではなく，現実を見つめ直し，ある場面における自分の考えを変えるようにする。
3/ 自分にできることを細切れにできるだけ多く設定する。
  ・全体のことに目が行きがちであるが，個別に考えて評価する。
  ・できそうなことから取り組んでいき，できたことを評価してやる。
  ・悲観的に考えがちであるが，意図的にうまくできたことを探して評価してやる。
4/ うつ状態の回復を待つ方法として，
  ・目標を下げる。今できることをやっていくうちに，だんだんと何でもできるようになる。
  ・自分のできないところは誰かにカバーしてもらう。
  ・自分をがんじがらめにするのではなく，楽しめることにする。
5/ 再発予防のためには，落ち込んでいく筋道（パターン）をとらえておく。
  ・高危険状況への対処方法を考えておく（『備えあれば憂いなし』）
6/ あれもこれもやらなければならない，という状況に対しては，
  ・仕事の優先順位をつけ，エネルギーの分担をする（％表示）。
  ・自分のできること，できそうなことを分けて考える。

　患者は高校の終わりころから登校しなくなり，大学入学後に精神病症状をみた30歳の主婦である。受診時には，1日中横になっていることが多く，たまに起き出しても，翌日にはまた寝込んでしまうといった状態であった。好きだった編物にも興味がわかず，自殺念慮はほとんど毎日のように認められた。受診前には，首をつろうとすることがあった。睡眠に関しては，中途・早朝覚醒がみられた。

　治療は当初「早期離床」を目標として実施したが，効果はなく，自殺企図などのために2度の入院を余儀なくされた。そこで，症例の認知的概念化を再度検討し（図1），治療方略を変更した。従来は，行動の抑制が顕著で不活発な状態を「問題」と捉え，不活発に陥る時間を日常の活動で置換する方略をとっていた。たとえば，朝に洗濯をし，夕方に洗濯物を片づける，という具

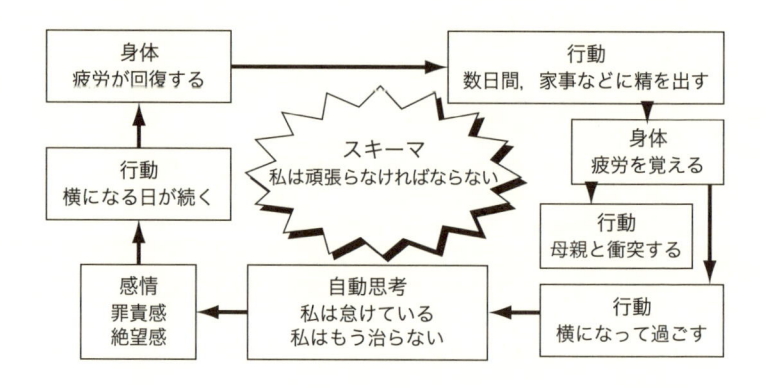

図1 認知行動療法による介入のための概念化

(図中)
- 身体：疲労が回復する
- 行動：数日間、家事などに精を出す
- 身体：疲労を覚える
- 行動：母親と衝突する
- 行動：横になって過ごす
- 自動思考：私は怠けている／私はもう治らない
- 感情：罪責感／絶望感
- 行動：横になる日が続く
- スキーマ：私は頑張らなければならない

合に、家事などの活動を少しずつ日常のなかに取り入れることをホームワークとしたのである。「不活発の撲滅（scheduling activities）」という方略である。

一方、新たに試みられたのは、「不活発の温存（scheduling inertia）」という方略であった。これは、不活発な状態を計画的に日常生活に導入することによって、むしろ不活発を温存・保証しようとするものであり、具体的には、午後1時から3時の間は横になっているというように、計画した時間帯には必ず休息を保つようにしたのである。「抑うつを予定する（scheduling depression）」ことで、「私は怠けている」といった患者の非機能的認知が活性化されることを阻害したわけである。

逆説的だが、これにより患者の行動は漸次改善し、生活の質（quality of life）も好転することになった（図2）。

3. パニック障害の認知療法

パニック障害では、身体的（心臓発作、窒息、卒中）・精神的（精神錯乱、制御不能）・社会的（当惑、恥辱）破局が切迫しているという認知とともに、破局を回避するための安全行動が認められる。パニック発作が起こりそうな状況を回避したり、発作時にはその場から逃走するという行動である。さら

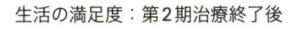

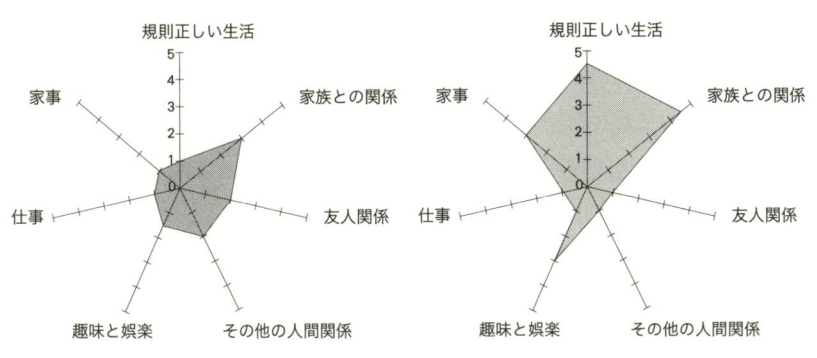

新しい精神療法的アプローチ―認知行動療法を中心に― 55

図2　自己評価による生活の満足度
なお，第2期治療開始前は治療方略の変更前，第2期治療終了後は
治療方略の変更後である。

に，発作時にその場にとどまりながらも，患者は微妙な回避行動をとることがある。

パニック発作の認知療法では行動実験（過呼吸など）によって破局的認知の再構成を促すことになるが，そのとき微妙な回避が介在すると，実験が成立せず，破局的な予測と現実の結果との照合が困難になる。

症例は45歳の主婦で，40歳時の「死にそうだった」めまいの体験以来，「倒れそうで，ひとりでいるとどうかなりそうな」恐怖が持続していた。最近，仕事に行き始めたが，ふらふらしなくなって，「倒れたらどうしよう」という不安がなくなればと思い，受診した。

患者が不安を覚えるのは，朝まだ家族が眠っているときであり，夕方子どもが塾に行っているときであり，いずれにしてもひとりでいるときであった（図3）。このとき脳裏に浮かぶ自動思考は，「ひとりでいるときに倒れたら，どうしよう？」，「誰かいれば助けてくれるが，誰もいないから，気が変になってしまうだろう」，「社会生活に支障をきたしてしまうようになるだろう」と

```
┌─────────────────────────────┐         ┌─────────────────────────────┐
│ 【誘発状況】                │         │ 【自動思考】                │
│  1/ ひとりでいるとき        │────────▶│  1/ ひとりでいるときに倒れた │
│  2/ 朝まだ家族が眠っているとき│        │     ら，どうしよう？         │
│  3/ 夕方子どもが塾に行っているとき│    │  2/ 誰かいれば助けてくれるが，│
└─────────────────────────────┘         │     誰もいないから，気が変に │
                                         │     なってしまうだろう       │
┌─────────────────────────────┐         │  3/ 社会生活に支障をきたして │
│ 【行動】                    │         │     しまうようになるだろう   │
│  1/ 気持ちをそらせる        │◀────────│        →不安 70%            │
│  2/ 何か活動する            │         └─────────────────────────────┘
│       → 不安 60%           │
└─────────────────────────────┘         ┌─────────────────────────────┐
                                         │ 【実験課題】                │
┌─────────────────────────────┐         │  1/ 倒れそうだと思ったとき， │
│ 【自己教示】                │         │     何かにもたれかかったり， │
│  1/ 「大丈夫」と言い聞かせる │         │     つかまるのをやめる       │
│       → 不安 50%           │         │  2/ 1〜3〜5〜10分間だけ      │
└─────────────────────────────┘         │     様子をみる               │
                                         └─────────────────────────────┘
```

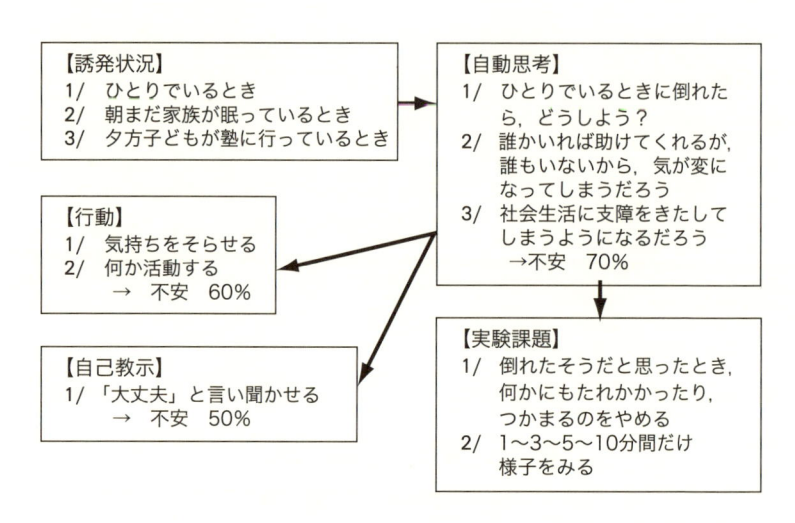

図3　自動思考中和方略

いったものであり，不安は70%に高まるのだった。

　不安を軽減しようと，患者はさまざまな対処行動をとる。注意を拡散させたり，活動を始めたり，あるいは，「大丈夫」と自分に言い聞かせたりする。しかし，どれも十分効果的ではなかった。増大する不安を処理するためのこれらの方法は，一時的には有用かもしれないが，必ずしも不安に直面し挑戦しようとする方略ではなかったからである。

　治療では，ふらつきを覚えたときの「今にも倒れそうだ」という自動思考について，その妥当性を検討することにした。一般に，微妙な回避は自動思考の内容に対応する形をとる。この症例の場合は，「倒れそうだ」と考えると，何かにもたれかかったり，つかまったりするのだった。そこで，行動実験として，転倒を回避する行動を中止し，数分間だけ様子をみることを課題とし，結果を記録してもらった。

4. 外傷後ストレス障害

身体症状に対する誤った破局的解釈というパニック発作の認知モデルは，

強迫や妄想の認知モデルに応用できるだけではない[4]。震災に伴う外傷後ストレス障害（PTSD）の症例[7]にみられた恐怖と過覚醒を説明するのにも適しているとも思われる。

　震災後，この症例は，テレビで地震という言葉を聞いたり，小さな地震の揺れを感じたり，地震の光景を夢で見ると，恐怖感を覚え，不眠や動悸などの症状を執拗に訴えていた。
　「大きな地震が来るのではないか！」という破局的認知が，上述の体験が刺激となって活性化されると，認知の転換が生じ，地震にまつわるイメージの再体験が頻繁になる。震災直後の惨状（助けを求める声，家屋に埋まった人々の姿）や火災のイメージが出現するのである。結果として，恐怖などが持続する。
　治療では，この認知モデルにもとづき，「大きな地震が来るのではないか！」という認知の根拠を問うことによって，破局視の緩和が図られ，奏効した。

5. 比較的軽症の情緒的・対人的問題

　認知療法はもちろん精神科の外来患者だけでなく，他の比較的軽症の症例にも適用できる治療法である。治療期間が短くとも，非機能的認知を同定・検討・修正する技能の（再）獲得を図りやすい例を対象とすることで，認知療法の新たな展開が期待できるように思われる。しかも，軽症例といえども，問題の核心にある非機能的スキーマ（信念）にまで介入することが必要であり，そこに認知療法のひとつの典型を認めることも可能だろう。

事例1[6]
　「他人に悪く思われ，受け入れられないのではないか」と思うと，不安で，自分を表現できず，友だちや仲間に溶け込んでいけない，と訴えた大学院生には，治療の過程で認知的概念化図（cognitive conceptualization diagram）が提示され，信念の修正に有用であった。

症例の認知的概念化とは，当該症例に特徴的な自動思考を，その契機となる状況，感情，行動，さらにはスキーマ（信念）と関連づける，認知療法の視点からなされる診断のことであり，認知療法を実施するときの海図の役割を果たすものである。このとき，概念化したものを図示すると，病態に対する患者（クライエント）の理解を助けるとともに，治療者にとっては治療方略を計画することがいっそう容易になる。

この事例では，「私は劣っている」という中核的信念，「もし本当の私を見られると，他人は私を劣っていると思うだろう」という条件的信念，「他人とは本当の自分を見せないで，偽りの自分を作ってつきあおう」という道具的（自己教示的）信念が仮説として提案された。

事例 2 [5]

これは不登校の中学生を持つ母親に対して教師が試みた教育相談（認知行動カウンセリング）の例である。交通信号になぞらえて青信号，黄信号，赤信号とした母子のコミュニケーションに関するセルフ・モニタリングから介入は始められた。子どもに注意するのを控え，子どもをほめてみるという行動実験を繰り返すことによって，「私が子どもに注意を与えるのは当然だ」，「今，注意を与えておかないと，子どもはだめになってしまう」という母親の信念は，確信度が著減した。一方，「注意するより，子どもを認め，子どもが自分で気づけるよう働きかけるほうが，子どものためになる」という信念の確信度は，治療終了後も高値を保っていた。

おわりに：21世紀の認知療法

認知療法の未来について Beck[2] は，統合失調症，双極性障害，パーソナリティ障害などの重症精神障害への適応拡大と，児童青年期の精神障害の治療と予防の可能性を予告するとともに，プライマリケア領域での早期介入に言及している。

認知療法ではとくにセルフ・ヘルプの精神が尊重される。患者には，治療に積極的に参加し，自らセッションの話題を提供し，治療効果を高めるためのホームワークを設定することが期待されている。患者が「自らの治療者となる」ことは認知療法のめざすところである。その意味で，認知療法はむしろ比較的軽症の情緒的・対人的問題を治療するための方法として効果的と思われる。さらに，予防医学の重要性を考えるとき，健康を維持し増進する目的で，認知療法の技法を活用することが望まれる。

文　献

1) Barber, J.P. & DeRubeis, R.J.: On second thought : Where the action is in cognitive therapy for depression. Cognitive Therapy and Research 13: 441-457, 1989.
2) Beck, A.T.: The past and future of cognitive therapy. Journal of Psychotherapy Practice and Research 6: 276-284, 1997.
3) 井上和臣：認知療法への招待（改訂2版）．金芳堂，京都，1997．
4) 井上和臣：精神療法 —最近の進歩，認知療法．最新精神医学　2: 551-557, 1997．
5) 成瀬英員，井上和臣：不登校の子どもを持つ母親に対する認知行動カウンセリングの試み—事例報告—．日本行動療法学会第23回大会発表論文集，47-48, 1997．
6) 大前玲子，井上和臣：対人不適応の青年期女性に対する認知療法の一例—認知プロフィールの活用とその意義—．精神療法　23: 575-582, 1997．
7) 多賀千明，井上和臣：認知療法が有効であった阪神淡路大震災によるPTSDの一例．第24回日本心身医学会近畿地方会抄録集，1997．

第II部　うつ病の認知療法

うつ病の認知療法：症例

はじめに

認知療法（cognitive therapy, CT）について語るとき，うつ病の治療に触れないわけにはいかない。うつ病は Aaron T. Beck [1,2,4] がはじめて認知療法を適用した領域である。また，認知療法の治療効果はうつ病においてもっともよく研究されている [3,6,7,11,14,15,16]。うつ病は単独で現われることもあれば，他の精神障害に合併して現われることもあり，"情動障害のかぜ症候群"と言えるほど，一般臨床で遭遇することの多い病態である。本稿では，まずうつ病の認知モデルについて概観し，次にうつ病の認知療法のために開発された治療方略（strategies）と技法（techniques）について論じ，最後に治療の実際を知ってもらうため症例を提示することとする。

認知療法は短期（short-term），能動的（active），指示的（directive），共同的（collaborative），心理教育的（psychoeducational），力動的（dynamic）な精神療法の一型である。認知療法は Aaron T. Beck により考案された治療法 [1,2,4] であり，認知・行動（cognitive-behavioral）モデルに基づくいくつかの治療法 [8,12,13] のひとつである。認知・行動モデルに基づく治療の主眼は，患者がその世界をどのように解釈し理解しているか（認知 cognitions）を患者自身が検討し，新しい対応法（行動 behaviors）を用い

て患者自身が実験するのを助けることにある。自分がどのように自分自身（self）を，自分の世界（world）と経験（experience）を，自分の未来（future）の可能性を，自分にだけしか通用しないような特異な形でとらえているかが理解できるようになると，沈うつな気分を改善させることができ，それまでよりも適応性のある行動がとれるようになる。

認知療法は心理教育的に行われ，当面の問題への対処（coping）の方法を教えるものであって，問題を完全に解決（mastery）しようとする精神療法ではない。認知療法は，患者の技能（skills）を増大させ，生活上の急を要する事態に，より効果的に対処できるようにし，制御感覚（sense of control）と自己効力感（sense of self-efficacy）の増大を図ることを目標とする。指示的というのは，治療者が患者と能動的にかかわり，共同して問題解決にあたることをいう。治療者はソクラテスの問答法（Socratic questioning）を用い，患者の自覚（awareness）を高める。治療者は患者がそれを検討できるような仮説を出し，信頼のできる人物として活動し，患者の問題点を直截に指摘する。治療者は患者のかかえる問題を理解していくことによって，患者の生活上の重要な課題について仮説をたてることができるようになり，認知・行動的枠組みの中で患者の問題を概念化できるようになる。

I. 認知療法モデルの基礎

認知療法モデル（CT model）は，日常みることの多い精神障害の発症と持続において3つの要素，すなわち，認知の3徴（cognitive triad），認知の歪み（cognitive distortions），図式／スキーマ（schema）が重要であると仮定する。

1. 認知の3徴

うつ病における認知の3徴とは，自己と世界（経験）と未来に対するうつ病患者の否定的な見方をいう[4]。実際，患者の問題はすべてこの3つの領域

のどれかに含まれうる。治療者はこのうつ病の認知の3徴に特に注目することによって，最初から治療の焦点を形作ることができる。自己，世界，未来に関する個人的な問題点は，症例ごとに異なってくる。治療は曖昧で大ざっぱで組織だっていないような治療課題には拘泥せず，特定の問題領域に的をしぼって進められる。

2. 認知の歪み

人間は誰でも現実をさまざまに歪曲する能力を持っている。この認知の歪みは，陽性方向にも陰性方向にも生じうる。陽性方向への歪曲を示す人は，「盲蛇におじず」的な行動をしてしまうことがある。人生を楽観視し，普通の人なら二の足を踏むような新しい商売を始めたり，株に投資したりといった冒険をすることがある。成功すれば，自分の考えが正しかったと彼らは思う。逆に失敗した場合でも，うまくいく可能性がちょっと少ないことに手を出したからで，自分の考え方，やり方はそれでよかったのだと考える。また，大変危険な状況に自分を追い込むような冒険をしてしまうこともある。たとえば，強い胸痛を感じた後にもなお，医者にかかろうとしないような例がそれである。「まだ心臓発作を起こす年齢じゃないし，それほど不健康でもない」といった陽性方向の認知の歪みがこの種の例では認められる。

認知・行動療法の力点は陰性方向の歪みに向けられる。治療者は認知の歪みがどういう形式と内容を持っているか，患者がどれくらいそれを確信しているか，それによって患者の人生がどの程度影響されているかを明らかにしようとする。認知の歪みを知ることによって，基礎にある図式を把握することができる。認知の歪みはいろいろと組み合わさって現われるが，ここでは，説明を容易にするため，典型的なものをひとつずつ列挙する。

(1) 全か無か的思考（all or nothing thinking）
　　「自分は成功者か失敗者のいずれかだ」
　　「世の中のことは黒か白のどちらかだ」

(2) 読心術（mind reading）

「私は無能な人間だとみんな思っていることだろう」

「彼（彼女）が不賛成なのは，ちゃんとわかっている」

(3) 感情的論法（emotional reasoning）

「それには向いていないと自分自身感じるのだから，実際向いていないのだ」

「自分は変だから人に好かれないと私は信じている。だから，それはまぎれもない事実なのだ」

(4) 自己関係づけ（personalization）

「あの批判はあてずっぽうでなされたものではない。僕に対しての批判に違いない」

「僕が急いでいるときに限って，難問が出てくる」

(5) 極端な一般化（overgeneralization）

「やることなすことが，みんな悪い結果に終わる」

「どれを選んでも変わりはない。どうせどれもうまくいかないのだから」

(6) 破局視（catastrophizing）

「もし私がパーティーに行けば，大変な結果になる」

「僕がやるのはよくない。失敗すると思うから。そうしたらひどいことになるだろう」

(7) 「すべし」表現（"should" statements）

「いなかの両親が会いたいと言うときには，いつでも会ってあげないといけない」

「彼らはもう少し僕に親切にしてくれないといけない」

(8) 誤ったコントロール観（control fallacies）

「いつも完全に自分を抑制していないと，私は全く抑制不能の状態になってしまう」

「僕は人生で出合うどんな不測の事態でもコントロールできないといけない」

(9) 比較（comparing）
「私は同僚や上司のように仕事ができない」
「他人と比べると，私には明らかに何か欠陥がある」

(10) 誤った天の恵み観（heaven's reward fallacy）
「今ここで何もかも完全にやっておけば，きっと後で報われるだろう」
「今の生活をなんとか切り抜けなければ。たぶん，後になれば，事態は好転するだろう」

(11) 肯定的側面の否認（disqualifying the positive）
「今度の成功はただのまぐれ当りだ」
「お世辞を言ってもらっても無駄です」

(12) 完全主義（perfectionism）
「何もかも完璧にできていないといけない。そうでないと，みんなに悪く言われ，落伍者になってしまう」
「まずまずの出来栄えの仕事というのは，失敗と何ら変わりがない」

(13) 選択的抽出（selective abstraction）
「ほかの情報はどうでもいい。ここのところが一番大切なのだから」
「状況のいろいろな側面のうち，都合のいいところは全部無視して取り除いてしまって，都合の悪い部分をもっと詳しく見なければいけない」

(14) 自己の価値の外在化（externalization of self-worth）
「人が僕をどう思っているかによって，僕の価値は決まってしまう」
「彼らが考える，ゆえに，私が存在する」

(15) 誤った変化観（fallacy of change）
「私がそうしてほしいというのだから，あなたは当然自分の行いを改めるべきだ」
「僕がそう望んでいるのだし，みんなはこれまでとは違うふるまいをしてしかるべきだ」

(16) 誤った心配（fallacy of worrying）
「十分そのことを思い煩えば，それだけで，それを解決できるだろう」

「いくら心配しても心配しすぎるということはない」
(17) 誤った無視（fallacy of ignoring）
「放っておけば，たぶん，それは消えてなくなるだろう」
「注意を払わずにいたら，責任を取らなくていいだろう」
(18) 誤った公平観（fallacy of fairness）
「誰にとっても人生は公平なものでなければ」
「人間はみな公平であるべきだ」
(19) 正当であること（being right）
「自分の正当性を証明しなければいけない。間違っているなどということは，考えられないことだから」
「間違っているということは，すなわち，悪い人間であることだ」
(20) 誤った愛着（fallacy of attachment）
「誰か男性がそばにいてくれないと，私は生きていけない」
「誰かとつきあっていれば，私のかかえている問題はみんな片がつくだろうに」

上述の認知の歪みは一人称を主語として書かれているが，これらは，家族，社会，宗教団体，男性あるいは女性グループなどの三人称を主語とした形でも表現できる。

3. 図式／スキーマ

認知療法の重要な要素として，基礎にある法則・信念・図式を理解し明らかにすることがある。この図式が認知の歪みをもたらすのだと，Beck[1,2,4]とFreeman[9]は提案している。この図式ないしは人生の基本法則は，認知と行動に強く影響するものとして，人生の最初期から形作られはじめ，小児期の半ばに確固としたものになると考えられている。家族や社会のなかでのある個人の学習と経験の蓄積が，図式である。図式がある個人の人生にどの程度の影響を及ぼすかは，次のような要因によって異なる。a) 図式そのものがどのくらい強く確信されているか，b) その人が自分の安全と幸福あるいは存在

にとって，図式がどれくらい不可欠だと考えているか，c) ある図式の重要性と本質に関する過去の学習がどうであったか，d) 図式が内面化されたのがいつごろか，e) 図式がどのくらい強力に，そして誰によって強化されてきたか。

図式は，認知の歪みがそうであるように，ひとつずつ別々に存在しているわけではなく，複雑に組み合わさって現われる。図式とは，要するに，人が自分自身を個人として，そして集団のなかの一員として，どう規定しているかということである。図式は活動的であったり，休止状態にあったりする。図式が活発な場合，それは毎日の行動を支配する法則となり，休止状態にある図式は，ストレスが加わると，賦活化され，行動を制御するようになる。図式の働きは非常に強いこともあれば，そうでないときもある。図式が強くなれば，個人や家族はより一層その図式に反応するようになる。

II. 治 療

1. 総 論

ラポールの成立，信頼，共感，能動的傾聴，治療同盟の維持などは，他の治療の場合にもそうであるが，認知療法が奏効するためにも必要である。まず患者がかかえている問題を探り，問題点を概観できるようにする。生育歴，家族歴，職業歴，教育歴，身体的・精神的既往歴を十分に把握する。これらのデータをもとに問題リストを作成し，治療プランを立てる。問題リストを作ることによって，治療の進展状況や治療の目標が，治療者にはもちろん，患者にとってもわかりやすくなる。どういう治療をどういう目標に向かってやっていくかということを，治療者と患者の共同作業のなかで，早い機会にはっきりさせておく。問題リストと治療の方向については，お互いの同意が得られているようにする。個々のセッションは，まずそのセッションで話題とする事項を決めること（agenda setting）から始め，最後はホームワーク（homework）を出すことで終わるように構成する[4,10]。

認知療法は治療者と患者がひとつのチームを作って共同で進めていく治療

である。もちろん,治療上の共同はいつも50%‐50%という割合で行われるわけではなく,30%‐70%のこともあれば,治療者の傾注するエネルギーが増大して,90%‐10%という割合になることもあろう。うつ病が重症になれば,治療のなかで患者の出せるエネルギーはそれだけ少なくなる。治療の焦点は,患者がそのエネルギーを最大限に利用できるよう,そしてより大きなエネルギーを生みだせるよう助けることに向けられる。

2. 評価方法

うつ病が治療対象となる場合,Beck Depression Inventory (BDI)[4]を用いると便利である。BDIはうつ病のあらゆる段階を反映するように作られた21項目から成る検査で,患者自身が記入するようになっている。治療者は各セッションのはじめにBDIをチェックする。得点はうつ症状の変化がわかるように,そのつどグラフ上に書き込む。気分の日内変動がありそうな場合,BDIをホームワークとして用いるとよい。用紙を何枚か渡し,毎日一定の時間間隔で記入してもらう。これにより治療者は,1日のうちでいつ得点が高く,いつ低くなるかを評価できる。

Hopelessness Scale (HS)[5]は将来に対する悲観的な見方とその程度を測定する手段として開発された。HSは潜在的な自殺行動を評価するためにBDIとあわせて用いられる。また,治療に伴う変化を知る目的でも利用される。患者が新しい対応方法を学習し,自分の能力の増大を経験し,自分の変化を知るにつれ,HS得点は減少する。

3. 診断と治療計画

うつ病患者の治療計画はいくつかのステップを踏んで立てられる。第1段階で治療者は患者の問題点を概念化(conceptualization)する。概念化は家族歴,生育歴,検査結果,面接時の所見,過去の治療者からの報告などを基に行う。概念化は治療上有用で,簡潔で,首尾一貫し,過去の患者の行動をよく説明し,これからの患者の行動を予測できるものである必要がある。問

題リストの作成もこの概念化のプロセスに含まれる。次に，問題リストの問題を治療で取り扱う順に並べ変える。

4. 治療的介入

認知の歪みとその基礎にある図式を現実吟味するため，認知的技法 (cognitive techniques) と行動的技法 (behavioral techniques) を用いる。より現実に適応した対応ができるよう，これらの技法を患者に教える。ごく大ざっぱに言って，うつ病の程度が重篤になればなるほど，認知的技法よりも行動的技法に力点がかかるようになる。

認知的技法と行動的技法の組み合わせ方は，患者の能力，うつ病の程度，治療の目標によって異なってくる。自律神経症状が顕著な例では，薬物療法の併用が必要になる。重症例における治療の初期目標は，ひとりでできる課題に取り組めるようにすることである。段階的に課題を与えていくこと (graded task assignments) が有効である。もっとも取り組みやすい課題から始め，しだいにむずかしい課題に進んでいくことにより，患者は自己の能力に自信が持てるようになる。この自信を前提にして，次に認知的技法を用いることができる。

1) 認知的技法
(1) 患者自身がある言葉，たとえば抑うつ的という言葉をどういう意味で使っているのか確かめる。
(2) そのように考える根拠は何かと問う。
(3) その責任が患者だけにあるのではなく，他にもあるのではないかと提案する。
(4) 他に何か方法はないか，その代わりになるようなことはないかを検討する。
(5) もしそうだとしたら，どうなるだろう，と問うことにより，その状況に対する破局的な見方をなくす。
(6) ある状況を思い浮かべて，その結果を想像し，それに伴う考えを述べ

てもらう。
- (7) ある考え，行動に伴う有利な点と不利な点をあげてもらう。
- (8) 「禍」と思われる出来事でも，それを「福」となるように活用する。
- (9) 「それで？」，「それからどうなる？」，「それはどういう意味？」というような治療者の導きによって進められる連想／発見。
- (10) 極端な表現，逆説的な表現を用いる。
- (11) 尺度で評価する。
- (12) 患者の心のなかの声を治療者がロールプレイの形で代弁する。
- (13) 自分で自分に指示を与える。
- (14) 思考を停止する。
- (15) 注意を他のものに転導する。
- (16) 直截に論議する。
- (17) 認知の歪みに名前を付ける。
- (18) 別の，より機能的なイメージを思い描く。

2) 行動的技法

　認知的療法のなかで行動的技法を用いる目的はいろいろある。そのひとつは，非機能的思考と行動（dysfunctional thoughts and behaviors）を検討するためである。たとえば，それまで恐れていた行動や避けてきた行動を試みることによって，それまで持っていた考えは直接的に変更を迫られる。また，行動的技法は，ホームワークとして，新しい行動に実際に取り組むために使われる。治療セッションのなかでまずやってみてから，家庭でやってみる行動もある。ホームワークの内容は，今までと違うように行動してみること，他人の言うことを積極的に聴くこと，言葉のうえで，あるいは行動で愛情を表現してみること，新しいやり方で物事をやってみることなどとなる。

- (1) どんなことをするか，その計画を立てる。
- (2) どれくらい思いどおりにできたか，どのくらい満足感が得られたかを評価する。
- (3) 社会生活技能を訓練する。

(4) 自己主張する訓練をする。
(5) 関連した本を読む。
(6) 段階的に課題を与えていく。
(7) 行動のリハサール／ロールプレイ。
(8) 不安をひきおこす状況への直接的な曝露。
(9) リラクセーション訓練。

3) 非機能的思考の分析

認知療法で用いられる技法の中で，認知的技法は思考の誤りに疑問を持つために用いられる。認知モデルは，ある個人の思考と感情の間には相互作用があるとする。注意すべきは，思考が直接的・直線的に感情を生むとは主張していない点である。実際，何らかの感情的な反応が思考に先行する例もある。認知の歪みに対するためには，Daily Record of Dysfunctional Thoughts (DTR) が有用である。その目的は，上手に記録できるようになることではなく，問題解決のモデルを自分なりに作ってもらうことである。対象が仮面うつ病であっても，治療のやり方は実質的には同じである。

DTRの記録は，思考と感情，そのときの状況を記録することから始める。たとえば，患者がとてもうっとうしいという感情を持ったとすれば，そのとき治療者はそういう感情が起こった状況について尋ね，さらにそのときに何を考えたか尋ねる。「僕は負け犬だと思っている」という患者の場合，そのときの感情と状況を確かめる必要がある。「夫が私を捨てていった」という患者の場合，その時の感情と思考を記録する。「僕は負け犬のような気がする」という患者の場合，それは感情ではなく思考であるから，その時の感情について聞く必要がある。

4) ホームワーク

認知療法は診療室のなかだけで行われるものではなく，そこを出た後にも続けられる必要がある。診療室での作業から，さらにそれ以外の時間にまで治療を拡大することにより，治療の焦点がはっきりしてくることを，患者が理解できていることが重要である。家庭で行うホームワーク課題は，認知的

なものであったり，行動的なものであったりする。つまり，活動表に記録することであったり，DTR を記録することであったり，何か新しい行動を試みることであったりする。課題はそのセッションで取り扱った事柄に関連したものである必要がある。認知療法には家庭での自習が含まれているから，セッションの終りに，とにかく何か課題を出しておけばいいというのではいけない。治療者と患者が一緒になってホームワーク課題を決め，それがセッションと関連した意味をもつものであれば，患者はそれだけきちんと課題を実行するというものである。ホームワークの結果は，その次のセッションで概観されることになる。ホームワーク課題をセッションの議題にしないでおくと，患者はたちまち課題を実行しなくなってしまうものである。

　ホームワークの例を示す。

　　29 歳の女性患者。両親のせいで自分のうつ病がどんどん悪くなると患者は信じている。ホームワークの課題は，「仕事がうまくいかない，やめさせられるかもしれない，頼れる男性もいない，お金が本当になくなってきた，請求書の支払いができない」といういつもの繰り言を両親に言ってみるという実験である。患者には，そのときの両親の反応を評価してもらう。2 日後，次のように言ってみる。「仕事のことで私の考えていたことは，まちがっていた，もしかしたら昇給するかもしれない，このあいだ本当にすばらしい男性に会えた，銀行の残高の計算をまちがえていた，思っていたよりお金はたくさんある」と。患者には，その自信に満ちた楽天的な言葉に対する両親の反応を，前と同じように評価してもらう。結果はこうだった。患者が落ち込んでいるときには，両親は長い間話をしてくれた。患者が楽天的なときには，話はたちまち終わってしまった。治療セッションのなかで，次のような相互作用パターンを明らかにすることができた。「私には頼れるものがない，助けが必要だ」という患者からのメッセージには，両親はそばにいて助けてくれる。患者が助けを必要としなくなったときには，両親は患者にとって何の役割も果たさないようにみえる。このホームワーク課題は，患者と両親との関係を見直

すきっかけとなった。

5. 治療の終結

治療終結は初回のセッションからすでに始まっている。認知療法が目指すのは治癒ではなく、効果的な問題処理方法を患者が獲得できるよう助けることであるから、治療はいつまでも際限なく続けられるのではない。患者の訴え、BDIの得点、家族などからの情報、治療者の観察などから、抑うつ気分が改善し、活動性が増大し、適応能力が向上したことが明らかになれば、治療は終結に向けて進められる。セッションの回数を週1回から2週に1回というように減らしていく。そのあと、たとえば月1回のセッションとし、さらに3カ月目と6カ月目にフォロー・アップ・セッションを行うという具合である。もちろん緊急時には必要なセッションを加えることができる。患者からときおりただ現況を報告したり、こういう行動でいいのかという保証を求めたり、あるいはうまくいったという知らせが届くことがある。患者のよき相談相手・協力者としてこういう形の接触を続けることは、治療者にとって適切なことであり重要である。

III. 症　例

次に症例を提示し、患者の評価、問題リストの作成、治療の実際について述べたい。治療セッションの部分では、治療者・患者間の相互作用を逐次示すこととする。

患者は33歳の既婚女性で、家庭医から紹介されてきた。患者はこの1年間非常に気分のうっとうしい状態が続いており、ときにはまったく無気力になり何もできなくなったことがあると訴えた。患者はまたそのために仕事にも、結婚生活にも、社会生活上も支障を来たしていると述べた。前と同じようにはやっていけなくなっていると、患者は感じている。結婚生活上の問題につ

いては，患者の仕事を続けたいという希望と夫の生活様式との間の葛藤がひとつの原因であると語った。患者は仕事を変えることも，結婚生活に変化をもたらすこと，たとえば，夫と別れることも恐れている。それは自分が誰からも愛されず，誰とも一緒に暮らせなくなるだろうと感じているからである。

〈現在の生活状況〉 患者は現在夫とニューヨーク郊外の自宅に住んでいる。自宅から職場に通うためには，毎日片道2時間の距離を往復しなければいけない。そうしないですむように，彼らは以前2年ほど別居していたことがある。そのときは，週末になると患者が夫に会いに行っていた。患者は現在ニューヨーク郊外にある小さな会社に勤めている。患者は自分の仕事ぶりが満足のいくものでなく，解雇されるおそれがあると感じている。もっとも，社長が患者を解雇しようとしているという事実は目下のところない。患者のかかえているもうひとつの大きな問題は，結婚生活に関するものである。患者自身は結婚生活を続けていきたいと思っている。患者は結婚して7年になるが，この3年間夫との間に性交渉がない。

〈生育歴〉 患者は4人兄弟の3番目で，39歳と35歳の兄，31歳の妹がある。患者の母は教師である。父は歯科医だったが，今は仕事はしていない。患者の語るところによると，12歳のころから現在までずっとうつ状態が続いており，そのため子供の頃はどちらかと言うと不幸だった。患者はいじめの対象で，2番目の兄は患者が肥っていてにきびだらけなのを，「豚さんの皮膚」といつも呼んではからかっていた。

〈対人関係史〉 子供の頃は人気のない子で，人と交わるのが下手であった。児童期，青年期を通じて皆から"頭でっかち"と思われて，仲間と一緒に遊んだりすることがほとんどなかった。デートも大学生になってから始めだした。夫と出会ったのは24歳の時で，2年間交際を続け結婚した。現在，仕事上の友人を除くと，ほとんど友だちと呼べる人がいない。

〈教育・職業歴〉 学校での成績はよかった。高校卒業時には優等賞をもらった。小さいが名門の大学を卒業。このときも優等賞を受賞した。そのあと，別の名門大学から M.A. と Ph.D. を授与されている。

〈身体的既往歴〉 月経不順以外特記すべきことはない。最近の医学的チェックでも，15～20ポンドの体重過多が指摘されただけである。

〈精神的既往歴〉

23～27歳：週1～2回の頻度でソーシャル・ワーカーの面接を受けた。有益だったというが，そのとき学んだことを言語化はできない。治療者は支持的であったという。

31歳～現在：カウンセリングを受けた。

32歳：性交渉がないことを理由に，セックス・セラピーを夫とともに受けた。最後まで治療を受けたが，性交渉はないままだった。

〈精神的現症〉

外観：きちんとこぎれいな身なりであった。

態度：協力的。しかし，面接中は悲しげで泣くことがあった。

感情：抑うつ的だが，微笑んだり笑ったりすることはできた。

言語・思考：明瞭で適切。妄想はない。

知覚：幻覚はない。わずかに離人体験を認めた。

意識：見当識障害はなかった。

〈主たる問題領域〉 (1) うつ病 (2) 結婚生活上の問題 (3) 性的な問題 (4) 職業上の問題

〈診断〉

第Ⅰ軸　気分変調性障害

第Ⅱ軸　強迫性格の鑑別を要する

第Ⅲ軸　なし

第Ⅳ軸　結婚生活上の問題および職業上の問題（中等度）

第Ⅴ軸　優秀

〈検査結果〉 初診時のBDI得点は42点で，重症。21項目中10項目で最高点に印がついていた。

自殺念慮の評価点は6点で，死にたいという気持ちは弱く，生と死に対する理由は等しかった。患者の自殺念慮に対する態度は両価的で，今直面して

いるうつ病と困難から逃れたいと考える一方，夫のことを思い，「ふたりの関係が今よりは良くなるだろう」と考え，自殺を思い止まっている。

〈問題の整理〉　患者の持ついくつかの問題点を整理すると，以下のようになる。

(1) 圧倒的な絶望感とその結果である自殺念慮。

(2) 結婚生活上の問題，つまり，夫との関係および結婚生活を続けていくことに伴う問題。

(3) 性的な問題，性交渉が苦痛で満足のいくものでないために生じた性交渉の中断。

(4) 職業上の問題，十分に仕事ができているかどうか，自分の本当にやりたいと思う仕事かどうかという点で，患者は今の仕事に不満を持っている。

(5) 社会的支持組織の欠如。

患者は問題解決において全か無か的アプローチをしてしまう完璧主義者であると考えられる。治療の主たる目標は，この二分主義的傾向を改めて，物事を上手に処理できるようにすることである。結婚生活と性生活上の問題点を探ることも目標となろう。性生活上の問題に対する直接的な治療は，別個に取り扱うようにする。また，自殺念慮が見られるので治療的介入のなかでまずはじめに急いでやっておくべきことは，患者の絶望感に対する介入である。自殺傾向を緩和し，患者にとって危険のないものにすることが必要である。

〈治療セッションの実際〉（治療セッションのはじめに，ラポールの再確立を図り，そのセッションで話題にする事項を決定する）

1TH（治療者）：それでは，何からまず始めましょうか？　今日最初にやっておきたいことは何でしょうか？

1LL（患者）：そうですね，はじめになぜセッションを録画するのか，その目的について話し合いたいのですが。

2TH：そうしましょう。

2LL：録画したものの使用目的とか。それから次に私が話したいことは，ボ

ディー・イメージとか，外観とか，私の自尊心に係わることです。太っていることとか，太って醜いという気持ちとか，それから衣服と衣服を買うことも。問題を整理したら，そんなふうになります。どれも私自身のイメージの一部です。
3TH：それは今週あなたがやってきたホームワークとも関係することですね。
3LL：そうです。
4TH：ホームワークの結果はみておきたいですね。それから，前回のセッション後どんな状態だったかも。
4LL：はい。
5TH：さて，そうすると，今日のセッションの話題はいくつになりますか，3つですね。録画の目的，ボディー・イメージ，ホームワークのおさらい。この前のセッションから後，どんな具合だったかということも。
5LL：それを2番目にしましょう。今の状態を知ってもらうために。
6TH：それでは，録画の件を1番にして，それから，どうしましょう，ボディー・イメージはホームワークのところで触れることにして…。
6LL：ホームワークは3番目にしませんか，そこから次にボディー・イメージに話を移す。
7TH：それでは，今日のセッションの大部分はボディー・イメージにあてましょう。
7LL：そうしましょう。
（以上，基本的な話題設定を行った）
8TH：まず，録画の目的ですが，あなたはどう考えていますか。何かそのことで思うことは？
8LL：私にはわかりません。でも，私自身それを見たら，おもしろいかもしれませんね。
9TH：もちろん，いつでも見られますよ。
9LL：そうですね，私にとって興味深い証拠物件になるでしょうね。でも，ビデオを見るのはいつもとてもこわいのです。オーディオテープで

自分の声を聞くのさえ嫌いなのです。自分の姿を見るなんてもっといやです。

10TH： 何が起こっているのですか？ 何を考えていますか？

10LL： 私は醜くて不様です。

11TH： テープの声は小刻みに震えている。

11LL： それは本当によくないのです。ティッシュペーパーに手が届きません。

12TH： それは直せます。簡単に直せることです。さあ，どうぞ。(ティッシュペーパーを渡す)

12LL： 私のいつもの癖は独特で，人をいらいらさせるし，私自身恥ずかしい思いをするのです。もし私が私に出会うとしたら，きっと身体つきをみても行動をみても魅力がないと思うでしょう。

13TH： それでは，こう考えているということですね。「私は醜くて不様で，自分の姿をみたらとてもがっかりするだろう」と。

13LL： そう，本当に印象に残らないと。

14TH： 私は印象に残らないだろう。

14LL： ええ。

15TH： 心のなかでどう自問自答するでしょうね。

15LL： あの子はだめな子よ，変な子よ。あの子と付きあいたいなんて思ったらだめ。

16TH： あの子は変な，だめな子。付きあいたいなんて思わないように。そんなふうに次から次へと，川が流れるように，自動思考（automatic thoughts）が出てくる，いや，むしろ滝が流れ落ちるようにと言った方がいいのでしょうか。

16LL： そうです。滝のようにどっと。(泣き始める)

17TH： 滝のように，そして，本当に涙が滝のように流れ落ち始めたのですね。

17LL： ええ，その通りです。

18TH： たぶんそれがぴったりのイメージなのですね。そう考え出したら，どんな気持ちになりますか？

18LL： 自分自身がかわいそうになります。みじめな私。いやな感じです。
19TH： 本当に悲しくなるわけですね。
19LL： ええ，とても悲しくなります，とても。
20TH： そのことを考えてみてください，と私が言うだけで，またあなたの声が震え始めるくらいですから。でも，それがみんな本当のことだという何か根拠がありますか？　つまり，あなたが醜くて不様だということの根拠になるようなことがありますか？　反対にそれが本当でないとしたら，それを裏付けるような根拠がありますか？　どんな事実があるのか考えてみてください。
20LL： とても魅力的だと私が思う人たちと比べてみると，私には魅力がないことがよくわかります。
21TH： それでは，そのきれいな女性を見たら，あなたはきれいじゃないのですか？
21LL： ええ。
22TH： その完璧な人と比べたら自分は見劣りする，そんなふうにあなたは思うのですね。
22LL： ええ。
23TH： 彼らはなぜか完璧で，自分は…
23LL： ええ，そうです。私はいつも一番すてきな女性を選ぶのです。その人はたぶんお化粧とか身づくろい，それから服を買うことに1日3時間もかけるような人です。そういう人と比較するのです。どこにでもいるような人とは比較しないのです。…今，少しずつ自分がこれまで考えていたことが間違っているのではないかと考え始めたところなのです。
24TH： 少しそれについて聞かせてもらえませんか？
24LL： ボディー・イメージの話になってきましたね。あの，今週はとても調子がよかったのです。今もずっと気分はいいのです。本当に厄介な非機能的思考（dysfunctional thoughts）をいくつか分析してみまし

た。ずいぶんと上達したような気がします。そのときボディー・イメージのことを考えていました。すると繰り返しその考えが浮かんでくるのです。それから今度はその否定的な考えを打ち消すようにしてみました。とにかくその考えはほとんど自動的に現われるとしか言いようのない自動思考なのです。ここに記録してあります。この1週間楽しみながらいろいろな事をすることができました。出勤はあまりしませんでした。それでよかったのかもしれません。でも，それだけが原因ではないと思います。これまでにも出勤せずに家にいた日があったけれど，そのときにはうっとうしくて，1日中ベッドで寝ていましたから。

25TH： 全体的に言って，いろいろな楽しみをずっと多く味わえるようになったということですね。

25LL： はい，そうです。

26TH： いろいろなことができるのだという気持ちが前より強くなったわけですね。

26LL： はい。

27TH： 物事がうまく片付けられるようになった。

27LL： はい。

28TH： 気分も楽になって，うっとうしいと思わなくなった。

28LL： そうです。みんなその通りです。

29TH： ああ，何よりです。

29LL： ええ，ずいぶんよくなりました。

30TH： 本当にずいぶんよくなりましたね。

30LL： それにこんな状態になれたのも，これまでやってきた非機能的思考の分析のおかげのような気がします。

31TH： ひとつどれかを簡単にまとめてもらえませんか？

31LL： そうですね，実はふたつばかりあります（表1）。この前のセッションでお渡ししたものですけれど，いつもそのことを繰り返し思い出すよ

うにしています。
32TH： どれですか？
32LL： そのとき何が話題になったかはっきりとは覚えていませんが，とても大切だということは覚えています。ひとつは，あの手術のすぐあとで，治療の予約を私がキャンセルしたときです。まだ手術の傷がとても痛くて，ホームワークをやる気にならなかったからです。それがもとで自分が本当にいやになっていました。もうひとつは，少し問題点をしぼって，それについて取り組むほうがいいということになって，私が自尊心についてやってみようとし始めたときです。その日は朝からベッドに横になって，くよくよといろいろなことを考えていました。3時間で250もの自動思考が記録できました。午後になってずっとホームワークをやって，その自動思考に対立する考えを探ってみました。
33TH： それでどうなりましたか？
33LL： そのときすぐにうっとうしさがなくなるということはありませんでした。でも，その日の夕方から気分が楽になって，その週末はさらにもっとよくなりました。月曜日にはずいぶんいい気分になり，そのあと1週間，今日までそれが続きました。
34TH： 物事がうまくできると感じだしたわけですね。
34LL： はい。
（ここで，録画の目的を話しあった。面接の次の部分は，衣服を買うこととき
ちんとした身なりをすることに焦点をあてている。）
35TH： サイズも色もぴったりで，よく自分に合わないといけないわけですか？
35LL： その通りです。そうでなかったら，自分の方に何か落ち度があることになります。いろいろなサイズと色の服を十分そろえていないお店が悪いというのじゃなくて。
36TH： それは取り組んだ方がよさそうですね。
36LL： ええ，非機能的思考の分析にはもってこいの内容です。
（次の部分でホームワークの課題を決める。）

37TH： そうですね。自分の姿を見てみるというのはいい考えだと思います。鏡に向かってね。

37LL： ええ，いい考えです。

38TH： 実際に鏡の前にすわって，じっと自分の姿を見てごらんなさい。そして見えているものを記録して，それからそれについて取り組んでみてください。ずいぶん役に立つと思いますよ。からだ全体が写るような鏡をお持ちですか？

38LL： ええ。

39TH： 裸になった自分も見てみるのですよ。まず服を着た自分を見る。そしてヌードになった自分を見る。自分の身体をみてどんな感じがするか，それからそのとき何を考えるかを記録してください。それがすんだら，すわって，それをすっかり片付けてしまいなさい，あなたの身体ではなくて，あなたの否定的な考えを。

39LL： わかりました。

40TH： そしてそれにチャレンジしてごらんなさい，その考えに。鏡を見ることに対する過敏さが少なくなって，鏡を見てもそういう感情がわいてこなくなるまで。そのときの感情は明らかにそのときに考えたことに由来しているのですから。そうすれば，服を買いに出かけるときの不安からも解放されます。鏡を覗くことができます。

40LL： いい考えですね。

41TH： やってみるだけの価値があります。それがすめば，次に，醜くて不様だというあなたの言葉に取り組みましょう。視点の置き方の問題だと私は思いますけれど。あなたは彫刻したように整った顔形にあこがれているようですが，そういう美の典型のような人たちのうち何人が，あなたのような巻き毛をほしがると思いますか？

41LL： たくさんいると思います。みんなパーマをかけに出かけますもの。

42TH： それはその人たちのものの見方，考え方だと思います。「私の髪が生まれつき巻き毛だったらよかったのに」。

42LL：ええ，こっけいですね。私たちはみんな今の自分とは違うようになりたいのです。今のままでは十分じゃない，もっと違ったものにならないといけない，と社会が言うのですから。ヘアドレッサーなら誰でも，その女性の髪がどんな髪であっても，あなたの髪はこの方がいいあの方がいいと勧めますもの。それに抵抗するだけでもずいぶん自分に自信が必要なのです。

43TH：でも，社会がそう言うといっても，それは私たち自身がそう言うということでしょう。

43LL：ええ，それを自分のものにしてしまって，自分自身にそう言うようになるのです。

(以下，このセッションのまとめをする。)

44TH：それでは，今までのことをもう一度見直してみましょう。録画のことを話しましたね。ホームワークの結果をおさらいしました。そして，あなたが先週来提案していたボディー・イメージの問題にセッションの大部分をあてました。あなたが自分をどう考えているか，化粧とか服で自分の身を包むことについてどう考えているかについて話し合ってきました。それから，社会のためにそうするのか，自分のためにそうするのかという観点からこれと取り組む必要があると話し合いました。衣服についてはそういうやり方でもいいと思います。しかし，あなたの内面はそれほど悪いわけではないのですから，あなたの外観を変えるためには，外観に対してあなたが持つイメージが変わるように事を進める方がよかろうと思ったわけです。それであなたにやってもらうホームワーク課題のひとつを，特にボディー・イメージと身体に関するあなたの非機能的思考にあててもらったわけです。外観のこと，身なりのこと，ボディー・イメージのことを考えてもらいました。チョコレートのことからお金とその使い方にも及びました。服を買えばずいぶんとお金もいるわけですから。

44LL：ええ。

45TH： それでは，このあたりで今日のセッションを終わりたいと思いますが，何か今日のセッションについて話しておきたいことがありますか？ 今日の私についてでもいいのですが。

45LL： いえ，特にありません。

46TH： 何か今日私があなたに話したことで，あなたを困らせたり，うんざりさせるようなことはなかったですか？ 何か最後に話しておきたいことは？ それでは，今度は木曜日にお会いしましょう。

46LL： 今度のセッションの前に6週間目の評価表をお渡しします。

47TH： そうしてください。

〈治療経過とフォロー・アップ〉 治療セッションの回数は全部で28回，治療期間は約8カ月であった。この間，最初の2週間は週2回，その後は週1回の頻度で治療を行った。上述のセッションは第8回目のものである。

治療終了時と2年半後のフォロー・アップ時の状態を最後に示す。(1) 患者は職場を変わり，給与が前よりも高く，自宅に近く，しかも前と同じような地位の仕事に従事している。(2) 絶望とか自殺可能性という問題はなくなった。(3) 自分の健康と身体的な外観に前よりも気を配り，体重を減らし，それを維持している。(4) 夫婦間の関係はきわめてよく，夫との性交渉も満足のいくものになっている。

文　献

1) Beck, A.T.: Depression: Clinical, Experimental, and Theoretical Aspects. Hoeber, New York, 1967. (Republished as Depression: Causes and Treatment. Philadelphia, University of Pennsylvania Press, 1972.)
2) Beck, A.T.: Cognitive Therapy and The Emotional Disorders. International University Press, New York, 1976.
3) Beck, A.T., Hollon, S.D., Young, J.F. et al.: Treatment of depression with cognitive therapy and amitriptyline. Arch Gen Psychiatry 42: 142, 1985.
4) Beck, A.T., Rush, A.J., Shaw, B.F. et al.: Cognitive Therapy of Depression.

表 1 <u>DAILY RECORD OF DYSFUNCTIONAL THOUGHTS</u>

DATE	SITUATION Describe 1. Actual event leading to unpleasant emotion, or 2. Stream of thoughts, daydream, or recollectin, leading to unpleasant emotion.	EMOTION(S) 1. Specify sad/anxious/angry, etc. 2. Rate degree of emoiton, 1-100.	AUTOMATIC THOUGHT(S) 1. Write automatic thought(s) that preceded emotion(s). 2. Rate belief in automatic thought(s), 0-100%.	RATIONAL RESPONSE 1. Write rational response to automatic thought(s). 2. Rate belief in rational response, 0-100%.	OUTCOME 1. Re-rate belief in automatic thought(s), 0-100%. 2. Specify and rate subsequent emotions, 0-100.
10/2	ホームワークをやる気がおこらない。手術の傷が痛くて、治療の予約をキャンセルした。	抑うつ 100 怒り 50 絶望 90 罪悪感 70	私は自分を鍛えて何かをすることができない。それは私が無価値だということの証拠だ。 90%	a. 私だって、ときには自分を鍛えたことがある。 50% b. 私は仕事の上では未熟かもしれない。しかし、それは私が無価値とか何とかいうことの証拠ではない。 10% c. 私をうっとうしい気分にするのは、物事そのものではない。私が物事に与える意味だ。私はその意味を変えることができる。私はその方法を今、学んでいるのだから。 80%	40% 抑うつ 0 怒り 10 絶望 0 罪悪感 20
10/3	午前中ずっとベッドで過ごして、くよくよといろいろなことを考えていた。3時間で250もの自動思考を記録できた。	抑うつ 100 自分に対する怒り 90	私は未熟で弱い人間だ。だから、私は実にいやな人間なのだ。 100%	a. 気分が落ちこんでくると、物事をする気がおこらなくなる。しかし、それは、私がいつも未熟で、弱い人間だということを意味するのではない。 50% b. たとえ私が未熟で弱い人間だとしても、実にいやな人間だと考えなくてもいい。知り合いのなかにもたくさん未熟な人がいるが、皆自分のことを実にいやな人間だとは思っていない。 50%	90% 抑うつ 80 自分に対する怒り 80

EXPLANATION: When you experience an unpleasant emotion, note the situation that seemed to stimulate the emotion. (If the emotion occurred while you were thinking . daydreaming, etc., please note this.) Then note the automatic thought associated with the emotion. Record the degree to which you believe this thought: 0%=not at all; 100%=completely. In rateing degree of emotion: 1=a trace; 100=the most intense possible.

Guilford Press, New York, 1979.
5) Beck, A.T., Weissman, A., Lester, D. et al.: The measurement of pessimism: The hopelessness scale. J Consult Clin Psychol 42: 861, 1974.
6) Blackburn, I.M., Bishop, S., Glen, A.I.M. et al.: The efficacy of cognitive therapy in depression: A treatment trial using cognitive therapy and pharmacotherapy, each alone and in combination. Br J Psychiatry 139: 181, 1981.
7) Blackburn, I.M., Eunson, K.M., and Bishop, S.: A two-year naturalistic follow-up of depressed patients treated with cognitive therapy, pharmacotherapy, and a combination of both. J Affect Disord 10: 67, 1986.
8) Ellis, A.: Humanistic Psychotherapy: The Rational-Emotive Approach. McGraw-Hill, New York, 1973.
9) Freeman, A., Epstein, N., and Simon, K.M.: Depression in The Family. Haworth Press, New York, 1986.
10) Freeman, A., Pretzer, J., Fleming, B. et al.: Clinical Applications of Cognitive Therapy. Plenum Press, New York, 1990.
11) Kovacs, M., Rush, A.J., Beck, A.T. et al.: Depressed outpatients treated with cognitive therapy or pharmacotherapy: A one-year follow-up. Arch Gen Psychiatry 38: 33, 1981.
12) Lazarus, A.: The Practice of Multimodal Therapy. McGraw-Hill, New York, 1981.
13) Meichenbaum, D.: Cognitive-Behavior Modification. Plenum Press, New York, 1977.
14) Murphy, G.E., Simons, A.D., Wetzel, R.D. et al.: Cognitive therapy and pharmacotherapy: Singly and together in the treatment of depression. Arch Gen Psychiatry 41: 33, 1984.
15) Rush, A.J., Beck, A.T., Kovacs, M. et al.: Comparative efficacy of cognitive therapy and pharmacotherapy in the treatment of depressed outpatients. Cognit Ther Res 1: 17, 1977.
16) Simons, A.D., Murphy, G.E., Levine, J.L. et al.: Cognitive therapy and pharmacotherapy for depression: Sustained improvement over one year. Arch Gen Psychiatry 43: 43, 1986.

うつ病の認知療法：昼下がりの憂うつ

はじめに

　精神療法には外科手術と似たところがある，などと言うと，外科医に失笑されるかもしれない。しかし，百聞は一見にしかずの諺通り，察するに，手術手技は見ることで理解が進む。精神療法にしても，映像とともに治療者と患者の肉声が与えられると，治療技法が身近になるように思える。新しい精神療法になじもうとすると，少なくとも最初は，治療の実際をつぶさに見ることが役立つ。

　そういうわけで，ここ数年，「録音・録画された治療」を買い求めては，英語を母国語とする人に協力してもらいながらテープおこしに努めている。

　うつ病の認知療法を紹介するにあたって，英語版ビデオ教材から１例を引用してみよう。

1. 昼下がりの憂うつ

　まもなく50歳になろうという男性は最近離婚され，土曜日の昼下がりになると，寂しさのあまり自殺を考えることもあるという。彼の訴えを聞いてみよう。

「離婚してからというもの、気持ちが落ちこんで、とても寂しくて、これから先ずっとひとりぼっちなのだという感じです。今では誰ひとり私を必要としていないのです」

彼の憂うつには、「これから先ずっとひとりぼっちなのだ」、「今では誰ひとり私を必要としていない」という思いが伴っている。

この彼の思いを私たちは「認知」と呼んでいる。そして、この認知に働きかけて憂うつを克服しようというのが、認知療法の目的とするところである。

II. 認 知 療 法

1. 認知モデル

認知療法はアメリカの精神科医ベックの開発した精神療法で、最近はうつ病だけでなく、不安障害（パニック障害、社会恐怖、強迫性障害、外傷後ストレス障害など）、摂食障害、薬物乱用、パーソナリティ障害の治療に広く用いられている。

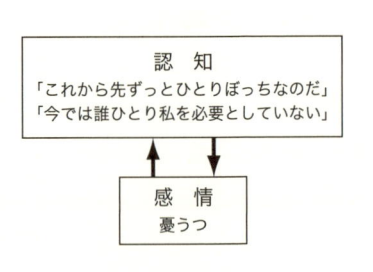

図1 認知モデル

認知療法の基礎には「認知モデル」と呼ばれる理論的仮説がある。件の男性の場合にあてはめれば、図1のようになる。

「これから先ずっとひとりぼっちなのだ」、「今では誰ひとり私を必要としていない」という認知が彼の心を占めれば占めるほど、彼の憂うつは募っていく。さらに、深まった憂うつが悲観的で否定的な認知を彼にいっそう確信させるようになる。認知と感情の悪循環が続き、彼の苦しみは癒されることがない。

認知療法ではこの悪循環を分断しようとする。もし彼の悲観的な認知に対する確信が薄まれば、憂うつは軽くなるかもしれない。認知モデルが正しいなら、憂うつから彼は解放されるはずである。

では，どのようにすれば，確信の度合を下げることができるのだろうか。

2. 治療関係と認知モデルの理解

治療を進める上で治療関係が重要であることは言うまでもない。治療者が能動的・指示的に患者に関わる認知療法の場合には，いっそうの留意が必要である。当然，治療者には真摯で，共感的で，温かい対応が求められる。しかし，治療関係が成熟していくには治療者の人間性だけでなく，治療者の技能も不可欠であろう。治療が何がしかの効果をもっていると患者に実感できてこそ，治療関係は深まるはずである。

さらに，付言するなら，治療の一翼を担い，治療に参加することで，治療に対する患者の満足は高まると思われる。その前提として重要なのは，認知モデルに対する理解である。

例の男性にしても，「今では誰ひとり私を必要としていない」という認知が憂うつを募らせていくことが，「経験的に」納得できてはじめて，認知への介入に意義を見出すようになるだろう。

3. 認知再構成法

1)「仮説」としての認知と行動実験

憂うつに関連する認知が得られたら，次にその認知に対する確信の度合を尋ねることが，認知再構成法の一般的な手順になる。

T（治療者）:「今では誰ひとり私を必要としていない」とおっしゃいますが，そのことをどのくらい確信しているのですか。
P（患者）:ふだんはそうでもないのです。ただ，ひとり家で横になっていて，何もすることがなくて，電話する相手もいない，デートの予定もない，そんな土曜の昼下がりには，「誰も私を必要としていない」と考えて，みじめになるのです。

認知療法で取り扱われる認知は「事実」ではなく「仮説」とみなされる。患者が示す認知はしばしば非機能的であるとか不合理であるといわれるが, ある手続きを経ない限り, 断定はできない。その手続きとは「実験」である。仮説を検証するための行動実験を試みるのである。

T：土曜の午後ひとりお家でいて, その考えが浮かんできたときには, 誰かに電話をかけて, その考えが正しいかどうか実験してみるとよいでしょう。ところで, もし相手が家にいなかったら, どうなりますか。またベッドに戻って横になるのですか。
P：ずいぶん気落ちすると思います。電話しても誰も家にいなくて, みんな楽しそうにしているのですから。私だけが家でひとりぼっちなのですから。
T：どんなふうに考えて, 気落ちしてしまうのですか。
P：留守にしていて, 電話もくれなかったのですから, 相手は私のことなど何とも思っていないのだ, と考えてしまいます。

「今では誰ひとり私を必要としていない」という認知を検証するための行動実験は, もちろん相手の好意的な返事で終わるとは限らない。そこで, 予測される最悪の事態に対して準備することを忘れてはならない。

2) 質問すること

認知療法は「質問すること」を重視する治療法だが, 臨床場面では定石の質問が使われる。「根拠は何か」,「別の見方はできないか」という問いである。

T：電話がないのは, 相手があなたのことを何とも思っていないからだ, と言われましたが, それ以外に何か理由はないのでしょうか。相手が電話してこないことについて, 別の説明はできませんか。

「電話がない」という出来事は, この男性にとっては「相手が私を何とも

思っていない」証拠になるのだが，別の説明も可能なはずである。

3) ロールプレイ
認知療法は論理によって相手を論駁するのではない。穏やかな方法によって新たな認知に導くことこそ重要と思われる。

T：まず私があなただと想像してください。土曜の昼下がりです。私はベッドで横になっています。私はいろいろと考えています。あなたには，私の考えが間違っていないか，どうやってその考えを訂正すればよいか，教えてもらいたいのです。私はひとりで家にいる。「どうすればいいのだろう。誰からも電話がない。たまらない。みんな私のことなど何とも思っていないのだ」。あなたは私のこの考えにどう答えますか。
P：みんなあなたを大事に思っている。あなたにはたくさん友だちがいる。
T：私にそんなにたくさん友だちがいただろうか。誰だろう。ひとりも思い浮かばない。
P：ドンに，ジムに，もうひとりジムがいて，デニスに，スチーブ，あなたのゴルフ仲間がいるだろう。

別の視点から事態を眺めようとするとき，立場を逆転した形のロールプレイを行うと，侵襲的にならずに現実的な認知を引き出すことができる。

4)「現実的」視点
「みんな私のことなど何とも思っていない」という認知に対して，「みんな私を大事に思ってくれている」と答えるだけでよいのだろうか。前者が全否定的思考であるとすれば，後者は全肯定的思考に相当する。
認知療法は肯定的思考をめざすものではない。全否定と全肯定の中間に位置する「現実的」視点が求められているのである。
そこで，誰と誰が大事に思ってくれているのか，具体的にとらえておく必

要がある。

T：ああ，どうしてなのだろう，心の底から私を大切に思ってくれているのなら，どうして電話をかけてきてくれないのだろうか。
P：みんな自分の生活に忙しいのだ。私が積極的にならないことには。
T：ところが，どうしたらいいか私にはわからない。このまま横になっていよう。誰からも愛されていないし，これから先も誰ひとり愛してくれないだろうし。
P：どうだろう，ジーンズにシャツを着て，歯をみがいて，髪を整えて，みんなの集まる店に行ってみないか。

　男性から「みんな自分の生活に忙しいのだ」という別の説明が聞けた。しかし，治療者は満足していない。「どうしたらいいか私にはわからない」と難問を向ける。身体を起こしかけていた男性を再びベッドに戻しかねない障害物を準備して，彼がそれをどう克服するか，リハーサルをしてもらおうというわけである。
　男性は上手にこの危機に対処する。「みんなの集まる店に行ってみないか」と彼は治療者に，もっと正確に言えば，自分自身に提案できたことになる。

4．自殺念慮に対する介入

T：自殺を考えることはよくあるのですか。
P：土曜日の午後に考えます。
T：土曜日の午後に自殺を考えはじめたら，あなたはご自分に何と言ってあげますか。
P：みんな私を大切に思ってくれている，と自分に言って聞かせます。
T：その人たちの名前をあげる必要があります。ただ抽象的に言うだけではいけません。他にどんなことを自分に言ってあげる必要がありますか。
P：その人たちは本当に私を大切に思ってくれているし，私が自殺してしまう

ことを望んではいない。

　土曜日の午後に出現する自殺念慮には,「みんな私を何とも思っていない」という認知が関係しているようである。先にロールプレイで試みた方法をもう一度男性は復習することになる。ここでも治療者が抽象的にではなく,きわめて具体的な形でこの認知に挑戦するよう指示しているのを忘れてはならない。肯定的思考を用いた慰めは,持続的な説得力を持ちえないからである。

5. ホームワーク
　最後に,治療者は今回の治療に関して男性の意見を求め,ホームワークを決め,感情の変化について問い,セッションを終了する。

T：憂うつな土曜日がやってくる前に,紙と鉛筆をとって,たとえば,「本当に私を大切に思ってくれているのなら,なぜ電話をくれないのか」と書くのです。そして,今日あなたがここで実際に試みた方法を使って,それに答えるようにするのです。

　認知療法と言うと,理屈で無理やり相手を説き伏せる治療と思われるかもしれない。しかし,それは誤解である。ソクラテスが実践したように,患者が自分の力で新しい事実を発見できるよう,治療者は援助するのである。しかも,論理的対話だけでは完結せず,患者が自らの「体験」から学ぶことが強調される。「共同的経験主義」と「誘導による発見」という認知療法の基本原則を忘れないようにしたい。

III. うつ病の診療ガイドライン

　認知療法は治療効果に関する実証的データが存在するため,診療ガイドラインで重視されている。

アメリカ保健医療研究局 AHRQ の『一般診療におけるうつ病』によると，軽症から中等症で，精神病症状を伴わず，慢性化していない，再発の少ないうつ病の場合には，最初から，症状の軽減を目的とした精神療法を単独で実施することを考えてよい。患者が精神療法を最初の治療法として望むなら，もちろんそうである。

ここで推奨されるのは，治療期間が限定されていて，患者がかかえる問題に焦点を絞った精神療法である。人格の変化というよりは症状の消失をめざす治療が求められる。その1例が認知療法である。

一般には週に1回か2回の外来治療がなされる。6週間の治療によって通常は改善がみられ，12週で治療に対する反応が明確になるはずである。

一方，重症例や精神病症状を伴う例では，精神療法単独の効果が実証されていないとして，薬物療法との併用が推奨されている。

おわりに

認知療法は，わが国でもうつ病をはじめ多様な精神障害，さらには社会病理現象にも適用されてきているが，実地臨床上解決すべきことがある。そのひとつが，外来診療の限られた時間枠のなかで，どのようにすれば認知療法の「小精神療法化」を進められるかという問題である。

また，治療の恩恵を多くの患者が享受できるためにも，認知療法を行う人材育成が不可欠な課題になっている。

うつ病の認知療法：治療効果

I．認知療法：歴史的概観

　認知療法（cognitive therapy）はペンシルベニア大学認知療法センターのAaron T. Beck 教授により考案された精神療法のひとつで，次のような特徴を持っている。認知療法は通常15〜25セッションで終了する比較的短期（time-limited）の精神療法であり，その治療の全行程だけでなく，1回のセッションも，構造化された形（structured）で実施される。治療者は指示的（directive）かつ能動的（active）に患者に関わり，患者と共同しつつ，経験のなかで患者の認知を現実吟味していくことによって（collaborative empiricism），症状の改善を図り，患者のcoping skillsを向上させようとする。

　Beck の認知療法の歴史は1950年代後半にまで遡る。当時，Beck はうつ病の精神分析的概念を裏づける経験的事実を得る目的で一連の研究を進めていたが，得られた結果は彼の予期に反するものだった。彼はうつ病患者の行動を説明する別の理輪を探し始めた。

　1960年代になって発表された論文[1,2]のなかで，うつ病は思考の異常（thinking disorder）という観点からとらえなおされた。これは，うつ病の思考の異常は感情の異常（affective disturbance）の結果であるとする一般的な見解とは全く異なるものだった。

このうつ病の認知モデル (cognitive model) は精神療法過程の中で検証され,治療的にも応用されるようになった。うつ病の認知療法[4]である。

1970年代,うつ病の認知療法は重要な疑問に直面することになった。うつ病治療における薬物療法の有効性が認識されるにつれ,「認知療法はうつ病に対して有効か？」という問いに答える必要が生じてきた。薬物療法との比較研究,さらには薬物療法との併用に関する研究がいくつか行われた。

こうして,認知療法はアメリカを中心に,うつ病の治療をすすめる上でひとつの重要なオプションになってきている。

本稿の意図は,うつ病治療における認知療法の有効性について,その現況を文献的に概観することにある。あわせて,ペンシルベニア大学認知療法センターにおけるうつ病の治療成績についても触れることとする。

II. うつ病治療における認知療法の有効性

うつ病に対する認知療法の有効性を検討した研究はいくつかの特徴をもっている。まず,認知療法を行うにあたって,Beckの主宰するクリニックから生まれた治療マニュアルに依拠したという点である。次に,対象患者の選択に,Feighner's criteria, Research Diagnostic Criteria (RDC) といった操作的診断基準が使われたことである。さらに,精神療法の効果判定に,Beck Depression Inventory (BDI), Hamilton Rating Scale for Depression (HRSD) などの症状評価尺度が用いられた点である。

1. うつ病の急性期治療における認知療法の効果

認知療法のうつ病急性期に対する治療効果という問題をふたつに分けて概観する。第1の問題は,抗うつ薬療法と比較した場合,認知療法に抗うつ効果があるか,というものである。第2の問題は,認知療法と抗うつ薬の併用に関するものである。両者の併用は治療効果を増大させるのか,あるいは効果の減弱につながるのか,という問題である。

表1 Cognitive Therapy of Depression : Outcome Study
(I) Cognitive Therapy as Acute Treatment
(A) Cognitive Therapy as Compared with Tricyclics

Study	Diagnosis	Treatment Modality	Dropout (%)		Responder (%)		Conclusions
Rush et al. (1977)	neurotic depression (DSM II)	CT 19(18) TCA 22(14)	CT TCA	5 36	CT TCA	83 36	CT>TCA
Blackburn et al. (1981)	primary major depressive disorder (RDC)	HOP: 49(40) CT 17(14) TCA 16(13) GPP: 39(24) CT 13(8) TCA 12(7)	CT TCA	27 29	CT TCA	73 55	HOP: 　CT=TCA GPP: 　CT>TCA
Murphy et al. (1984)	primary nonbipolar affective disorder, depressed (Feighner)	CT 24(19) TCA 24(16)	CT TCA	21 33	BDI: CT TCA HRSD: CT TCA	 53 56 53 44	CT=TCA

CT indicates cognitive therapy; TCA, tricyclic antidepressant; HOP, hospital outpatient; GPP, general practice patient; BDI, Beck Depression Inventory; and HRSD, Hamilton Rating Scale for Depression.
Numbers in parentheses indicate those who completed each treatment modality ("completers")

1) 認知療法単独と薬物療法単独

　認知療法と薬物療法をそれぞれ単独で用い，その効果を比較した研究を表1に示した。

　Rushらの研究[10]はBeckのクリニックで行われたもので，この種の研究の先駆けとなった。抗うつ薬（imipramine）治療群には脱落例が多く，一方，認知療法群に治療に対する反応例が多く認められ，認知療法は抗うつ薬よりも有効であると結論されている。しかし，この研究では抗うつ薬が第10週目から減量されはじめ，治療終了時点（12週）までに投与中止されている。このため，薬物療法の実施方法に問題があるという指摘がその後の研究者によりなされている。

Rushらの研究結果と同様に、イギリスのBlackburnら[5]が対象とした一般医受診患者GPP群においても、認知療法の抗うつ薬に対する優位が示された。このとき用いられた抗うつ薬はclomipramineとamitriptylineが主だった。一方、病院受診患者HOP群では、認知療法と抗うつ薬は同等の効果を示した。

また、研究方法の点でもっとも高い評価を得ているMurphyらの研究[9]では、脱落率、治療への反応率とも、認知療法とnortriptylineを用いた薬物療法に差異は認められなかった。

以上の研究から、急性期のうつ病治療において認知療法は抗うつ薬療法と少なくとも同等の抗うつ効果を示すと考えられる。

2) 認知療法と薬物療法の併用

第2の問題、つまり、認知療法と薬物療法の併用の問題について表2に示した。先に述べたBlackburnら[5]とMurphyら[9]の研究では、認知療法と抗うつ薬療法をそれぞれ単独で行った患者群だけでなく、両者の併用群を設けて検討している。

まず、Blackburnら[5]の研究では、病院受診患者HOP群、一般医受診患者GPP群ともに、薬物療法単独とこれに認知療法を併用した場合、併用が優れているという結果だった。これに対して、認知療法単独の治療効果と認知療法に薬物療法を併用した場合の治療効果を比較すると、病院受診患者HOP群では併用が効果的で、一般医受診患者GPP群では同等だった。

Murphyらの研究[9]は、認知療法にプラセボを追加した群を含め、4群を比較検討している。その結果は、認知療法単独、抗うつ薬療法単独、および両者の併用療法間に差異はないというものだった。

Beckら[3]の研究対象はペンシルベニア大学認知療法センターを受診した患者だが、先のRushら[10]の患者とは別の集団である。用いられた抗うつ薬はamitriptylineだった。この研究でもMurphyらの研究[9]と同様に、認知療法単独とこれに薬物療法を併用し場合で、抗うつ効果に差は認められな

表2 Cognitive Therapy of Depression : Outcome Study
(I) Cognitive Therapy as Acute Treatment
(B) Combined Cognitive Therapy and Tricyclics as Compared with Either Alone

Study	Diagnosis	Treatment Modality		Dropout (%)		Responder (%)		Conclusions
Blackburn et al. (1981)	primary major depressive disorder (RDC)	HOP: CT+TCA CT TCA GPP: CT+TCA CT TCA	49(40) 16(13) 17(14) 16(13) 39(24) 14(9) 13(8) 12(7)	CT+TCA CT TCA	27 27 29	CT+TCA CT TCA	82 73 55	HOP: CT+TCA >CT CT+TCA >TCA GPP: CT+TCA =CT CT+TCA >TCA
Murphy et al. (1984)	primary nonbipolar affective disorder, depressed (Feighner)	CT+TCA CT+P CT TCA	22(18) 17(17) 24(19) 24(16)	CT+TCA CT+P CT TCA	18 0 21 33	HRSD: CT+TCA CT+P CT TCA	72 76 53 44	CT+TCA =CT CT+TCA =TCA
Beck et al. (1985)	primary nonbipolar depression (Feighner)	CT+TCA CT	15(11) 18(14)	CT+TCA CT	27 22	CT+TCA CT	36 71	CT+TCA =CT

CT indicates cognitive therapy; TCA, tricyclic antidepressant; P, active placebo; HOP, hospital out-patient; GPP, general practice patient; and HRSD, Hamilton Rating Scale for Depression.
Numbers in parentheses indicate those who completed each treatment modality ("completers")

かった。

　以上より，認知療法と薬物療法の併用に関する知見をまとめてみると，次のようになると思われる。(1) それぞれの治療法を単独に試みた場合と比べ，両者の併用に伴う治療効果の減弱はみられない。(2) 認知療法単独とこれに薬物療法を併用したときの治療効果は同等であるという報告が多い。さらに，(3) 薬物療法と併用療法の間には，(a) 差異があり，単独では効果が劣るという報告と (b) 差異がないという報告があり，なお意見の一致をみていない。

2. うつ病の発現予防に対する認知療法の効果

うつ病の急性期治療が終了した後のうつ病相の再燃・再発に対する，認知療法の予防効果を検討した研究を概観する。Beck が提示したうつ病の認知モデルには，うつ病への脆弱性に関連する心理的構造としてスキーマという概念がある。認知モデルを基礎とする認知療法はこのスキーマの改変を治療の標的とすることによって，うつ病相の再燃・再発に備えようという治療目標をもっている。認知療法によって治療された患者は，治療のなかで習得した技術を治療終了後にもそのつど活用し，以後のうつ病相に対処できると想定されるわけである。

さて，認知療法の病相予防効果を調べた報告は4編ある。これらはすべて naturalistic study であり，対象患者は12〜20週間の治療終了後，必要に応じ，再び治療を受けることが可能であった。ただ，Blackburn らの研究[6]では，追跡期間の最初の半年間の治療はコントロールされていた。つまり，認知療法に関して言えば，6週間毎に患者はブースター（booster）セッションを受けていた。

1) 認知療法単独と薬物療法単独

治療期間中の治療が，認知療法単独あるいは薬物療法単独の場合，治療後の再発率に差異があるかどうかをみた研究を表3に示した。

Kovacs らの研究[8]は，先に Rush ら[10]が対象とした患者のうち治療を完了した例を，治療に反応したかどうかに関係なく，1年間追跡している。治療後1年目の BDI のスコアに関しては，認知療法群が薬物療法群より低く，優れていたが，1年間を通じての寛解率と再発率には有意差はなかった。

Simons らの研究[11]は，先に Murphy ら[9]が報告した患者のうち，治療に反応した例だけを1年間追跡している。再発率に差異はなかった。

Blackburn ら[6]は，急性期治療に反応した患者を病院受診患者 HOP 群と一般医受診患者 GPP 群に分けて，2年間追跡している。両群をあわせた場合，認知療法を受けた患者の再発が少なかった。また，病院受診患者 HOP 群だ

表3 Cognitive Therapy of Depression : Outcome Study
(II) Follow-Up after Acute Treatment
(A) Cognitive Therapy as Compared with Trycyclics

Study	Treatment Modality		Length of Follow-Up	Remission (%)		Relapse or Recurrence (%)		Conclusions
Kovacs et al. (1981)	CT TCA	18 17	12M	CT TCA	56 35	CT TCA	33 59	CT=TCA
Simons et al. (1986)	CT TCA	10 9	12M			CT TCA	20 66	CT=TCA
Blackburn et al. (1986)	CT TCA	13 9	24M			CT TCA	23 78	HOP & GPP: 　CT>TCA HOP: 　CT=TCA

CT indicates cognitive therapy; TCA, tricyclic antidepressant; HOP, hospital outpatient; and GPP, general practice patient.

けに限った場合，差はないという結果だった．

2) 認知療法と薬物療法の併用

うつ病急性期治療として，認知療法と薬物療法の併用療法を受けた患者とそれぞれの治療を単独で受けた患者において，治療後の再発率に差があるかどうかを表4に示した．

Beckら[3]の対象患者は急性期を完了した全例である．1年間の追跡では，認知療法単独と併用療法に寛解率の差は認めなかった．

Simonsら[11]の研究では，急性期治療に反応した患者だけを1年間追跡している．併用と単独使用で病相予防効果に差はなかった．ただ，対象とした4群を，薬物療法を受けた例（CT+TCA と TCA，表4参照，以下同様）とそうでない例（CT+P と CT）に分けると，再発率は薬物療法を受けた例に有意に高かった．また，認知療法を受けた例（CT+TCA と CT+P と CT）とそうでない例（TCA）に分けると，認知療法を受けた例で再発率は有意に低かった．

Blackburnら[6]の研究では，病院受診患者 HOP 群と一般医受診患者 GPP

表4 Cognitive Therapy of Depression : Outcome Study
(II) Follow-Up after Acute Treatment
(B) Combined Cognitive Therapy and Tricyclics as Compared with Either Alone

Study	Treatment Modality		Length of Follow-Up	Remission (%)		Relapse or Recurrence (%)		Conclusions
Beck et al. (1985)	CT+TCA CT	11 12	12M	CT+TCA CT	82 58			CT+TCA =CT
Simons et al. (1986)	CT+TCA CT+P CT TCA	14 11 10 9	12M			CT+TCA CT+P CT TCA	43 18 20 66	CT+TCA =CT+P =CT =TCA
Blackburn et al. (1986)	CT+TCA CT TCA	14 13 9	24M			CT+TCA CT TCA	21 23 78	HOP & GPP: CT+TCA =CT >TCA HOP: CT+TCA =CT =TCA

CT indicates cognitive therapy; TCA, tricyclic antidepressant; P, active placebo; HOP, hospital out-patient; and GPP, general practice patient.

群をあわせた場合,薬物療法単独例で再発予防効果が劣っていたが,認知療法単独と併用療法では病相予防に差は出なかった。また,病院受診患者 HOP 群だけに限った場合には,併用療法,認知療法単独,薬物療法単独は同等の予防効果をもつという結果だった。

III. ペンシルベニア大学認知療法センターにおける認知療法の治療成績

　ここで報告するペンシルベニア大学認知療法センターにおける認知療法の治療成績は,とくに計画された研究の結果ではない。その点でこれまで述べた outcome study と比較できるものではないが,臨床の実際をより反映していると言えるかもしれない。

1. 対　象

　対象は，1988年3月～8月にペンシルベニア大学認知療法センターを初診した患者219例のうち，major depression および dysthymia と診断された56例である。このうち，waiting list の患者3例，治療を担当するセラピストが決定していたにもかかわらず治療に来なかった患者3例，そして，治療を受け始めたものの第5回目のセッションを受ける前に治療を中断した患者13例などを除外した36例の患者を，以下の調査の直接の対象とした。なお，認知療法の効果をみるためには，少なくとも5回の治療セッションを患者が受けていることが必要であると言われている。そこで，治療セッションの回数が5回未満の患者は除外した。

　さて，治療セッションが5回以上であった患者のうち，調査時になお治療継続中であった患者は17例，治療者の同意のもと治療を終了していた患者は10例，治療者の同意なく患者自身の判断で治療を中断していた患者は9例だった。

2. 結　果

　治療効果判定の対象とした36例の患者について，認知療法の前後のBDIの平均値を表5に示した。通常，初診時と治療開始時の間は1～2週間である。全36例のBDIスコアは，初診時25.4，治療開始時23.1であったが，治療終了時には14.5で，有意（$p<0.01$）の変化を示した。調査の時点で治療継続中であった17例のBDIスコアは，治療終了時，つまり，これらの例では調査施行時には11.7で，初診時，治療開始時に比して有意（$p<0.01$）に減少していた。また，調査の時点ですでに治療者の同意のもと治療を終了していた10例における治療終了時のBDIスコアは11.2で，治療によって有意（$p<0.01$）に改善していた。これに対し，治療者の同意なく治療を中断していた9例のBDIスコアは，初診時，治療開始時，治療終了時，つまり治療脱落時の間で有意の変化を認めなかった。

　表6には，認知療法によって患者の臨床像がどう変化したかを示した。うつ病の重症度をBDIスコアによって分けた。BDIスコアが9以下の例は正常，

表5 Changes in Mean BDI Scores in Patients Treated with Cognitive Therapy

Patients	Mean BDI score			t-Test	
	Intake	Beginning of treatment	End of treatment		
Total sample	25.4	23.1	14.5	Intake: End	*
(N=36)	(7.7)	(10.3)	(11.2)	Beginning: End	*
Patients in	23.5	21.0	11.7	Intake: End	*
therapy	(7.7)	(11.4)	(8.0)	Beginning: End	*
(N=17)					
Patients who	24.6	23.0	11.2	Intake: End	*
terminated	(4.9)	(8.2)	(7.8)	Beginning: End	*
(N=10)					
Patients who	29.8	27.4	23.4	n.s.	
withdraw	(9.2)	(9.8)	(15.0)		
(N=9)					

Numbers in parentheses are standard deviations.　　　　*$p<0.01$

10から15の例は軽症，16から24の例は中等症，25以上の例は重症とした。調査の時点で治療継続中であった17例においては，初診時，重症が7例であったのが，治療終了時，つまり調査時には1例であった。また，治療終了時に正常と判定できたものが8例（47.1%）だった。調査の時点で治療者の同意を得て治療を終了していた10例では，初診時には重症が5例あったが，治療終了時には重症例はなかった。さらに，正常と判定されたものが5例（50.0%）だった。これに対し，治療者の同意なく治療を中断していた9例については，治療終了時，つまり，治療脱落時に正常と判定されたものは2例（22.2%）だった。

　以上，ペンシルベニア大学認知療法センターの日常臨床におけるうつ病治療の成績について報告した。治療者の同意により治療を終了した患者と調査時点で治療継続中であった患者においては，認知療法の抗うつ効果が認められると思われる。つまり，outcome studyで示されたうつ病の急性期治療における認知療法の有効性は，日常臨床のなかでも十分認められたと言えよう。しかし，治療中断例においてはその治療効果は認めがたく，それが脱落の一因になったと推定された。

表6 Clinical Status of Patients Treated with Cognitive Therapy

Clinical status	Number of patients	
	Intake	End of treatment
Patients in therapy (N=17)		
Not depressed	0(0)	8(47.1)
Mildly depressed	3(17.6)	4(23.5)
Moderately depressed	7(41.2)	4(23.5)
Severely depressed	7(41.2)	1(5.9)
Patients who terminated (N=10)		
Not depressed	0(0)	5(50.0)
Mildly depressed	1(10.0)	2(20.0)
Moderately depressed	4(40.0)	3(30.0)
Severely depressed	5(50.0)	0(0)
Patients who withdraw (N= 9)		
Not depressed	0(0)	2(22.2)
Mildly depressed	0(0)	0(0)
Moderately depressed	3(33.3)	4(44.4)
Severely depressed	6(66.7)	3(33.3)

1. Patients were classified in terms of the BDI score as: Not depressed, BDI=0 to 9; mildly depressed, BDI=10 to 15; moderately depressed, BDI=16 to 24; and severely depressed, BDI=25 and over.
2. Numbers in parentheses are standard deviations.

IV. 結　語

　最近わが国でも認知療法への関心が高まっているように思われる。誤った認知 (distorted cognitions) に対する理性的 (rational) な現実吟味 (reality-test) いう方法は，わが国の患者に適用していく上で，問題も生じてくると想像される[7]。今後，そうした問題を見極めつつ，日本では認知療法は適用できるのか，有効なのかという問いに答える治療的実践をすすめていく必要があると考える。

謝　辞
　稿を終わるにあたって，ペンシルベニア大学認知療法センター Aaron T. Beck 教授ならびに京都府立医科大学精神医学教室中嶋照夫教授に深謝いたします。
　本稿の執筆にあたっては，京都府医学振興会から，一部助成を受けた。

文　献

1) Beck, A.T.: Thinking and depression: 1. Idiosyncratic content and cognitive distortions. Archives of General Psychiatry 9: 324-333, 1963.
2) Beck, A.T.: Thinking and depression: 2. Theory and therapy. Archives of General Psychiatry 10: 561-571, 1964.
3) Beck, A.T., Hollon, S.D., Young, J.F., Bedrosian, R.C., and Budenz, D.: Treatment of depression with cognitive therapy and amitriptyline. Archives of General Psychiatry 42: 142-148, 1985.
4) Beck, A.T., Rush, A.J., Shaw, B.F., and Emery, G.: Cognitive therapy of depression. New York, Guilford Press, 1979.
5) Blackburn, I.M., Bishop, S., Glen, A.I.M., Whalley, L.I., and Christie, J.E.: The efficacy of cognitive therapy in depression: A treatment trial using cognitive therapy and pharmacotherapy, each alone and in combination. British Journal of Psychiatry 139: 181-189, 1981.
6) Blackburn, I.M., Eunson, K.M., and Bishop, S.: A two-year naturalistic follow-up of depressed patients treated with cognitive therapy, pharmacotherapy, and a combination of both. Journal of Affective Disorder 10: 67-75, 1986.
7) 井上和臣：日本での臨床床用とその予想される問題点．アーサー・フリーマン著，遊佐安一郎監訳：認知療法入門．第9章，星和書店，東京，1989.
8) Kovacs, M., Rush, A.J., Beck, A.T., and Hollon, S.D.: Depressed outpatients treated with cognitive therapy or pharmacotherapy; A one-year follow-up. Archives of General Psychiatry 38: 33-39, 1981.
9) Murphy, G.E., Simons, A.D., Wetzel, R.D., and Lustman, P.J.: Cognitive therapy and pharmacotherapy: Singly and together in the treatment of depression. Archives of General Psychiatry 41: 33-41, 1984.
10) Rush, A.J., Beck, A.T., Kovacs, M., and Hollon, S.: Comparative efficacy of cognitive therapy and pharmacotherapy in the treatment of depressed outpatients. Cognitive Therapy and Research 1: 17-37, 1977.
11) Simons, A.D., Murphy, G.E., Levine, J.L., and Wetzel, R.D.: Cognitive therapy and pharmacotherapy for depression: Sustained improvement over one year. Archives of General Psychiatry 43: 43-48, 1986.

うつ病の再燃・再発防止
──認知療法はどれだけ有効か──

抄録：うつ病の再燃・再発防止に認知療法は有効かという問いについて，成人および児童・青年のうつ病に対する「急性期および継続期・維持期治療としての認知療法」という視点から概観した。成人のうつ病の場合，複数の文献から得た平均再燃率は認知療法が29.5%であったのに対し，抗うつ薬療法では60%であった，という報告があるものの，すべての研究が「急性期治療としての認知療法」後の再燃・再発防止効果を支持しているわけではない。児童・青年のうつ病に関しては，臨床例を対象とした研究が少なく，薬物療法との比較研究がまだみられない。成人のうつ病であれ，児童・青年のうつ病であれ，明確な再燃・再発防止効果を得るには，「継続期・維持期治療としての認知療法」を実施することが必要ではないかと思われる。

Key words: *cognitive therapy, depression, prevention, adult, adolescent*

はじめに

精神療法による介入はうつ病の急性期症状の軽減に有効であるばかりでなく，治療終了後も長く再燃や再発を防止する効果がある。これは，維持療法を必要とする薬物療法との対比において，心理的治療の推進派が従来より主張してきたことである。しかし，果たしてそのような期待を支持するに足る根拠が蓄積されているのであろうか？　本稿では認知療法を例にこの問いに

答えることが要請されている。

　一般に，うつ病に対する精神療法は（1）病態と治療機序に関する理論，（2）理論に関わる基礎研究，（3）無作為対照試験による治療転帰の研究，（4）治療に伴う変化過程の研究，（5）日常臨床での汎用性という基準を満たす必要があるとされる[11]。認知療法はこれら基準項目の多くに合致するが，うつ病の治療法として開発された経緯もあり，薬物療法との比較研究を中心に，急性期の抗うつ効果や再燃防止効果に関する知見がもっとも豊富な精神療法のひとつと言える。

　小論では，海外の対照試験をもとに，成人のうつ病における認知療法による病相予防を論じるが，あわせて児童・青年のうつ病に対する効果についても言及したい。なお，認知行動療法の文献も含めることにする。

I. 成人のうつ病における病相予防

1. 追跡研究の方法論

　うつ病の治療は，抑うつ症状の消失を図るための急性期（acute phase）治療，再燃を防止するための継続期（continuation phase）治療，再発を予防するための維持（maintenance phase）治療からなる[1]。認知療法の効果に関する対照研究は，そのほとんどが「急性期治療としての認知療法」に限定されている。そして，病相予防について追跡研究が付加される場合には，短期間の介入を行った後，とくに統制を加えることなく，「通常の」治療経過を観察するという手法がとられている。

　予防効果の有無は寛解率や再燃率のほか再燃までの期間から検討されている。一般に，治療後の病相再現には再燃（relapse）と再発（recurrence）が区別されるが，多くの追跡研究で再発ではなく再燃という用語が選択されている。追跡期間が2年以下であり，新たな病相の防止をみているのかどうか疑問が残るためである。しかし，観察された病相発現はほぼ再発に相当すると述べる報告[16]もある。再燃の判定基準としては，「障害」の再現（例：RDC

の定型うつ病),「症状」の再現(例：BDIの得点),「治療」の再開が用いられている。

2. 急性期治療としての認知療法

うつ病急性期の認知療法により寛解が得られた症例では,治療後も効果が持続し,再燃や再発が防止されるという仮説は,長期の服薬を必要とする薬物療法との対比で期待を集めている。しかし,Gloaguenら[10]によると,1977～96年までの無作為対照研究48件のうち,1年以上の追跡結果が抗うつ薬療法との比較において報告されているのはわずか8件にすぎない(表1)。この表から明らかなように,薬物療法に優る認知療法の予防効果が確認できたのは5件である。平均再燃率は認知療法が29.5%であったのに対し,抗うつ薬療法では60%であった。

a) 認知療法の病相予防効果を支持する研究

先駆的な追跡研究であるKovacsらの研究[12]は,非精神病性・非双極性うつ病の外来患者44例を認知療法あるいは薬物療法(imipramine)で12週間治療した後,35例の治療終了例を,治療への反応性に関わりなく,1年間追跡したものである。認知療法を受けた18例のうち,寛解は56%,持続的に症状を示したのは17%,再燃は33%にみられた。薬物療法での再燃は59%であったが,再燃率に関して認知療法との間に有意差を認めなかった。ただし,追跡時のBDI得点は認知療法で有意に低く,認知療法の効果が持続することを示していた。しかし,対象に治療無反応例が含まれていたので,これらの結果が再燃防止効果を正確に反映しているのかどうか結論するのは困難である。

Simonsらの研究[17]では,認知療法,薬物療法(nortriptyline),認知療法とプラセボ,認知療法と薬物療法という4種類の方法によって12週間の治療がなされた非双極性感情障害患者70例の転帰が,治療終了後1カ月,6カ月,1年の時点で評価された。治療に反応した44例のうち64%は追跡期間

表 1 うつ病に対する認知療法の再燃防止効果:成人の場合(文献 10))

研究者 (発表年)	追跡期間 (月)	再燃率(%)		判定
		認知療法 (CT)	薬物療法 (AD)	
Kovacs ら (1981 年)	12	33	59	CT ≧ AD
Beck ら (1985 年)	12	45	18	CT ≧ AD
Simons ら (1986 年)	12	20	66	CT > AD
Blackburn ら (1986 年)	24	23	78	CT > AD
Miller ら (1989 年)	12	46	82	CT > AD
Bowers (1990 年)	12	20	80	CT > AD
Evans ら (1992 年)	24	21	50	CT > AD
Shea ら (1992 年)	18	36	50	CT = AD

中良好な状態を維持できていたが,36%は再燃していた。認知療法で治療した2つの群の再燃率(認知療法単独,20%;認知療法・プラセボ併用,18%)は,薬物療法だけの場合(66%)よりも低かった。一方,認知療法と薬物療法が併用された症例における再燃率は,その中間の値(43%)となっていた。

Blackburn らの追跡研究[2]は,認知療法,薬物療法(主に amitriptyline か clomipramine),認知療法と薬物療法の併用のいずれかによる平均 12〜15 週間の治療に反応した単極性・非精神病性定型うつ病の症例について,治療後 2 年間の経過を 6 カ月ごとに回顧的に調査したものである。彼らの研究では,急性期治療終了後も最初の 6 カ月間は一定の治療がなされていて,たとえば,薬物療法反応例は同一の薬物による治療を受け,また認知療法反応例には 6 週間ごとのブースターセッションが続けられている。その意味で,追跡結果は純粋に「急性期治療としての認知療法」の遠隔効果をみただけではなく,「継続期・維持期治療としての認知療法」の効果も加味されている。一般診療所(15 例)と病院外来(26 例)の患者を合わせて検討すると,6

カ月後の再燃は，薬物療法（30%）が認知療法（6%）や併用療法（0%）と比べ有意に多かった。また，2年間を通じても同様で，薬物療法単独の場合（78%）より，認知療法と薬物療法を併用した場合（21%）や認知療法だけで治療した場合（23%）に，再燃・再発例は有意に少なかった。病院の外来患者については，認知療法を単独（17%）あるいは併用（33%）で実施した場合より，薬物療法単独（75%）で有意に多かった。

Evansらの研究[6]は，非双極性・非精神病性うつ病の外来患者107例を無作為に，継続期治療を続ける薬物療法（imipramine），継続期治療を続けない薬物療法，認知療法，認知療法と薬物療法の併用の4群に割り付け，12週間の治療を行った後，治療を終了した64例のうち治療に反応した44例について，2年間追跡したものである。薬物療法単独で治療された患者の半数（すなわち継続期治療を続ける薬物療法群）では最初の1年間薬物療法が継続されたが，他の患者ではすべて急性期治療の終了とともに治療は打ち切られた。その結果，認知療法群の再燃率（認知療法単独，21%；薬物療法との併用，15%）は，継続期治療を追加した薬物療法群（32%）との間には有意差を認めなかったが，継続期治療をしなかった薬物療法群（50%）の半分以下であった。彼らは急性期に認知療法を実施することで再燃が抑制されるようであると結論した。

b）認知療法の病相予防効果を支持しない研究

米国精神保健研究所が中心になって行ったうつ病治療の多施設共同研究（TDCRP）に参加した患者を，急性期治療終了後18カ月にわたって追跡したSheaらの研究結果[16]は，Evansらの報告[6]などとは一致しなかった。TDCRPでは定型うつ病250例を，認知行動療法，対人関係療法，薬物療法（imipramine）と臨床管理の併用（以下，薬物療法），プラセボと臨床管理の併用（以下，プラセボ）の4群に無作為に割り付け，16週間の治療を行った。追跡研究では，脱落例を含むすべての患者のうち，追跡時の情報が得られたものが解析対象とされた。治療を終了し回復した患者で，追跡期間中も再燃

せず寛解が維持されていたのは24%にすぎなかった。治療法別では，認知行動療法30%，対人関係療法26%，薬物療法19%，プラセボ20%で，各治療間に有意差はなかった。一方，再燃に関しては，追跡時の情報に不備のなかった治療反応例のうち38%に認められた。個別の再燃率は，認知行動療法が36%，対人関係療法とプラセボが33%，薬物療法が50%で，いずれの治療法によって回復した患者であれ，かなり高い再燃可能性を等しく有していた。そこでSheaらは，永続的な寛解をもたらすには16週間の短期治療では不十分であると結論した。また，認知行動療法の病相予防効果はなお不確定であって，さらに検討を要すると述べている。

3. 継続期・維持期治療としての認知療法

再燃の予測因子について，すでにSimonsら[17]は，急性期治療終了時にうつ症状が残存していたり，非機能的認知が多く確かめられる場合，再燃は起こりやすかったとしている。さらにThaseら[18]が，16週間の認知行動療法に反応した定型うつ病48例を対象に行った1年間の前向き追跡研究から，治療によって完全寛解をみた患者における再燃の危険（9%）は，不完全寛解の場合（52%）より有意に低かったことを報告した。そして，再燃や再発の高危険群に対しては，薬物療法と同様，継続期・維持期治療としての精神療法が必要であろうと結論した。この見解はSheaら[16]の提案とも一致し，認知療法（および認知・薬物併用療法）の病相予防効果を高める方略を要求するものである。

a) 急性期治療後の残遺症状への介入

抗うつ薬による急性期治療後の残遺症状（不安や焦燥など）を標的とした認知行動療法は，再燃の初期症状への介入になるという仮説から，Favaら[7,9]は追跡研究を行った。これは，少なくとも3カ月の抗うつ薬療法に反応した定型うつ病40例を，無作為に認知行動療法と臨床管理に割り付け，20週間治療し（この間に抗うつ薬は漸減・中止する），以降6カ月ごとに6年間追

跡するというものである。再燃率は4年後には認知行動療法が臨床管理より有意に低かったが（認知行動療法，35%；臨床管理，70%），6年後には有意差が消失していた（認知行動療法，50%；臨床管理，75%）。しかし，認知行動療法を受けた患者では新たなうつ病相の発現が有意に少なかった（認知行動療法，0.80；臨床管理，1.70）。

Fava ら[8]はまた，3回以上うつ病相を経験している反復性うつ病についても同様の実験を試み，認知行動療法によって薬物療法中止後の残遺症状は有意に軽減され，追跡2年後の再燃率は認知行動療法が有意に少なかったことを報告した（認知行動療法，25%；臨床管理，80%）。一般に反復性うつ病には薬物療法を長期にわたって継続する必要があるとされているが，認知行動療法は十分に代替治療になりうると彼らは結論している。

II. 児童・青年のうつ病における病相予防

1. 急性期治療としての認知療法

近年，児童・青年のうつ病への認知（行動）療法の適用が活発に報告されている。Reinecke らのメタアナリシス[15]によると，6件の無作為対照研究における効果量（effect size）は急性期治療の場合は-1.02，追跡時については-0.61となり，いずれも未治療や対照とした治療に比べ，認知行動療法の効果が有意に優っていることを示していた（表2）。ただし，その多くが学生を対象としていて，外来患者に関する研究はわずかに1件，DSM-III-R などの臨床診断に基づく研究は2件，また追跡期間が6カ月以上の研究は1件だけである。加えて，成人の場合と異なり，多くが集団療法の形態をとっていて，個人療法は1件しかない。しかも薬物療法との比較という重要な視点が欠けている。

Lewinsohn ら[14]は青年のうつ病に対する集団認知行動療法の効果を，青年だけを対象とした場合と親の参加がある場合について比較した。青年のための認知行動療法は否定的認知の制御法，問題解決技能，コミュニケーショ

表2 うつ病に対する認知療法の追跡研究：児童・成年の場合（文献 15)）

研究者 (発表年)	対象 (平均年齢)	基準	治療	例数	セッション形態 1回当たりの時間， 回数，期間	追跡期間
Reynolds と Coats (1986年)	学生 (15.7歳)	うつ症状評価尺度	認知行動療法 リラクセーション 未治療	9 11 10	集団セッション 50分, 10回, 5週	5週
Stark ら (1987年)	学生 (11.2歳)	うつ症状評価尺度	問題解決訓練 自己制御 未治療	10 9 9	集団セッション 45〜50分, 12回, 5週	8週
Lewinsohn ら (1990年)	学生 (16.2歳)	大うつ病 (DSM-III) うつ病 (RDC)	青年への CWD-A 青年と親への CWD-A 未治療	21 19 19	集団セッション 2時間, 14回, 7週	1, 6, 12, 24カ月
Lerner と Clum (1990年)	学生 (19.2歳)	うつ症状評価尺度	問題解決訓練 支持的療法	9 9	集団セッション 1.5時間, 10回, 5〜7週	3カ月
Kahn ら (1990年)	学生 (中学1年)	うつ症状評価尺度 臨床面接	認知行動療法 未治療	17 17	集団セッション 50分, 12回, 6〜8週	1カ月
Wood ら (1996年)	外来患者 (14.2歳)	うつ病 (DSM-III-R または RDC) うつ症状評価尺度	認知行動療法 リラクセーション	24 24	個人セッション 6回	3カ月

注：CWD-A, Coping with Depression Course for Adolescents

ン技能などを教えるものであった．一方，親のためのセッションでは青年の適切な行動を親が強化できるよう介入に関する情報が与えられるとともに，家族内の問題を処理するための対処技能が提示された．対象は DSM-III または RDC によってうつ病と診断できた 14〜18歳の学生 59 例で，7 週間の介入後 24 カ月にわたる追跡が行われた．追跡時には青年だけに対する介入と青年と親に対する介入との間に差はなかったが，いずれも治療効果は維持されていた．ただ，未介入群の追跡がなされていないため，プラセボ効果を否定できない点が問題として残った．

Wood ら[19]は外来患者（9〜17歳）53 例を無作為に認知行動療法と弛緩訓練に分け，5〜8 セッションの治療を個別に行った．認知行動療法は Beck の認知療法に由来する認知的介入，社会的問題解決訓練，うつ症状の管理という3つの要素からなっていた．治療を終了できたのは 48 例で，寛解率は認

知行動療法が54%，弛緩訓練は21%であった。しかし，追跡時には寛解率の違いは小さくなっていた（3カ月時：認知行動療法，45%；弛緩訓練，25%，6カ月時：認知行動療法，54%；弛緩訓練，38%）。また，認知行動療法により寛解が得られた症例のうち43%が追跡期間中に別のうつ病相を経験していた。治療終了後の再燃率は高く，認知行動療法が病相予防に有効であるとは結論できなかった。

2. 継続期・維持期治療としての認知療法

継続期治療と維持期治療の厳密な区別は文献を概観する場合には必ずしも容易でないので，ここでは一括して論じることにする。

Brentら[3]はDSM-III-Rにおいて大うつ病と診断されBDIが13点以上の青年（13～18歳）107例を，無作為に3群（認知行動療法，系統的行動的家族療法，非指示的支持療法）に分け，12～16セッションの急性期治療と数回のブースターセッションを行った後，24カ月にわたる追跡を実施した。この間に追加治療を必要としたものは3群をあわせて53.3%にのぼったが，各治療間には差異を認めなかった。青年のうつ病には認知行動療法は効果的だが，追加治療が必要となる頻度は他の治療法と変わらなかったことから，「急性期治療と継続期治療」という2段階治療の必要性が示唆された。

Clarkeら[5]は集団認知行動療法後にブースターセッションを追加した場合の再発防止効果について検討した。DSM-III-Rによって大うつ病あるいは気分変調症と診断された青年（14～18歳）123例のうち治療を終了した例が，ブースターセッションと4カ月ごとの評価，4カ月ごとの評価のみ，12カ月ごとの評価のみの3群に無作為に分けられ，24カ月間追跡された。ブースターセッション（1～2回の面接）では，各個人特有の具体的問題に対処するために，急性期治療で学習した技能をいかに使うかに焦点が当てられた。治療終了時になお抑うつ的であった17例における回復率は，12カ月時ではブースターセッション群が評価のみの2群より有意に高かったが，24カ月時では差はなかった。一方，治療終了時に回復していた46例の再発率は，いず

れの時点でもブースターセッション群がもっとも高かった。予測とは異なり，急性期治療終了後にブースターセッションを追加しても，再発率を減少させる効果はなかったのである。

しかし，ブースターセッションよりも集中的に継続治療を試みた場合は，どうであろうか？ Kroll ら[13] は治療によって寛解が得られた青年の大うつ病性障害患者に対し，さらに認知行動療法を継続した場合，再燃が防止されるかどうかを検討する目的で，6カ月間の継続期治療を行った17例の患者（9～17歳）を，急性期治療だけで終わった過去の患者12例と比較した。急性期治療は，Beck の認知療法に由来する認知的介入，社会的問題解決訓練，うつ症状の管理からなり，継続期治療はうつ症状の悪化をもたらすストレスへの対処などの要素を加えたものであった。治療は個人療法として実施された。継続期のセッションは隔週ないし毎月の頻度で行われた。継続期治療を追加した場合の累積再燃危険度（0.2）は，継続期治療を実施しなかった過去の例（0.5）より有意に低かった。これらの結果は，再燃防止には寛解後の継続期治療が重要であることを示すとともに，無作為対照研究による確認を要請するものと考えられた。

おわりに

成人および児童・青年のうつ病に対する「急性期治療としての認知療法」により寛解が得られた症例では，治療終了後も長く効果が持続し，再燃・再発が防止されるという仮説は，必ずしもすべての研究で支持されてはいないことを示した。治療後も十分な寛解が得られず，症状が残存する症例については，「継続期・維持期治療としての認知療法」を試みる必要があり，それによって再燃・再発防止が期待できる。なお，本稿の主題からは離れるが，青年のうつ病に関しては，うつ病を発症する危険性が高い高校生を対象に認知療法の一次予防効果をみた研究がある[4]。急性期治療終了後の再燃・再発防止が臨床上重要な課題であることは否定しないが，今後はさらに認知療法に

よるうつ病の発症予防も視野に入れておく必要があろう。

文　献

1) American Psychiatric Association: Practice guideline for major depressive disorder in adults. Am J Psychiatry 150(suppl. 4): 1-26, 1993.
2) Blackburn, I.M., Eunson, K.M., Bishop, S.: A two-year naturalistic follow-up of depressed patients treated with cognitive therapy, pharmacotherapy and a combination of both. J Affect Disord 10: 67-75, 1986.
3) Brent, D.A., Kolko, D.J., Birmaher, B. et al.: A clinical trial for adolescent depression. Predictors of additional treatment in the acute and follow-up phases of the trial. J Am Acad Child Adolesc Psychiatry 38: 263-270, 1999.
4) Clarke, G.N., Hawkins, W., Murphy, M. et al.: Targeted prevention of unipolar depressive disorder in an at-risk sample of high school adolescents. A randomized trial of a group cognitive intervention. J Am Acad Child Adolesc Psychiatry 34: 312-321, 1995.
5) Clarke, G.N., Rohde, P., Lewinsohn, P.M. et al.: Cognitive-behavioral treatment of adolescent depression. Efficacy of acute group treatment and booster sessions. J Am Acad Child Adolesc Psychiatry 38: 272-279, 1999.
6) Evans, M.D., Hollon, S.D., DeRubeis, R.J. et al.: Differential relapse following cognitive therapy and pharmacotherapy for depression. Arch Gen Psychiatry 49: 802-808, 1992.
7) Fava, G.A., Grandi, S., Zielezny, M. et al.: Four-year outcome for cognitive behavioral treatment of residual symptoms in major depression. Am J Psychiatry 153: 945-947, 1996.
8) Fava, G.A., Rafanelli, C., Grandi, S. et al.: Prevention of recurrent depression with cognitive behavioral therapy. Preliminary findings. Arch Gen Psychiatry 55: 816-820, 1998a.
9) Fava, G.A., Rafanelli, C., Grandi, S. et al.: Six-year outcome for cognitive behavioral treatment of residual symptoms in major depression. Am J Psychiatry 155: 1443-1445, 1998b.
10) Gloaguen, V., Cottraux, J., Cucherat, M. et al.: A meta-analysis of the

effects of cognitive therapy in depressed patients. J Affect Disord 49: 59-72, 1998.

11) Harrington, R., Whittaker, J., Shoebridge, P.: Psychological treatment of depression in children and adolescents. A review of treatment research. Br J Psychiaty 173: 291-298, 1998.

12) Kovacs, M., Rush, A.J., Beck, A.T. et al.: Depressed outpatients treated with cognitive therapy or pharmacotherapy. A one-year follow-up. Arch Gen Psychiatry 38: 33-39, 1981.

13) Kroll, L., Harrington, R., Jayson, D. et al.: Pilot study of continuation cognitive-behavioral therapy for major depression in adolescent psychiatric patients. J Am Acad Child Adolesc Psychiatry 35: 1156-1161, 1996.

14) Lewinsohn, P.M., Clarke, G.N., Hops, H. et al.: Cognitive-behavioral treatment for depressed adolescents. Behav Ther 21: 385-401, 1990.

15) Reinecke, M.A., Ryan, N.E., DuBois, D.L.: Cognitive-behavioral therapy of depression and depressive symptoms during adolescence: A review and meta-analysis. J Am Acad Child Adolesc Psychiatry 37: 26-34, 1998.

16) Shea, M.T., Elkin, I., Imber, S.D. et al.: Course of depressive symptoms over follow-up. Findings from the National Institute of Mental Health Treatment of Depression Collaborative Research Program. Arch Gen Psychiatry 49: 782-787, 1992.

17) Simons, A.D., Murphy, G.E., Levine, J.L. et al.: Cognitive therapy and pharmacotherapy for depression. Sustained improvement over one year. Arch Gen Psychiatry 43: 43-48, 1986.

18) Thase, M.E., Simons, A.D., McGeary, J. et al.: Relapse after cognitive behavior therapy of depression. Potential implications for longer course of treatment. Am J Psychiatry 149: 1046-1052, 1992.

19) Wood, A., Harrington, R., Moore, A.: Controlled trial of a brief cognitive-behavioural intervention in adolescent patients with depressive disorders. J Child Psychol Psychiatry 37: 737-746, 1996.

うつ病治療における認知療法，薬物療法，併用療法の効果比較

抄録：単極性非精神病性うつ病の治療法として認知療法，薬物療法，認知療法と薬物療法の併用療法を選択し，その効果を医療判断学の手法で検討した．最初に治療転帰を判断樹として表現し，次に文献検索によって精選された7件の無作為臨床試験から各転帰について確率値と効用値を求め，最後にそれぞれの治療法に対する期待値を比較する感度分析を行った．その結果，併用療法が最良の治療法であることが推測された．また，治療に伴う副作用と脱落率が期待値の差異に影響すると思われた．医療判断学によって治療選択の精度を上げるには，認知療法と併用療法の副作用を明確にし，それぞれの治療転帰に対する効用の測定が不可欠であると考えられた．

Key words: *evidence-based medicine, clinical decision analysis, depression, cognitive therapy, pharmacotherapy*

はじめに

近年，限りある経済資源の有効活用という課題のもと，「科学的根拠に基づいた医療（evidence-based medicine; EBM）」の実践が求められている[26]．アメリカにおいては，EBMの具体的な取り組みとして治療法のガイドライン作りが盛んである．アメリカ医療政策研究局（AHCPR）は18の疾患についてガイドラインを作成しているが，精神科領域ではうつ病が含まれており，

効果的な治療法として薬物療法，認知療法，対人関係療法などが挙げられている[18]。また，EBMを推進するには医療の質の評価が不可欠であり，この課題を医学的，経済的，社会的側面から検討する「医療技術評価」という学問領域が現れている。

医療技術評価の有力な手法のひとつとして医療判断学（clinical decision analysis）があり[13]，健康政策の決定，疾患の予防対策の選択，治療選択における優先順位の設定，費用‐効果分析などに利用されている[14]。しかし，精神科領域における研究は少なく，わずかに複数の抗うつ薬の経済的評価が試みられているものの[1]，精神療法については，筆者らの知るかぎり，認知療法とfluoxetineの費用‐効果分析[2]が行われているだけである。

そこで，小論では，うつ病の急性期治療における認知療法，薬物療法，認知療法と薬物療法の併用療法（以下，併用療法）の効果を，医療判断学の手法で比較検討した。

I. 方　法

1. 医療判断学について

医療判断学では，(1)ある疾患に対してある治療法を選択する場合を想定する，(2)それぞれの治療によって起こりうるすべての転帰を列挙し，それらを判断樹（decision tree）と呼ばれる図で表現する，(3)文献の批判的検索を通して，判断樹の個々の枝に対する確率値（probability）を求める，(4)治療に伴う転帰（健康状態）の価値（効用utilityと呼ぶ）を0（死亡）と1（完全な健康）の間の数値を使って表す，(5)それぞれの治療法について確率値と効用値をかけた期待値の合計を求める，(6)確率値と効用値を変数として変化させ，期待値の合計がどのように変化するかを見る（感度分析sensitivity analysis）という手順を経て，(7)その疾患を治療するとき，期待値の最も大きな治療法を選択することが最良の判断につながると考える[10,16,20,21]。なお，効用を推定するには基準的賭け（standard gamble）などで測定する

方法と文献から推定する方法がある[11,29]。

2. 治療対象，治療戦略，治療転帰の設定

うつ病治療に関する医療判断学的研究を実施するにあたっては，対象を認知療法，薬物療法，併用療法に無作為に割り付けて治療を施した 12 の無作為臨床試験（randomized controlled trial; RCT）[4,5,7-9,12,15,17,19,25,27,28] を参考にした。

1) 治療対象

治療対象として，単極性非精神病性うつ病の 40 歳女性で，アルコール・薬物依存は認めず，自殺念慮は高くなく，ベック抑うつ尺度（Beck Depression Inventory; BDI）が 20 点以上，またはハミルトンうつ病評価尺度（Hamilton's Rating Scale for Depression; HRSD）が 14 点以上の外来治療例を設定した。

2) 治療戦略

本研究では，治療期間は 3 カ月とし，具体的な治療内容は以下のように設定した[3]。

a．薬物療法　治療薬として imipramine（または amitriptyline）50～200mg/日を使用し，週 1 回 20 分程度の治療を計 12～14 回行う。

b．認知療法　1 回 50 分程度のセッションを初期は週 2 回，中・後期には週 1 回の割合で，計 14～20 回行う。

c．併用療法　上記の薬物療法と認知療法を同時に計 14～20 回行う。

3) 治療転帰

治療転帰は，先行文献の結果を数多く利用できるように設定した。

a．脱落　治療終了時までに治療から脱落した症例をこれに含めた。

b．寛解　治療終了時に BDI が 9 点以下，または HRSD が 7 点以下の場合をこれに含めた。

c．症状あり　治療終了時に BDI が 10 点以上，または HRSD が 8 点以上の症例とした。なお，治療中に死亡・自殺した症例はこれに含めた。

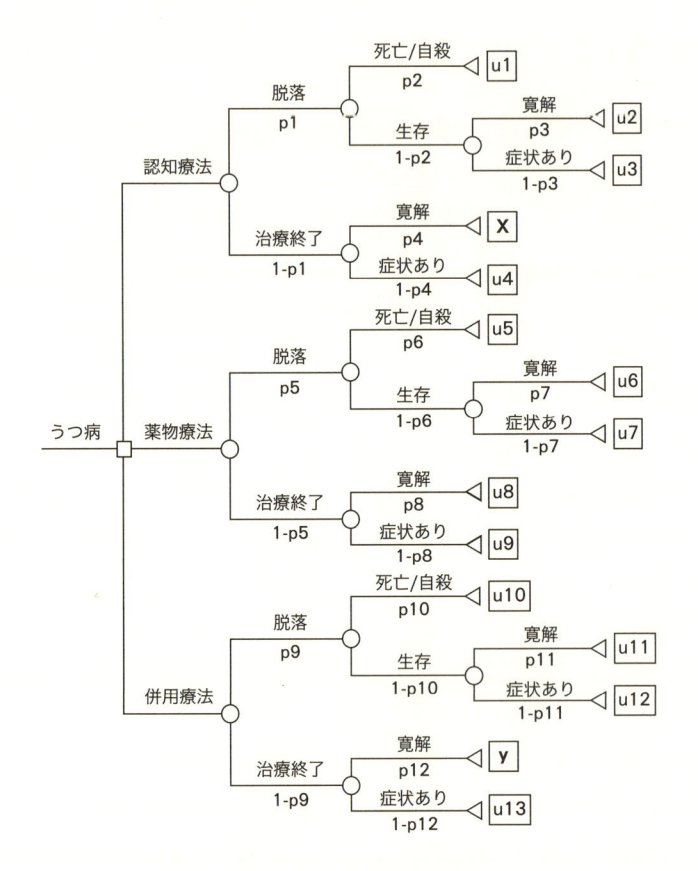

図1 うつ病治療の判断樹

3. うつ病治療の判断樹の作成

　以上を踏まえ，コンピュータソフト Decision Analysis by TreeAge (DATA) 3.0 (TreeAge Software, Inc.) を利用して作成したうつ病治療の判断樹が図1である。図の□（判断点 decision node）は，どの治療法を選択してもよいが，ひとつの治療しか選択できないことを示し，○（確率点 chance node）は，選択した治療法の転帰が確率的に生じる出発点を指している。ただし，確率点から分かれて起こる転帰の確率の総和は，常に1になる。

表1 うつ病に対する認知療法，薬物療法，併用療法に伴う脱落率および寛解率

	認知療法			薬物療法			併用療法		
	症例数	脱落率%	寛解率%	症例数	脱落率%	寛解率%	症例数	脱落率%	寛解率%
Rush, et al	19	5	79	22	36	23			
Murphy, et al	24	21	42	24	33	38	22	18	64
Beck, et al	18	22	56				15	27	27
Covi, et al	32	16	44				34	32	41
Elkin, et al	59	32	49	57	33	53			
Scott, et al	30	23	63	31	23	58			
Hollon, et al	25	36	44	57	44	40	25	36	48
ベースライン平均									
(／全症例)		26	46		35	47		30	49
(／終了例)			62			73			70

4. 確率値の推定

MEDLINE から depression, cognitive therapy, pharmacotherapy, RCT などをキーワードとして文献を検索・収集し，さらにその論文の引用文献の中からも関連した研究を集め，確率値を推定した．文献を収集する際に RCT であることを第1条件として検索すると，治療群を認知療法とする文献が46件あった．そのうち，他の治療群が薬物療法または併用療法であったのが12件あり，さらに外来治療を行い，しかも BDI（または HRSD）を用いて寛解を判断している文献が7件[4,9,12,15,19,25,27] あった．確率値はこれらをもとに推定した．

1) 各治療法の寛解と脱落の確率

上記の文献について，治療法別に症例数，脱落率，寛解率をまとめたのが表1である．このうち，Rush ら[25]の薬物療法と認知療法の寛解率，Beck ら[4]の併用療法の寛解率は，他の文献に比べかけ離れた値をとっている．この点について，Hollon ら[15]は薬物の投与方法などの問題を指摘しているので，今回これらの数値は除外することにした．表1のベースライン平均は，選択した文献の各項目別合計を症例数の合計で割った加重平均値で算出した．寛解（／全症例）は，脱落例を含めたすべての対象における寛解率を示している．なお，図1では脱落例を除いた治療終了例における寛解率が必要になる

ので，別途，寛解（／終了例）を求めた。その結果，認知療法の脱落率（図1のp1）は0.26，寛解率（図1のp4）は0.62になり，薬物療法の脱落率（図1のp5）は0.35，寛解率（図1のp8）は0.73になった。また，併用療法の脱落率（図1のp9）は0.30，寛解率（図1のp12）は0.70となった。

2）脱落後の寛解率

Bergin[6]は非精神病性精神障害における自然治癒を検討した文献から，自然治癒率として中央値0.30を算出した。治療脱落後の寛解は，結果的に自然治癒にほぼ等しくなるので，確率値として0.30を当てた（図1のp3, p7, p11）。

3）自殺の確率

WHO[30]によると，自殺は人口10万人当たりアメリカでは18人，日本では12人に生じる。これを自殺率として換算すると，それぞれ0.00018，0.00012という小さな値になるので，判断樹には「自殺」の項目は作らず，「症状あり」に含めた。しかし，Olfsonら[22]は，一般外来患者のなかでうつ病患者の自殺率は，他の患者に比べて32倍高いと報告している。そこで，図1では治療脱落後の転帰として，「死亡／自殺」という項目を設けた。うつ病に対する薬物療法から脱落後の自殺率を，Penら[23]は11人の精神科医の意見をもとに0.02としているので，各治療から脱落後の「死亡／自殺」の確率として，この値を用いた（図1のp2, p6, p10）。

5. 効用の推定

認知療法，薬物療法，併用療法の転帰（健康状態）に対する効用を推定するに当たっては，Revickiら[24]の成績を利用することにした[i]。

1）治療脱落後の健康状態に対する効用

各治療から脱落した後は，同じ健康状態と考え，共通の効用値を当てた。

a. 死亡／自殺の効用　死亡／自殺は効用の定義から0とした（図1のu1, u5, u10）。

b. 寛解の効用　脱落後の寛解の効用は「薬物療法で寛解して，治療をして

いない状態」と同じと考え，0.86を当てた（図1のu2, u6, u11）．

　c．うつ症状が残った場合の効用　脱落後にうつ症状が残った場合の効用は「重度のうつ病で，治療をしていない状態」と同じと考え，0.30を当てた（図1のu3, u7, u12）．

2）治療終了後の健康状態に対する効用

　各治療を終了してもうつ症状が残った場合の効用は，各治療法とも同程度のうつ症状が残ったと仮定し，同じ値とした．しかし，各治療で寛解した場合の効用は別の値をそれぞれに当てた．

　a．うつ症状が残った場合の効用　うつ症状が残った場合は，「重度のうつ病で，治療をしていない状態」と「中等度のうつ病で，薬物の維持療法が必要な状態」の間の健康状態と考え，効用値として0.40をこれらに当てた（図1のu4, u9, u13）．

　b．認知療法により寛解した場合の効用　認知療法により寛解した場合は特定の値として推定することができないので，「うつ病は寛解したが，薬物の維持療法が必要な状態」の効用よりやや小さい0.70と，「薬物療法で寛解して，治療をしていない状態」の効用0.86の間を動く変数xと仮定した（図1のx）．

　c．薬物療法により寛解した場合の効用　薬物療法により寛解した場合の効用としては，「うつ病は寛解したが，薬物の維持療法が必要な状態」の効用0.72を当てた（図1のu8）．

　d．併用療法により寛解した場合の効用　認知療法の場合と同じように，0.70と0.86の間の変数yと考えた（図1のy）．

---

i) Revickiらはうつ病の薬物療法に伴う転帰の効用を70名のうつ病患者を対象に「基準的賭け」で測定し，以下の結果を得た．
　(a) 薬物療法で寛解して，治療をしていない状態　0.86
　(b) うつ病は寛解したが，薬物（imipramine）の維持療法が必要な状態　0.72
　(c) 軽度のうつ病で，薬物の維持療法が必要な状態　0.64
　(d) 中等度のうつ病で，薬物の維持療法が必要な状態　0.55
　(e) 重度のうつ病で，治療をしていない状態　0.30

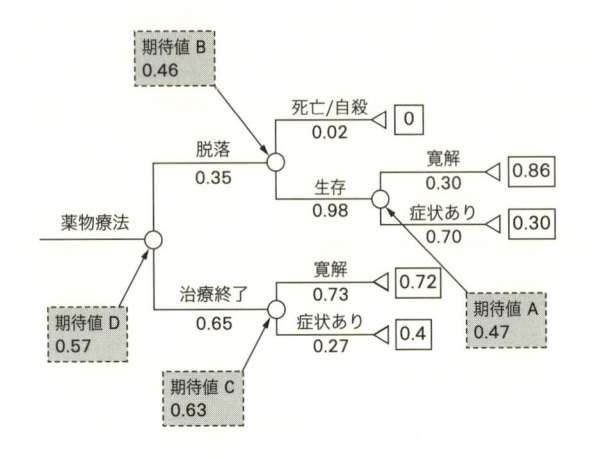

図2 うつ病に対する薬物治療の期待値

II. 結　果

1. 期待値

1) 薬物療法の期待値（図2）

文献より求めた確率値と効用値を，判断樹の右端から順に確率点ごとに計算（たたみこみ folding back）をした結果，薬物療法の期待値は 0.57 になった。

2) 認知療法の期待値

認知療法の期待値は，認知療法により寛解した場合の効用を上述のように x と仮定すると，$0.46x+0.23$ になった。

3) 併用療法の期待値

併用療法により寛解した場合の効用を上述のように y とすると，併用療法の期待恒は，$049y+0.22$ になった。

2. 感度分析

期待値は確率値または効用値が変化すると，それに伴って変化する。期待

値の変化により臨床判断も変わってくる。そのため確率値または効用値を変化させながら、期待値がどのように変わり、臨床判断がどの時点で変わるかを見る感度分析が必要になる。それぞれの治療法の期待値の大小が変わる分岐点、臨床判断が変わる点を閾値（threshold values）という。また、変数がひとつの感度分析を one-way 感度分析，変数がふたつの感度分析を two-way 感度分析という。ここでは効用値を変数として one-way 感度分析と two-way 感度分析を行った。

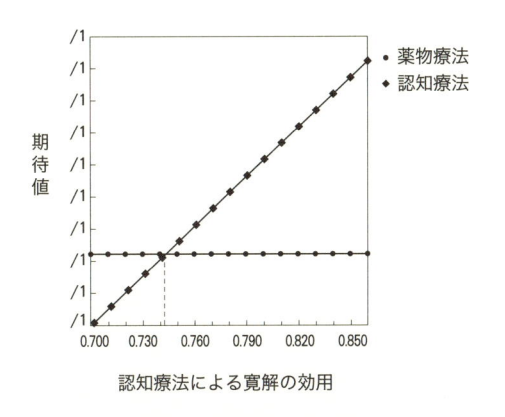

図3 認知療法と薬物療法の期待値の比較

1）One-way 感度分析

a. 認知療法と薬物療法の期待値の比較

認知療法による寛解の効用 x を 0.70 から 0.86 まで変化させた場合の認知療法の期待値と薬物療法の期待値を比較するのに、one-way 感度分析を行った（図3）。これらの期待値が同じになる点（閾値）は、次のようにして得られた。

$0.46x + 0.23 = 0.57$

$x ≒ 0.74$

認知療法の期待値は、寛解の効用値 x とともに増加するので、以下のようになる。

$x < 0.74$ ならば、

認知療法の期待値＜薬物療法の期待値

$x = 0.74$ ならば、

認知療法の期待値＝薬物療法の期待値

$x > 0.74$ ならば，

認知療法の期待値＞薬物療法の期待値

b．併用療法と薬物療法の期待値の比較

同様に，併用療法と薬物療法の期待値が同じになる点（閾値）を求めた。

$0.49y + 0.22 = 0.57$

$y \fallingdotseq 0.71$

併用療法の期待値は，寛解の効用値 y とともに増加するので，次のようになる。

$y < 0.71$ ならば，

併用療法の期待値＜薬物療法の期待値

$y = 0.71$ ならば，

併用療法の期待値＝薬物療法の期待値

$y > 0.71$ ならば，

併用療法の期待値＞薬物療法の期待値

2）Two-way 感度分析

a．併用療法と認知療法の期待値の比較

併用療法による寛解の効用値 y と認知療法による寛解の効用値 x を変化させて，併用療法と認知療法の期待値を比較する two-way 感度分析を行った。併用療法の期待値と認知療法の期待値が同じになるのは，次の等式が成立する時である。

$0.49y + 0.22 = 0.46x + 0.23$

$y \fallingdotseq 0.94x + 0.02$

そこで，次のことがわかる。

$y > 0.94x + 0.02$ ならば，

併用療法の期待値＞認知療法の期待値

$y = 0.94x + 0.02$ ならば，

併用療法の期待値＝認知療法の期待値

$y < 0.94x + 0.02$ ならば，

併用療法の期待値＜認知療法の期待値

b．併用療法，認知療法，薬物療法の期待値の比較

併用療法による寛解の効用値 y と認知療法による寛解の効用値 x を変化させて，併用療法と認知療法と薬物療法の期待値を比較する two-way 感度分析を行った。最終的には，併用療法と認知療法の期待値を比較する先述の結果に，薬物療法の期待値が併用療法や認知療法の期待値より大きくなる領域を書き加えて，図4を得た。

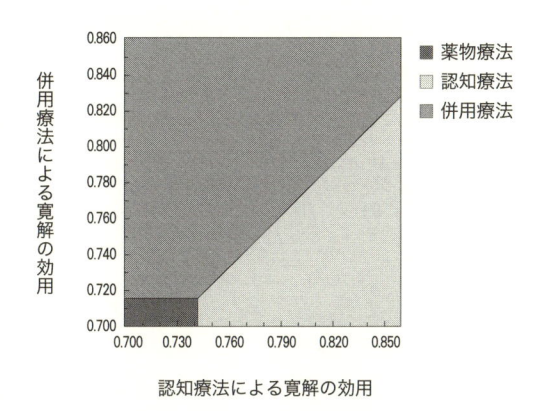

図4 併用療法，認知療法，薬物療法の期待値の比較

III．考　察

本研究では，医療判断学の手法を用いて，うつ病の急性期治療に焦点を絞り，認知療法の効果をみた RCT をもとに，治療に伴う転帰についてベースライン確率を求め，認知療法および併用療法による寛解の効用を変数として，認知療法，薬物療法，併用療法の期待値を比較する分析を試みた。

その結果，併用療法と薬物療法の one-way 感度分析では，薬物療法による寛解の効用を 0.72 とすると，併用療法による寛解の効用が 0.71 の時に，ふたつの治療法の期待値が同じになった。また，認知療法と薬物療法の one-way 感度分析では，薬物療法による寛解の効用を 0.72 とすると，認知療法による寛解の効用が 0.74 にならないと，ふたつの治療法の期待値が同じにならなかった。さらに，認知療法と併用療法の two-way 感度分析では，認知療法による寛解の効用を x，併用療法による寛解の効用を y とした場合，y＝

0.94x+0.02のときふたつの治療法の期待値が等しくなることがわかった。ここで、xの係数0.94が1に近いことを考えると、xとyの関係はy=x+0.02と見ることもできるから、これらの治療法を寛解に対する効用のレベルで考えると、0.02だけ併用療法が認知療法にまさっていることになった。

以上の結果から、併用療法が認知療法や薬物療法に比べて有利であることが予想された。しかし、各治療法間の効用の差は微妙であったので、併用療法が最良の治療法であるという判断はできなかった。

この点をもう少し明確にするために、以下に示すふたつの論文をもとに考察していきたい。まず、治療からの脱落は副作用によるものが多いことを示したPenら[23]の論文である。彼らは三環系抗うつ薬とSSRIの選択にかかわる判断の重要な根拠として治療からの脱落に注目し、それぞれの脱落率を1981～91年に出版された14件のRCTから求めている。その結果、三環系抗うつ薬（39%）はSSRI（30%）に比べて治療脱落が多く、副作用がその大きな要因であること（三環系抗うつ薬61%、SSRI 42%）が明らかになった。この結果を一般化するなら、治療からの脱落が多い時には副作用も多いことが予想される。

次に、副作用が効用に多大の影響を与えることを示したRevickiら[24]の論文である。彼らはimipramineとfluoxetineの副作用に注目し、各健康状態に対する効用を測定している。その結果、imipramineによる寛解の効用は0.72、fluoxetineによる寛解の効用は0.80となった。Penら[23]が指摘したように、三環系抗うつ薬はSSRIに比べ副作用が多いとすれば、副作用が多いと効用は低くなると考えられる。

これらふたつの論文から、治療脱落が多い時には、副作用が多く、効用が低くなることが推察される。つまり、効用を計測する時には脱落率が有力な情報になるのである。

この推察をもとに本研究で得た感度分析の結果を再度検討してみる。併用療法と薬物療法のone-way感度分析で、併用療法による寛解の効用が薬物療法による寛解の効用より0.01悪くても期待値が同じになることが明らかに

なった。さらに，治療からの脱落率は併用療法（30%）が薬物療法（35%）に比べて低いことから，併用療法の効用が薬物療法の効用より高くなることが予想された。したがって，これらふたつの治療法の間で治療選択を考えた場合は，併用療法がよい治療法であると考えられた。

次に，認知療法と薬物療法の one-way 感度分析では，認知療法による寛解の効用が薬物療法による寛解の効用より 0.02 高くならないと期待値が同じにはならなかった。しかし，(1) この認知療法と薬物療法の差 0.02 は Revicki ら[24]が示した imipramine と fluoxetine による寛解の効用の差 0.08 よりも小さく，(2) 認知療法の脱落率（26%）が薬物療法の場合（35%）に比べてかなり低いので認知療法の効用が薬物療法の効用に比べて高くなりうる，というふたつの理由から，認知療法と薬物療法で治療選択の判断をするときには，認知療法の期待値のほうが大きくなる可能性が推測された。ただし，この判断をより確かなものにするには，Revicki ら[24] が副作用を具体的に提示して薬物療法の効用を求めた作業を，認知療法に対しても行う必要がある。認知療法の副作用については，(1) 治療効果が出るのに個人差がかなりある，(2) 毎回セッション後ホームワークとして日常活動表や思考記録表を書くなどの課題が出され，患者の負担が増える，(3) 週に1回50分程度の治療があり，通院に手間がかかる，といった不利が考えられる。

最後に，認知療法と併用療法の two-way 感度分析では，効用で 0.02 だけ併用療法のほうがまさっていた。一方，認知療法（26%）が併用療法（30%）に比べて脱落率が低いので，認知療法の効用が併用療法に比べてやや高くなることが予測された。しかし，脱落率からみた認知療法の効用の優位が，感度分析の差 0.02 を越える程度かどうかは判断できなかった。併用療法は認知療法に比べて治療効果が約4週間ではっきりするという利点と，治療費の負担増，薬の副作用があるなどの欠点が考えられる。そこで，併用療法が最良の治療法であることの確かな根拠を得るには，今後，認知療法と併用療法に関する効用を測定し，認知療法，薬物療法，併用療法の差を明確にする作業が不可欠である。

まとめ

(1) 医療判断学の手法を用いて，単極性非精神病性うつ病に対する認知療法，薬物療法，併用療法の効果について検討した。

(2) 単極性非精神病性うつ病には併用療法が最良の治療法であることが予想された。

(3) この判断をより確かなものにするには，認知療法と併用療法に関する効用を測定していく作業が必要である。

本研究の一部は，日本認知療法研究会第2回大会（1998年10月11日，東京）において発表した。

文 献

1) Anton, S.F., Revicki, D.A.: The use of decision analysis in the pharmacoeconomic evaluation of an antidepressant: A cost-effectiveness study of nefazodone. Psychopharmacol Bull 31: 249-258, 1995.
2) Antonuccio, D.O., Thomas, M., Danton, W.G.: A cost-effectiveness analysis of cognitive behavior therapy and fluoxetine (Prozac) in the treatment of depression. Behav Ther 28: 187-210, 1997.
3) Beck, A.T., Rush, A.J., Shaw, B.F., et al.: Cognitive Therapy of Depression. Guilford Press, New York, 1979. (坂野雄二監訳：うつ病の認知療法．岩崎学術出版社，東京，1992.)
4) Beck, A.T., Hollon, S.D., Young, J.E., et al.: Treatment of depression with cognitive therapy and amitriptyline. Arch Gen Psychiatry 42: 142-148, 1985.
5) Beutler, L., Scogin, F., Kirkish, P., et al.: Group cognitive therapy and alprazolam in the treatment of depression in older adults. J Consult Clin Psychol 55: 550-556, 1987.
6) Bergin, A.E.: The evaluation of therapeutic outcome. In: Bergin AE,

Garfield SL, ed. Handbook of Psychotherapy and Behavior Change. John & Sons, New York, 1971.

7) Blackburn, I.M., Bishop, S., Glen, A.I.M., et al.: The efficacy of cognitive therapy in depression: A treatment trial using cognitive therapy and pharmacotherapy, each alone and in combination. Br J Psychiatry 139: 181-189, 1981.

8) Bowers, W.A.: Treatment of depressed inpatients: Cognitive therapy plus medication, relaxation plus medication, and medication alone. Br J Psychiatry 156: 173-78, 1990.

9) Covi, L., Lipman, R.S.: Cognitive behavioral group psychotherapy combined with imipramine in major depression. Psychophamacol Bull 23: 173-176, 1987.

10) Detsky, A.S., Naglie, G., Krahn, M.D., et al.: Primer on med{cal decision analysis. Part 1: Getting started. Part 2: Building a tree. Med Decis Making 17: 123-135, 1997.

11) Drummond, M.F., Stoddart, G.L., Torrance, G.W.: Methods for the Economic Evaluation of Health Care Programs. Oxford University Press, 1987. (久繁哲徳監訳：臨床経済学. 篠原出版, 東京, 1990.)

12) Elkin, I., Shea, M.T., Watkins, J., et al.: National Institute of Mental Health Treatment of Depression Collaborative Research Program: General effectiveness of treatments. Arch Gen Psychiatry 46: 971-982, 1989

13) 福井次矢：臨床医の決断と心理. 医学書院, 東京, 1988.

14) 久繁哲徳：最新医療経済学入門. 医学通信社, 東京, 1997.

15) Hollon, S.D., DeRubeis, R.J., Evans, M., et al.: Cognitive therapy and pharmacotherapy for depression: Singly and in combination. Arch Gen Psychiatry 49: 774-781, 1992.

16) Krahn, M.D., Naglie, G., Naimark, D., et al.: Primer on medical decision analysis. Part 4: Analyzing the model and interpreting the results. Med Decis Making 17: 142-151, 1997.

17) Miller, I.W., Noman, W., Keitner, G., et al.: Cognitive-behavioral treatment of depressed inpatients. Behav Ther 20: 25-47, 1989.

18) Munoz, R.F., Hollon, S.D., McGrath, E., et al.: On the AHCPR Depression in Primary Care Guidelines. Am Psychol 49: 42-61, 1994.

19) Murphy, G.E., Simons, A.D., Wetzel, R.D., et al.: Cognitive therapy and pharmacotherapy singly and together in the treatment of depression. Arch Gen Psychiatry 41: 33-41, 1984.
20) Naglie, G., Krahn, M.D., Naimark, D., et al.: Primer on medical decision analysis. Part 3: Estimating probabilities and utilities. Med Decis Making 17: 136-141, 1997.
21) Naimark, D., Krahn, M.D., Naglie, G., et al.: Primer on medical decision analysis. Part 5: Working with Marcov processes. Med Decis Making 17: 152-159, 1997.
22) Olfson, M., Weissmn, M.M., Leon, A.C., et al.: Suicidal ideation in primary care. J Gen Intern Med 11: 447-453, 1996.
23) Pen, C.L., Levy, E., Ravily, V., et al.: The cost of treatment dropout in depression : A cost-benefit analysis of fluoxetine vs tricyclics. J Affect Disord 31: 1-18, 1994.
24) Revicki, D.A., Wood, M.: Patient-assigned health state utilities for depression-related outcome: Differences by depression severity and antidepressant medications. J Affect Disord 48: 25-36, 1998.
25) Rush, A.J., Beck, A.T., Hollon, S.D., et al.: Comparative efficacy of cognitive therapy and pharmacotherapy in the treatment of depressed outpatients. Cogn Ther Res I: 17-37, 1977.
26) Sackett, D.L., Rosenberg, W.M.: The need for evidence-based medicine. J R Soc Med 88: 620-624, 1995.
27) Scott, A.I.F., Freeman, C.P.L.: Edinburgh primary care depression study: Treatment outcome, patient satisfaction and cost after 16 weeks. Br Med J 304: 883-887, 1992.
28) Teasdale, J.D., Fennell, M.J., Hibbert, G.A., et al.: Cognitive therapy for major depressive disorder in primary care. Br J Psychiatry 144: 400-406, 1984.
29) Torrance, G.W., Feeny, D.: Utilities and quality-adjusted life years. Int J Technol Assess Health Care 5: 559-575, 1989.
30) World Health Organization: World Health Statistics Annual. World Health Organization, Geneva, 1990.

一般診療におけるうつ病の認知療法

はじめに

　認知療法（cognitive therapy）と呼ばれる精神療法[1]は，うつ病の治療法として，アメリカの精神科医 Aaron T. Beck により30〜40年ほど前に開発された。爾来，うつ病の標準的な治療法である抗うつ薬療法との比較試験などを通じて，臨床的有用性が実証されてきた。そのためか，最近の「エビデンスに基づく医療（evidence-based medicine, EBM）」という動向のなかで認知療法に対する評価は確固としたものになり，アメリカ保健医療研究・質監督庁（Agency for Healthcare Research and Quality, AHRQ）[2]やアメリカ精神医学会[3]によるうつ病の診療ガイドラインでも推奨されている心理社会的介入のひとつである。
　小論では，認知療法の基礎にある理論的仮説（認知モデル）からはじめ，適応となる病態，一般診療で適用可能な治療技法などを概説したい。

I. 認知モデル

　「認知」とは思考であり，視覚的イメージである。そこで患者の認知を把握するには，その訴えを聞くことから始めるとよい。このとき，感情の問題に

焦点を当てると、認知に到達しやすい。例えば、配置転換後に発病したうつ病の男性はこう訴える。

「職場で机に向かっていても、気持ちが沈んで、何も手につきません。会社のためには私などいないほうがよい、と考えてしまいます。私は何の役にも立たない人間ですから」

認知モデル（cognitive model）とは、認知と感情の悪循環に関する仮説である。

「私は何の役にも立たない人間である」という認知が脳裏を占めれば占めるほど、患者の気持ちは沈んでいく。仕事に集中できなくなる。さらに、暗い気分は否定的な認知をいっそう確信させる。認知と感情の悪循環は維持され、患者の苦しみはますます募ることになる。

認知療法では、この悪循環を分断しようとする。もし否定的な認知に対する確信度が低下すれば、抑うつ感は軽快するはずである。

II. 認知療法の適応

認知療法の適応となる病態は、抑うつや不安という感情の問題を主徴とするものである。うつ病や気分変調症などの気分障害、パニック障害や社会恐怖といった不安障害はもちろんのこと、混合性不安抑うつ障害（mixed anxiety and depressive disorder）も適応になろう。国際疾病分類（ICD-10）[4]によると、比較的軽度の不安症状と抑うつ症状が混在する混合性不安抑うつ障害は、一般診療ではしばしば認められる病態である。一般住民の中には、さらに多くの患者が医学的関心を払われないまま存在しているという。

III. 一般診療におけるうつ病治療

アメリカ保健医療研究局（AHRQ）の「一般診療におけるうつ病」[2]によると、うつ病治療の目的は、①抑うつ症状の消退、②職業的・心理社会的機

能の回復，③再燃・再発の防止にある．一般にうつ病の場合，急性期における治療と継続期・維持期の治療が区別される．

治療への患者の積極的関与（治療アドヒアランス）を高め，治療を効果的にするには，治療法に関する患者・家族への教育（サイコエデュケーション psychoeducation）が重要である．治療法としては薬物療法，精神療法および両者の併用療法などが考えられる．

急性期における精神療法の適応に関しては，軽症から中等症のうつ病で，患者が望む場合には，症状の軽減を目的とした精神療法を最初から単独で実施できる．精神療法は少なくとも週に1回，定期的になされることが望ましい．治療後6週までに全く効果がみられないときや，12週以内にほぼ完全な症状の改善が得られなかったときには，薬物療法に変更するのがよい．

薬物療法と精神療法の併用は，いずれの治療にも十分な反応を示さない場合，既往歴から経過が慢性であることや回復が不十分であることが明らかな場合，過去の治療でアドヒアランス上の問題があった場合などに限られる．

IV．一般診療におけるうつ病と認知療法

「一般診療におけるうつ病」で勧告されている精神療法は，治療期間を限定し，患者がかかえる問題に焦点を絞った介入である．人格の成熟というよりは，症状の消失をめざす治療が求められている．その1例が認知療法である．

1．一般診療で推奨される認知療法の技法

Robinsonら[5]は，メディアを通して知られるようになった認知的・行動的技法が，家庭医によるうつ病の一般診療でどのように活用されているかを調査した．医師は抗うつ薬処方時に①気持ちが楽になるように普段から行っている活動を知る，②楽しめる活動を計画する，③生活上（仕事，人間関係など）の問題を解決する，④抑うつ的・否定的な思考を現実的・肯定的な思考に変換する，⑤自信を強められる活動を計画する，という複数の心理学的

対処法を患者に勧めていた。4カ月後の追跡調査時には，大多数の患者がこれらの認知的・行動的技法を用いて抑うつの軽減をはかっていた。また，対処法の活用によって，服薬アドヒアランスにも好ましい影響のあることが確認できた。

このRobinsonらの報告にある対処法を中心に，次に一般診療で推奨される認知療法の治療技法を紹介する。なお，認知療法の治療技法には，認知的技法と行動的技法が区別される。治療初期は行動的技法から用いるのが一般的である。

 a) 活動を計画する

うつ病は抑うつ気分と興味・喜びの著しい減退を主症状とする。うつ病になると，ゴルフ好きの男性がゴルフを楽しめなくなる。庭いじりを趣味にしていた女性が花を愛でる気にならなくなる。この問題を解決するには，これまで楽しめていた活動に目を向け，楽しめる活動を日常生活のなかに少しずつ復活させることが役立つ。認知療法では「日常活動表」(表1)を使って，楽しめる活動の計画を立てること (scheduling activities) ができる。同時に，ある活動がどのくらい楽しめたかを，0 (まったく楽しめない) 〜 5 (最高に楽しめる) の尺度でそのつど記録していくとよい。また，達成感が得られ自信を高めてくれる活動を計画するときにも，同様の方法を利用する。この時，うつ病の患者は否定的で悲観的な認知に傾きやすいため，活動の成果を割り引いて考えがちである。できなかった部分ではなく，楽しめ達成できた部分に少しでも注意を向けるよう，患者に勧める必要がある。

 b) 対人関係の問題を解決する

うつ病は身近な人との不和などに関連して発症したり，うつ病のため二次的に対人関係の問題が顕在化したりする。これを解決するには，患者のコミュニケーション技能を高める訓練から始めるとよい。

認知療法の要諦は，患者のもつ認知的・行動的技能を生かすことにある。そこで，コミュニケーションの不快な歪みを軽減するには，まず身近な人との間に快適で良好なコミュニケーション(「青信号」コミュニケーション)が

表1　日常活動表

	月曜日	火曜日	水曜日	木曜日	金曜日	土曜日	日曜日
- 8							
8 - 9							
9 - 10							
10 - 11							
11 - 12							
12 - 1							
1 - 2							
2 - 3							
3 - 4		映画のビデオを見る 3					
4 - 5			知人に電話する 2				
5 - 6					散歩する3		
6 - 7							
7 - 8							
8 - 12							

どれくらい保持されているかを，患者に観察・記録（セルフ・モニタリング）してもらう。「青信号」コミュニケーションの特徴を明確にできれば，次に得られた特徴を生かしながら，不快で不良なコミュニケーション（「赤信号」コミュニケーション）に陥ることを未然に防止する。日常のなかで「青信号」コミュニケーションの頻度が増えれば，患者と家族は問題解決のための話合いの卓につくことが可能になる。

　コミュニケーションの不足には，患者の否定的な認知が関与していることがある。感情の制御ができなくなる「発作」を主訴に受診したアトピー性皮膚炎の女性は，夫の前で抑えようもなく泣き出してしまった出来事を語るなかで，「夫が自分を気遣ってくれない」と不満を述べた。この否定的な認知と，夫との会話の少なさが悪循環を形成していることを自覚できたとき，患者は自分の率直な願望を夫に伝えるというコミュニケーション課題に取組み始めた。

c）不適切な認知を修正する

　失敗の原因が自分の変えようもない性格にあると考え始めたら，いやでも

気が滅入ってくる。「私には何の値打ちもない」、「何をやっても無駄だ」、「もう決して良くならない」と悲観的になる。

うつ病は「病気」であって単なる「怠け」ではないこと、治療中も症状に一進一退があること、治癒の時点が予想できることを繰返し告げる「小精神療法」[6]によって、患者の否定的な認知を正すことは可能だろう。

しかし、なお不適応的な認知が持続する場合、現実的な認知に修正するための認知的技法（認知再構成法 cognitive restructuring）が必要になってくる。認知療法では「思考記録表」を利用して、患者が不適切な認知を記録・吟味できるよう援助する。

不定の身体愁訴のため入退院を繰返していた女性患者は、楽しめる活動を計画し、久しぶりに外出した時、かえって憂うつになって帰宅した。思考記録表（表2）の自動思考の欄には「人はみんな生き生きとして楽しそうなのに、私だけが何の目的もなくボーッと暮らしている」と書かれていた。診察時には、うつ病になると自分自身や周囲の状況が客観的に捉えられなくなる事実を伝えた後、この自動思考に誤りがないかを患者に考えてもらった。患者は他人の心の状態を、さしたる根拠もなく推測していることを発見した。さらに、「私だけが何の目的もなく…」という部分について検討を進める過程で、「何かをしなければならない」という強制力をもつ信念が患者を支配し、物事を黒か白かという二分法で考える傾向が患者の自己評価を低めていることが明らかになった。自分を責め続ける悪循環から脱するための合理的反応を考えることが、ホームワークとして患者に与えられた。

2. 一般診療におけるうつ病に対する認知療法の効果

MirandaとMuñoz[7]は一般診療における軽症うつ病（minor depression）に対する認知療法の効果を比較検討した。対象とした一般診療患者150例は高血圧症、心疾患、糖尿病、骨関節炎などに罹患していた。介入群（72例）では、10名までの集団ごとに、認知的・行動的技法を用いた「うつ病予防講座」を週2時間、8週間にわたり実施した。介入は抑うつ症状、抑うつに伴

表2 思考記録表

日付	状況 不快な感情を伴う出来事	不快な感情 不安,悲しみ,落胆,怒りなど (強さ0-100%)	自動思考 不快な感情を経験する時に心を占めている考えやイメージ (確信度0-100%)	合理的反応 自動思考に代わる思考 (確信度0-100%)	結果 1 自動思考に対する確信度 (確信度0-100%) 2 感情の強さ (強さ0-100%)
3/21	バスのなかで	疎外感　90% 孤独感　80%	人はみんな生き生きとして楽しそうなのに,私だけが何の目的もなくボーッと暮らしている。　90%		

う身体症状に改善をもたらし,その効果は1年後の追跡調査時にも維持されていた。

Scottら[8]が対象としたのは,一般診療医を受診した大うつ病性障害(major depressive disorder) 48例であった。彼らは毎回1時間程度,全体として15〜20回で完結する「標準的」認知療法を,毎回約30分,全6回にまで短縮し,一般診療における短縮版認知療法の効果を検討した。急性期治療の終了時,短縮版認知療法を加えた群(15例)では,通常の医療だけを受けた群(8例)より有意に多くの患者が回復していた。1年の追跡期間中における再燃も,短縮版認知療法追加群では1例だけであった。ただし,短縮版は治療技術の向上を必要とするという理由から,その一般診療への導入について彼らは慎重である。

おわりに

多忙な一般診療において認知療法を毎週1時間という「標準的」な形で実施することは困難であり,現実的でもなかろう。しかし,認知療法の発想と治療技法を適宜導入することで,抑うつの軽減ばかりか治療アドヒアランスを高める効果も期待できる。一般診療医が活用しやすいような「簡易」認知療法を,諸外国の臨床研究を参考にしながら,提案する必要があろう。

文献

1) 日本認知療法研究会ホームページ（http://www.naruto-uc.ac.jp/~kinoue/jact.html）
2) Agency for Health care Research and Quality: Depression in Primary Care Volume 2 Treatment of Major Depression Guideline (http://www.ahrq.gov/clinic/cpgonline.htm)
3) American Psychiatric Association: Practice guideline for the treatment of patients with major depressive disorder (Revision). Am J Psychiatry 157(suppl 4): 1-45, 2000.
4) World Health Organization: The ICD-10 Classification of Mental and Behavioural Disorders: Clinical descriptions and diagnostic guidelines. World Health Organization, Geneva, 1992；融道男，中根允文，小見山実監訳：ICD-10 精神および行動の障害，臨床記述と診断ガイドライン．医学書院，東京，1993.
5) Robinson, P., Bush, T., Von Korff, M. et al.: Primary care physician use of cognitive behavioral techniques with depressed patients. J Fam Pract 40: 352-357, 1995.
6) 笠原嘉：軽症うつ病―「ゆううつ」の精神病理．講談社現代新書，講談社，東京，1996.
7) Miranda, J., Muñoz, R.: Intervention for minor depression in primary care patients. Psychosom Med: 56: 136-142, 1994.
8) Scott, C., Tacchi, M.J., Jones, R. et al.: Acute and on-year outcome of a randomised controlled trial of brief cognitive therapy for major depressive disorder in primary care. Br J Psychiatry 171: 131-134, 1997.

うつ病の認知療法
──服薬アドヒアランスとの関連──

はじめに

プライマリケアでみられるうつ病に対する診療ガイドライン[1]によると，急性期治療の目的は（1）症状の軽減・消失，（2）職業機能などの心理社会的機能の回復にある。それゆえ，うつ病の精神療法には何よりも症状や問題に焦点を当てた介入であることが求められる。認知療法（cognitive therapy）は，まさにそうした要件にかなう治療法である。

うつ病患者の愁訴には，「私は駄目な人間だ」「将来にはまったく望みがない」など，悲観的で否定的な観念が繰り返し認められる。認知療法では，こうした患者の認知（観念や視覚的イメージ）がうつ病の諸症状をもたらすと仮定し，非機能的な認知を適応的なものに再構成することによって症状の軽減を図ろうとする[2,3]。

小論では，薬物療法を補完する認知療法の適用について，患者の服薬行動との関連で論じることにする。

I. 服薬アドヒアランス

医師は副作用，過去の抗うつ薬に対する反応，合併身体疾患，併用薬剤に

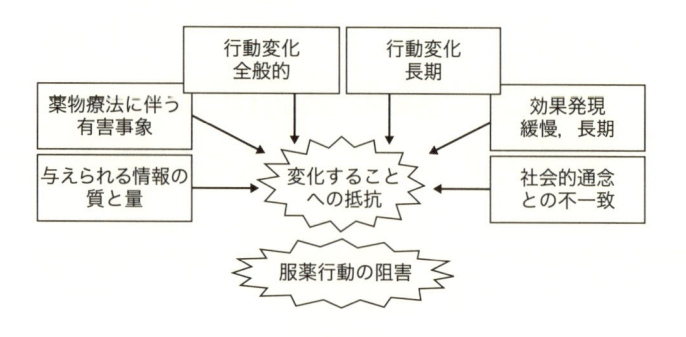

図1 服薬行動の阻害要因
(文献5)をもとに作成)

関する情報などにもとづいて抗うつ薬を選択するが，これらの重要な要因とともに，患者の服薬行動歴も有用な判断基準となりうる[1]。

服薬行動に関する情報を聴取するとき，「私たちには他人を私たちの望む方向に変化させることが可能か？」という難問に直面せざるをえない。他人の何かを変化させようとすると，必ず変化への抵抗が生じる。この抵抗を克服するために，医師は患者に対し繰り返し服薬の重要性を強調する。しかし，服薬指導はあくまで外からの制御を働かせようとするものである。内なる制御を実現しようとすると，服薬行動の変容をもたらす技法が必要になる。

服薬行動を表現するのに，ふたつの概念が存在する[4]。従来からある服薬コンプライアンス (medication compliance) という用語は，医師の指示を遵守し，処方薬を受動的に服用することを意味する。これに対し，服薬アドヒアランス (medication adherence) は，服薬という観察可能な行動だけからは服薬コンプライアンスと区別できないが，患者が服薬の意義を理解し能動的・積極的に服薬するという点に特徴がある。

服薬行動の阻害要因（図1）には，期待される行動変化が全般的かつ長期的であること，行動変化の効果発現が緩慢で長期間を要すること，薬物療法に有害事象が伴うこと，医療者から与えられる情報が量的・質的に乏しいことなどがあり，これらが変化することへの抵抗をもたらす[5]。

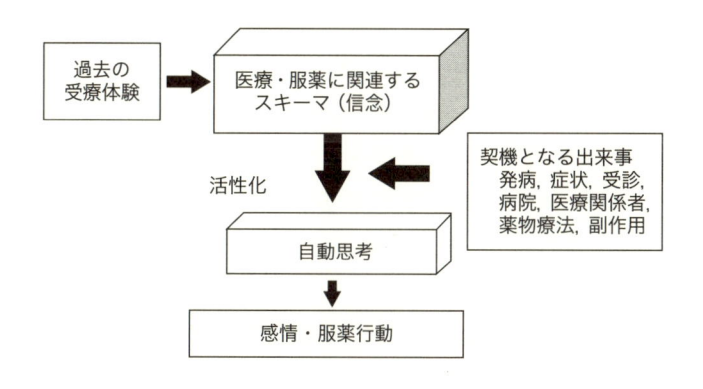

図2 服薬アドヒアランスの認知モデル

II. 服薬アドヒアランスに関連する非機能的認知

　服薬に関連して患者がいだくさまざまな認知は，服薬に関する感情とともに，服薬行動を左右する要因になりうる。

　認知療法が扱う認知には，恒常的で個人に特有のスキーマ（信念）と，状況に依存して出現する自動思考がある。服薬アドヒアランスという点からみた，これらふたつの認知の関係を図2に示す。過去の受療・闘病体験などが基礎となって，医療や服薬に関わるスキーマは形成される。スキーマは健康時には当該の個人の精神生活を左右するまでには至らず，いわば休火山状態で推移する。ところが，新たな発病と症状の自覚，受診，病院や医療関係者との接触，薬物療法の開始や副作用の出現などを契機として，このスキーマが活性化される。活性化されたスキーマは個人の情報処理に広範な影響を与え，服薬に関する自動思考を生む鋳型として機能しはじめる。自動思考は薬物療法に対する感情反応や服薬行動を規定することになる。

　服薬に関連する非機能的認知の例を表1にあげた[6]。自己の強さ・自己制御に関わる認知，薬理作用に対する恐怖と関連する認知などが区別できる。ただし，実地臨床では類型的な分類よりも，「自分の力で病状を良くできなけれ

ばならない」とか「私の場合はいつも副作用だけが起こる」というように，患者の脳裏に浮かぶままの認知を的確に記述するほうがよい。そうすれば，医療者にとってはもちろん，患者にとっても，その認知に含まれる論理的誤り（認知の歪み）が理解しやすくなる。

さらに，医療・服薬に関連する個人的なスキーマとは別に，治療の対象となる基礎疾患・障害の重要性を認識しておく必要があろう。うつ病患者の場合，否定的解釈が治療法にまで及び，「どんな治療も私には効かないだろう」というふうに薬物療法をとらえがちである。自分のことを絶望的と考え，うつ病から解放された生活を思い描くことができない患者が，治療の効果を信じることは困難である。うつ病に罹患することによって，服薬に関する患者の病前の認知はさらに歪みを増幅させるようになる。

III. 服薬アドヒアランスを高める認知療法[i]

1. 患者 - 医療者関係

変化への抵抗を少なくするには，医療者主導で服薬指導を行うのではなく，患者と医療者がチームとして共同で服薬問題の解決にあたる関係を作ることが役立つ。認知療法ではこれを共同的経験主義 (collaborative empiricism) と呼んでいる[7]。

2. 非機能的認知の同定

服薬指導では医療者は服薬によってもたらされる効果を患者に一方的に説明することが多い。しかし，情報を伝える前にまず，患者が薬物療法に対していだく認知を明らかにする必要がある。

薬物療法に関する非機能的認知を同定するには，面接によるのが一般的で

---

i) 抗うつ薬療法を開始するにあたって活用できる認知療法の技法については，下記のビデオに具体的に提示されているので，参照されたい。
　大野　裕：うつ病に対する認知療法的アプローチ．藤沢薬品工業株式会社，2001．

表1 服薬アドヒアランスに関連する非機能的認知

類型	具体例
自己の強さ・自己制御	自分の力で症状をよくできなければならない。 負けてはいけない。
薬理作用に対する恐怖	私はよくならないだろう。 私の場合はいつも副作用だけが起こる。
他人の反応	上司にみつかれば,首になるだろう。 子どもたちには知られたくない。
治療関係の問題	私はただのモルモットだ。 この医者を信用できるだろうか?
疾患に関する誤解	私の問題は現実のものだ。薬が役に立つだろうか? 私はただの負け犬だ。薬で変わりはしないだろう。

(文献[6]をもとに作成)

ある。「これまで抗うつ薬を飲んだことがありますか?」,「抗うつ薬を服用した経験はどうでしたか?」,「抗うつ薬を服用したら,その結果としてどんなことが起こると思いますか?」,「どうしてそう思うようになったのですか?」といった質問を患者にすればよい[8]。その他にも,以下のようにイメージを利用する方法がある[6]。

T(医療者):医師に薬を飲むように言われ,処方箋を手渡された場面を想像してください。どんなことを考えますか?
P(患者):薬なんかほしくない。誰にも知られたくない。そう思います。
T:他には?
P:無力感を覚えます。薬なんかに頼りたくない。たぶん薬をやめられなくなってしまう。

3. 認知再構成法

服薬アドヒアランスに関わる非機能的認知を引き出すこと(catch)ができれば,次に,その認知の基礎にある根拠を明らかにし(check),最後に,適切な情報を与えて,その認知を修正する(correct)とよい。このcatch-

表 2 思考記録表の例

自動思考	合理的思考
こんなことくらい自分ひとりの力でできなければ。	服薬して治療に専念すれば，回復の可能性も大きくなるだろう。
癖になってしまうだろう。	薬はできれば飲みたくない。しかし，薬を飲んでも，自立性を失うことにはならないだろう。抗うつ薬は癖にならないし。
私は弱虫だ。	薬を飲んだからといって，弱虫になるわけではない。うつ病は弱虫だけがなる病気ではない。

(文献[6]より引用改変)

check-correct という認知再構成の手順を効果的に自己学習できるようにしたのが，思考記録表（Dysfunctional Thought Record）である（表 2）。

4. 利益・不利益分析法

服薬の効果を患者に適切に評価してもらうには，利益・不利益分析法（advantages-disadvantages analysis）を試みる。集団を対象として実施すれば，薬物療法に関する現実的な認知を得る機会にもなるだろう。

たとえば，『服用している薬について知る』といったセッションを組んでみる。参加者には，「薬に関する印象は？」，「薬をやめた経験は？」，「薬をやめた期間は？」，「薬をやめた理由は？」，「薬をやめたら，どうなったか？」，「薬を再開したら，どうなったか？」といった質問に順次答えてもらう。「薬をやめた理由」は服薬アドヒアランスの阻害要因を理解する上で役立つが，例をあげると，「家族の意見に従った」，「薬が信用できなかった」，「副作用があった」，「薬を飲むのが面倒くさくなった」，「症状がなくなったということは治ったということだ」といった答えが返ってくるだろう。

その後，ホワイトボードか何かに『服薬中止・服薬継続に伴う利益・不利益表』と書いて，空欄を埋めてもらう作業に移る。服薬中止に伴って利益よりも不利益が多く見つかればよいが，もちろん服薬継続の不利益が多く出てしまうこともある。薬の副作用が含まれている場合には，「副作用の問題を

解決する」という課題を設定して，問題解決訓練を試み，不利益を減らすための対処法を実行できるよう工夫する。

おわりに

うつ病治療における認知療法の適用について，薬物療法との併用を行う場合を例に論じた。薬物療法に対して患者がいだくさまざまな非機能的認知は，服薬アドヒアランスに影響を及ぼすようになる。そこで，服薬アドヒアランスを高めるには，科学的根拠に基づく情報の提供とともに，個々の患者に特有の非機能的認知の修正が必要になってくる。良好な患者－医療者関係を保ちながら，集団あるいは個人を対象にして認知療法の技法（たとえば，認知再構成法，利益・不利益分析法）を活用することが勧められる。

アメリカ精神医学会のうつ病の診療ガイドライン（改訂）[9]には，患者の意向（patient preference）という表現が目立つ。およそ治療薬の選択は従来から医師の裁量に属するものと考えられてきたが，すでにアメリカの一部では処方権が看護師にも与えられているという[10]。メディアを通じた医薬品の情報が増えれば，早晩，薬剤を選択する権利が医師から患者に移る事態となろう。消費者である患者の意向を医師が無視できなくなると，服薬アドヒアランスに関してもまた違った論議をする必要が出てくるかもしれない。

文　献

1) Agency for Healthcare Research and Quality: Depression in Primary Care. Volume 2. Treatment of Major Depression. Clinical Practice Guideline Number 5. AHCPR Publication No. 93-05501: April 1993.
2) 井上和臣：うつ病の認知療法．今月の治療　9(10): 43-48, 2001.
3) 前林佳朗, 井上和臣：認知療法が有効だったうつ病．JIM 11(9): 828-830, 2001.
4) Meichenbaum, D., Turk, D.C.: Facilitating Treatment Adherence. A Practitioner's Guidebook. Plenum Press, New York, 19-40, 1987.

5) Rush, A.J.: Cognitive approaches to adherence. In: Frances, A.J., Hales, R.E. eds. American Psychiatric Press Review of Psychiatry, Vol. 7. American Psychiatric Press, Washington DC, 627-642, 1988.
6) Wright, J.H.: Combined cognitive therapy and pharmacotherapy of depression. In: Comprehensive Casebook of Cognitive Therapy (eds. Freeman A, Dattilio FM), Plenum Press, New York, 285-292, 1992.
7) 井上和臣：認知療法における「知ること」の特性．精神療法 28(1): 17-22, 2002.
8) Beck, A.T., Rush, A.J., Shaw, B.F., et al.: Cognitive Therapy of Depression. New York, Guilford Press, 371-385, 1979. （坂野雄二監訳：うつ病の認知療法．岩崎学術出版社，東京，1992.）
9) American Psychiatric Association: Practice guideline for the treatment of patients with major depressive disorder (Revision). Am J Psychiatry 157 (Supplement): 1-45, 2000.
10) 石川義弘：米国の医療社会を再検討する⑩ 医療広告．Medical Tribune 34(52): 46, 2001 年 12 月 27 日号．

職場復帰に認知療法が奏効した反復性うつ病の一症例

抄録：反復性うつ病の病相期が軽快したものの,不安及びうつ状態の遷延化した症例に対し,認知療法が効果的であった高校教諭の症例を報告する。入院初期には否定的な自動思考を捉えることが困難であったため,自動思考質問票を手がかりにそれらの同定を行った。その結果,自己,世界・体験,未来に関し否定的な自動思考や認知の歪みが捉えられ,また「生徒に感銘を与え,同僚にも信頼されるよい教師でなければならない」という患者独特のスキーマを見いだすことができた。これらが職場復帰を阻害する大きな要因と考えられたため,思考記録表を用いて合理的反応を引き出すという認知的技法や,教壇上で不安に直面したときの対処法を認知的リハーサルによって準備するという行動的技法を適用して治療を行った。日常臨床でしばしば経験する職場や家庭への復帰に不安を抱き遷延化するうつ病に対し認知療法による介入が有用であると考えられた。

Key words: *depression, cognitive therapy, Automatic Thoughts Questionnaire*

はじめに

認知療法はアメリカ合衆国の精神科医 Beck, A.T. によって考案された精神療法[1]のひとつであり,わが国では1980年代半ばから紹介されている[5,10]。これは精神障害を発症するに至った患者独特の歪んだものの見方・考え方すなわち非機能的認知様式を修正することで治療効果を得ようとする方法であ

る。なかでもうつ病に対しては認知モデルを構成する基本概念が明確で容易に理解可能であり，認知療法は有力な治療法のひとつと考えられるようになった。諸外国ではうつ病に対する認知療法の治療効果が薬物療法と比べて劣らないことがいくつかの研究で確かめられている[8,9]。さらに，遷延化したうつ病に対しては急性のうつ病ほどに効果的ではないという報告[3]がある一方，再発予防という点からは効果が認められるという報告[2]がある。今回，職場でのストレス因が職場復帰を阻害していたことから，これに関連した否定的な自動思考やスキーマを標的として復帰後を想定し行った認知療法が有効であった遷延化した反復性うつ病の症例を報告する。

I. 症　例

症例：42歳，男性，高校社会科教師
家族歴：特記すべきことなし
既往歴：38歳より高血圧にて治療中
病前性格：仕事熱心で几帳面
生活史：同胞は姉が2人。高校卒業まで地元で生活した後，国立大学法学部入学。在学中（20歳時）母親が死亡。卒業後は小学校教師を4年，中学校社会科教師を5年勤めた後，地元に戻りA高校の社会科教師を9年勤めた。30歳時4歳年下の妻と結婚，現在妻と男児2人の4人暮らしである。
現病歴：昭和X年（28歳時）抑うつ状態となり，カッターナイフで首，腹などを切り自殺を図った。そのためA病院外科に3週間入院した。このとき外科からの紹介で入院中のみ同病院の精神科外来を受診し投薬治療を受けた。退院後は精神科外来を受診せず，座禅を組むなどして約3カ月で寛解に至ったという。その後うつ病エピソードはみられなかった。
　平成Y年11月に父親が末期癌にて入院した頃から不安，焦燥感，抑うつ気分が生じた。そこでB病院にて投薬治療と5回の電気けいれん治療を受け，12月末にいったんは軽快した。しかし翌年1月に父親が死去し，2月に4月

からB高校へ異動することが決定したときより不安，焦燥感が再び増強したため，B病院にてさらに電気けいれん治療を4回受けた。4月に進学校であるA高校からさほど教科に対し熱心でないB高校に異動となり，戸惑いを感じていたものの何とか仕事をしていた。7月より再び頭が働かず不眠，焦燥感，食欲不振，希死念慮が生じ，思ったような授業ができなくなったため，夏期休暇中にB病院に30日間入院し，森田療法，投薬治療，2回の電気けいれん治療を受けた。しかし全く改善しなかったため紹介にて9月17日にC医科大学精神科を受診し入院となった。

入院時の所見と経過：意欲と集中力の低下，軽度の記銘力低下および復職への不安を訴えた。Hamiltonのうつ病評価尺度は23点（17項目）及び不安尺度は19点（14項目）であり，Self-rating Depression Scale（SDS）は60点，State-Trait Anxiety Inventory（STAI）の状態不安は67点，特性不安は45点であり，中等度のうつ状態及び中等度〜高度の不安を認めた。診断はDSM-III-Rで反復性うつ病（中等度）と考えられた。薬物療法としてclomipramine 150mgにて治療を開始したが，悪心が出現したためmianserin 60mgに変更した。また，不安が増強し不眠も出現したためcloxazolam 6mgとflunitrazepam 1mgを投与した。10月中旬にはかなり軽快したものの，浅眠感，記銘力の低下，復職への不安という症状が残存した。それらの症状の持続に，異動に基づく職場における不適応が重要な役割を果たしていると考え，職場復帰を目的とした認知療法を開始した。面接は10月21日よりおよそ1週間おきに合計7回，1回1時間程度行った。

認知療法の過程：セッション1；入院時の問診では否定的な自動思考の同定が困難であったため，第1回目のセッションにおいてHollonら[4]の自動思考質問票（表1）を用いうつ病に随伴しやすい自動思考の同定を試みた。総得点は62点（150点満点）と中等度であり，「私の望んだように人生は行っていない」，「自分にひどく失望してしまう」，「何かが変わってくれれば」などの項目の得点が高かった。そこで質問票上で2点以上が記録された自動思考についてそれぞれを具体的に尋ねた。例えば，〔5. 周りの人をがっかりさ

表1　自動思考質問票

日付×年×月×日　　　　　　　　　氏名：　○　○　○　○

　皆さんの頭に浮かぶさまざまな考えの例を以下に挙げてあります。それぞれの考えを読んで，先週1週間の間に，もしわずかでもその考えがあれば，それがどのくらいの頻度で，あなたの頭に浮かんで来たかを，述べて下さい。各項目を注意深く読んで，次のようなやり方で，回答欄のもっとも適切なところに○をつけて下さい。

　　　　　1：まったくなかった
　　　　　2：ときどきあった
　　　　　3：しばしばあった
　　　　　4：かなりあった
　　　　　5：毎日あった

項目	回答
3. どうして一度としてうまくやれないのか。	1・②・3・4・5
5. 周りの人をがっかりさせた。	1・②・3・4・5
6. やって行けそうにない。	1・②・3・4・5
7. もう少しましな人間だったら。	1・②・3・4・5
8. 私は弱い人間だ。	1・2・③・4・5
9. 私の望んだように人生は行っていない。	1・2・3・④・5
10. 自分にひどく失望してしまう。	1・2・3・④・5
13. やろうにも出来そうにない。	1・②・3・4・5
15. この場から逃げられたら。	1・②・3・4・5
19. このまま消えてしまえたら。	1・2・③・4・5
20. どうしたんだろう，私は。	1・②・3・4・5
21. 自分は負け犬だ。	1・②・3・4・5
22. 人生は滅茶苦茶だ。	1・②・3・4・5
26. 何かが変わってくれれば。	1・2・③・4・5
27. 自分に何か悪いところがあるはずだ。	1・②・3・4・5

（患者が回答した2点以上の項目のみ抜粋し記載）

せた」という項目の内容では「今まで陽の当たる道を歩いてきた。周囲からも評価されていて新しい高校に来たときも"来てくれたか"という感じだった。しかし以前あったバイタリティが今は5分の1しかなく，周りの教師をがっかりさせた」と答えた。このことから「以前はバイタリティがあったが今は5分の1しかない」という現在の自己に対する患者特有の否定的な認知を確認することができた。このように得られた患者の自動思考を認知の三徴（cognitive triad）で分類すると，自己（self）として「昔はバイタリティが

表2 患者の思考記録

日付	状況 不快な感情を伴う出来事	不快な感情 不安，悲しみ，落胆，怒り（強さ0〜100%）	自動思考 不快な感情を経験するときに心を占めるイメージ（確信度0〜100%）
入院前	授業で時間が余りどうしてよいか分からない	落胆（90%）	今までこんな状態になることはなかった。今までの蓄積はどうしたのだろう。
入院前	生徒が騒いでいる	落胆（80%） 自信喪失（90%）	生徒を納得させる自信がなく，叱れない。
入院前	教材研究をやっていて，ノートに字が埋まらない	不安（90%）	脳の機能が落ちているのでは。

あったのに今は5分の1しかない」「自分が弱かったから自分に克てなかった」「同僚の教師にできることがどうしてできないのか」，世界・体験（world or ongoing experience）として「自分と違い笑ってすませられる人間は幸せだ」および未来（future）として「一度失敗したからもうダメである」を同定できた。さらにこれらの自動思考にみられる認知の歪みに対し治療を行う目的で入院前の状況についての思考記録を記載させた。

セッション2・3；2および3回目のセッションでは患者の記載した思考記録（表2）に基づいて治療を進めた。その結果，例えば入院前の授業において「教材研究ができない」という状況では「脳の機能が落ちているのでは」という否定的な自動思考が生じ，さらに強い不安を伴っていたことが確かめられた。また，それに関連して「職場復帰後も思うように授業ができないのではないか」という自動思考とともに不安が強まることも確認された。そしてこの話を進めていったところ，Hamiltonのうつ病及び不安の評価尺度で急激な上昇を示した（図1）。さらに，自動思考の検証を進めていくなかで否定的自動思考を形成するに至ったスキーマを同定することができた。それは表3に示すように，「生徒に感銘を与え，同僚にも信頼されるよい教師でなけ

158　第Ⅱ部　うつ病の認知療法

	自動思考の同定	自動思考の検証	自動思考の修正
		スキーマの同定　スキーマの検証	スキーマの修正
			認知的リハーサル

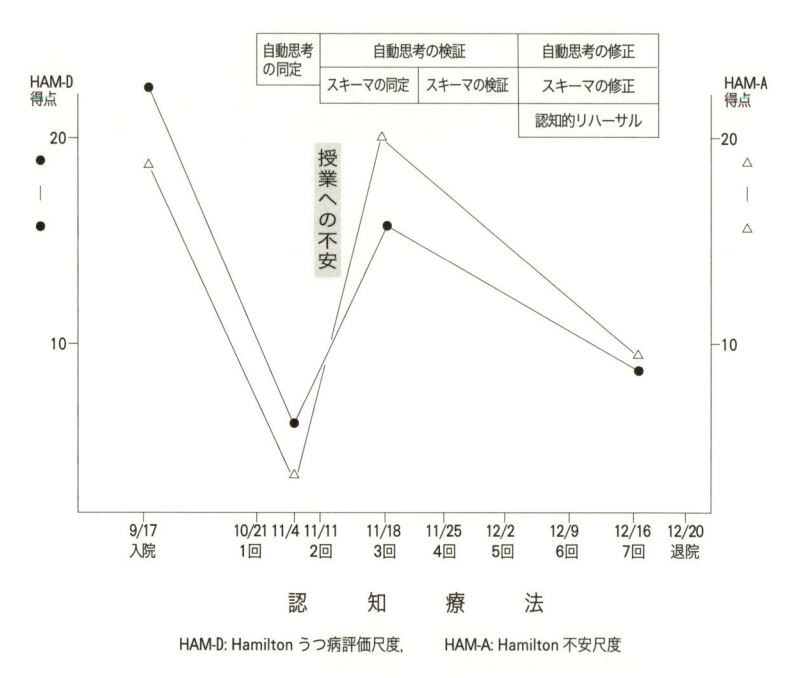

```
HAM-D                                                           HAM-A
得点                                                            得点
 20                    ●                            ●             20
                                                                  △
        ●      △                         △
        ─
        ●                                                         ─
                                                        △
                                                                  △
 10                                                               10
                                                  ●
                                                        △
                             ●
                             △

      9/17   10/21  11/4   11/11   11/18  11/25  12/2  12/9  12/16  12/20
      入院    1回   2回           3回    4回   5回   6回   7回   退院
```

（中央に縦書き：授業への不安）

認　　知　　療　　法

HAM-D: Hamilton うつ病評価尺度，　　　HAM-A: Hamilton 不安尺度

図1　治療の経過

ればならない」というものであった。

　セッション4～7；4～7回目のセッションでは，まず認知的技法として得られたスキーマに焦点を絞りその妥当性の検証を進め，それに代わる適応的スキーマを引き出すことを目的とした。スキーマの妥当性を検証するなかで，患者から見て「同僚の中には適当にやっている人がいる」にもかかわらず「自分はいつどんな状態のときでもよい授業をしなければいけない」という他人には甘く自分には厳しいというダブルスタンダードが認められた。また，患者は「教科書どおりの授業を行うと，精気の入った授業はできない」と考え毎回自主教材を作っていることがわかり，これらに対し「今のような状態のときには，たとえ教科書どおりでも最低限の授業ができればいいのではないか」との提案を行った。その結果，「教材研究ができないのではないだ

表3 スキーマと否定的自動思考の関連

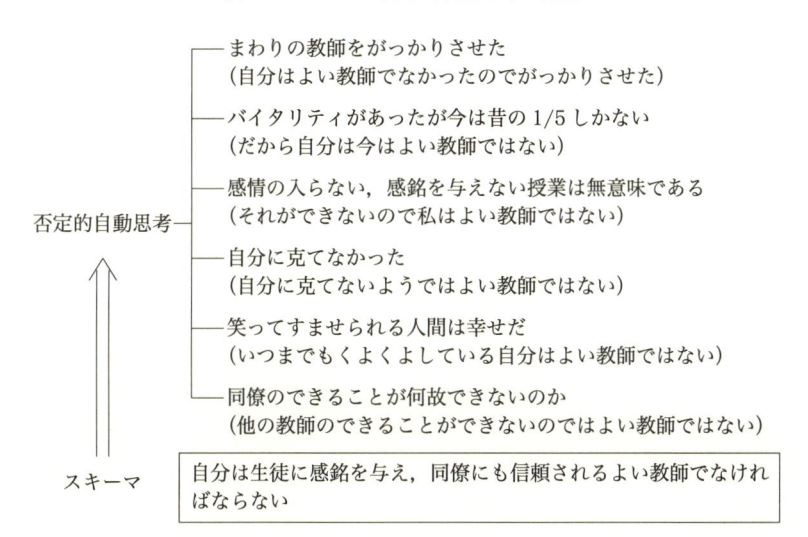

否定的自動思考
- まわりの教師をがっかりさせた
  （自分はよい教師でなかったのでがっかりさせた）
- バイタリティがあったが今は昔の1/5しかない
  （だから自分は今はよい教師ではない）
- 感情の入らない，感銘を与えない授業は無意味である
  （それができないので私はよい教師ではない）
- 自分に克てなかった
  （自分に克てないようではよい教師ではない）
- 笑ってすませられる人間は幸せだ
  （いつまでもくよくよしている自分はよい教師ではない）
- 同僚のできることが何故できないのか
  （他の教師のできることができないのではよい教師ではない）

スキーマ：自分は生徒に感銘を与え，同僚にも信頼されるよい教師でなければならない

ろうか」という自動思考に対して「馴れるまでしばらくは自主教材なしでも授業は成立する」といった合理的反応を得るに至った。

　次に行動的技法として，職場復帰後授業を行う時に出現する可能性が高い不安に備えて認知的リハーサルを行った。方法は患者が不得意としていた現代社会の授業を進め，不安感を覚える場面でどのように対処すればよいかという訓練を行った。即ち，「教えているにもかかわらず，生徒の反応が全くない」ときには「反応がなくても授業を進めていく上で支障がないのだから次へ進む」，「授業が早く終わり時間が余ってしまった」ときには「小テストをやり，時間を過ごす」などである。そしてリハーサルを進めていくなかで「教壇で動悸や足の震えが出るのではないだろうか」という自動思考とともに不安を訴えることがあったが，初めて教師になったときのことを想起させたところ自ら「馴れれば何とかなるであろう」という答えを得るに至った。

　このように否定的な自動思考は修正されて抑うつ気分や不安は軽減され，12月23日には退院となり，翌年4月より教職に復帰し現在に至っている。

II. 考　察

　従来，うつ病に対する認知療法の適応としては，症状重症度が軽度から中等度であること，単極性うつ病であること，精神病像のないことなどがいわれている。遷延化したうつ病に対しては急性期のうつ病ほど効果がないとする報告もあるが，一方で北西ら[6]や小島ら[7]のように有効であった症例が報告されたり，Favaら[2]や須賀ら[9]のように再燃を抑えるために有用であるとする報告もみられる。

　今回われわれの経験した反復性うつ病の症例は重度のうつ状態からは回復しつつあり，他の症状は軽減したにもかかわらず意欲の低下が遷延してみられた。さらにその特徴として自ら否定的な自動思考に気づかず，また職場復帰が患者にとって障害となっていた。今回の経験をふまえて否定的な自動思考とスキーマの把握に役立った自動思考質問票と，社会復帰後予想される職場での不適応に対する対処について考察する。

1. 自動思考質問票について

　われわれの日常臨床のなかで，うつ病患者自らが訴えるのは不眠，抑うつ気分，意欲減退及び無力感であることが多く，これらのいろいろな訴えのなかから自動思考やスキーマを同定することは困難な場合が多い。そこで今回は自動思考質問票を用いることによって患者の自動思考やスキーマを引き出すことを試みた。

　自動思考質問票はHollonら[4]が1980年に開発したものである。312人の学生を対象に100項目の質問から30項目を抽出し，さらにその信頼性と妥当性について検討した結果，この質問紙がうつ病患者の行動面や感情面の経過，行動的技法や認知的技法による認知の歪みの変化を捉えうるものであるとした。

　今回の患者の場合，入院初期に実施した結果，得点は62点と決して高値で

はなかった。しかし、「私の望んだように人生はうまく行っていない」「私は弱い人間だ」「自分にひどく失望してしまう」などの項目から、「昔はバイタリティがあったが、今は5分の1しかないので、充分な仕事ができない」「自分が弱かったので克てなかった」など現在の自己に対する過小評価が明らかにされた。また、「何かが変わってくれれば」「お先真っ暗だ」の項目からは「一度失敗したからもう駄目である」という未来に対する否定的な認知を見いだすことができた。

このように、自動思考質問票から否定的な自動思考を捉え認知の歪みを明確化することができた。すなわち否定的自動思考の把握が困難な場合には自動思考質問票を施行し、得られた高得点項目についてその回答の理由を詳細に質問することが有用であると考えられた。

2. 予想される職場での不適応に対する対処について

自動思考質問票に基づくこの患者の認知プロフィールを考えてみると、「私はいつでもよい教師でなくてはならない」という中核的信念を持っており、この患者にとっての「よい教師」とは「生徒に感銘を与える授業をする教師」であった。この認知プロフィールから元来自己に対する要求水準は高かったと考えられるが、病前は特に職場での適応上に問題はなかった。しかしうつ症状が発症して要求水準を満たせなくなったため信念と現実とにずれが生じ、「私はもうよい教師ではない」という認知が生まれたのであろう。その上うつ状態が軽快しないまま校風の大きく違う高校へと異動となったため、新しい職場に適応できず、自信を喪失してうつ状態が遷延化したと考えられる。薬物による治療でうつ状態は軽減したものの、入院という状況のなかで患者は遷延化の原因を自覚できなかった。そこで前述のような方法を用いて患者自身の否定的自動思考に気づかせたところ不安の増強がみられた。これに対し認知的技法を用いて「私はいつでもよい教師でなくてはならない」という中核的信念を中心とした認知の修正を行い、自己に対する要求水準を下げる方法が奏効した。さらに行動的技法として認知的リハーサルを行うことで実際

の授業の場面に直接かかわる認知の修正が容易となった。その上復職に対する不安として「教壇で動悸や足の震えがでるのではないだろうか」という自動思考が存在することがわかり、これに対する合理的反応を得ることでより退院、復職が円滑になったと思われる。

　一般的にうつ病の患者の場合、うつ病の諸症状に対して薬物が効果的であった場合でも退院や職場復帰が近づくにつれ不安が高まり、再度うつ状態となることが多い。そのなかには今回のようにうつ状態を発症した原因や遷延化の原因に関する否定的自動思考を患者自身が明確に把握しておらず、それらが修正されないままであることが理由のものが相当数含まれていると推測される。

　一般に入院治療を行うと職場や家庭でのストレス因が除去され、自動思考を捉えることが困難であったり、それを生み出す不安状況を把握することが困難であったりする。その場合、今回のように入院前の出来事を追想させて思考記録を記載することにより、何が不安であったかを患者に明確に認知させることも一案であろう。また、記載された思考記録から明らかとなった入院前の社会的不適応場面について認知的リハーサルを行うことも患者の社会復帰を容易にすると考えられた。

おわりに

　反復性うつ病の男性教師の症例に対して職場復帰を目的とした認知療法を試みた。認知療法を行う際、自動思考の把握が困難なとき自動思考質問票が有用であると思われた。また、予想される職場での不適応に関して、自動思考の妥当性の検証と認知的リハーサルを行うことにより円滑な職場復帰が可能となると考えられた。

　なおこの症例の要旨は平成6年10月15日第4回京都総合病院精神医学研究会で報告した。

文　献

1) Beck, A.T.: Cognitive Therapy and the Emotional Disorders. International Universities Press, New York, 1976.（大野裕訳：認知療法，精神療法の新しい発展．岩崎学術出版社，東京，1990.）
2) Fava, G.A., Grandi, S., Zielezy, M. et al.: Cognitive behavioral treatment of residural symptons in primary major depressive disorder. Am J Psychiatry 151: 1295-1299, 1994.
3) Harpin, R.E., Liberman, R.P., Marks, I. et al.: Cognitive-behavior therapy for chronically depressed patients. A controlled pilot study. J Nerv Ment Dis 170: 295-301, 1982.
4) Hollon, S.D., Kendall, P.C.: Cognitive self-statements in depression: development of an Automatic Thoughts Questionnaire. Cognitive Ther Res 4: 383-395, 1980.
5) 井上和臣：認知療法への招待．金芳堂，京都，1992.
6) 北西憲二，近藤喬一，中村敬：遷延性うつ病に対する認知行動療法―森田療法的立場から―．精神科治療学 4: 53-61, 1989.
7) 小島卓也，大島一成，山口一：遷延性うつ病の認知療法．精神科治療学 4: 169-177, 1989.
8) Simons, A.D., Garfield, S.L., Murphy, G.E.: The process of change in cognitivetherapy and pharmacotherapy for depression: Changes in mood and cognition. Arch Gen Psychiatry 41: 45-51, 1986.
9) 須賀良一，飯田真：うつ病における認知行動療法の意義．精神科治療学 4: 11-18, 1989.
10) Williams, J.M.G.（中村道彦訳）：うつ病の認知療法．臨床精神医学 14: 927-938, 1985.

第III部　認知療法の応用と実践

不安障害の治療における
薬物療法と心理社会的療法

はじめに

　いささか随想風になるが，現職教員のための大学院で精神医学を講じる日常から，本特集に関わる話題を最初に紹介したい。昨秋からの半年間，「薬物療法と心理療法の統合をめぐる観念論的対立」という論文[13]を輪読する機会があった。アメリカ精神医学を代表する生物学派，精神分析学派，行動・認知学派，社会学派，対人関係学派の相剋を，薬物療法の発展史を踏まえて素描した総説である。臨床心理士の資格取得をめざす人たちに，精神医学の潮流を多少なりとも理解してほしいという意図で選んでみた。そして今，手元には成績評価を待つ受講生のレポートが集められた。折しも彼らの多くは希望して1週間にわたる精神病院実習に参加した直後である。提出されたレポートはごく短いものだが，論文に触発された彼らの率直な意見に，重要な示唆を受ける例があった。簡潔にまとめれば，治療法をめぐる観念論的対立には重要なキーワードが欠落しているというのである。それは患者の視点である。

　小論では，最近処方可能となったSSRI（選択的セロトニン再取り込み阻害薬）の適応症とされるパニック障害と強迫性障害をとりあげる。対比する心理社会的療法としては，実証的研究の多い認知療法を例にする。そして，

SSRIと認知療法の比較とともに，とくに併用療法について有効性（efficacy），安全性（safety），適合性（suitability），費用（cost）の諸点から文献的検討を加え，併用にまつわる問題にも言及したい。

論文の検索はMEDLINEによって，パニック障害に関しては，panic disorder [mh] AND paroxetine [mh] AND cognitive therapy [mh] AND randomized controlled trial [pt] AND 1997: 2001 [dp]（強迫性障害では，obsessive-compulsive disorder [mh]とfluvoxamine [mh]）を検索語とし，得られた抄録からパニック障害3件，強迫性障害2件の論文を選択した。

なお，これらの不安障害におけるSSRIと認知行動療法の単独あるいは併用に関する比較研究は別稿[11]でも紹介した。

I. 併用療法の有効性

1. パニック障害

選択した3件の論文のうち，パニック障害に対するparoxetineと認知療法の有効性を検討した研究は2件であった（表1）。

Bakkerらの論文[4]では，プラセボを対照とした12週にわたる治療が実施され，paroxetine，clomipramine，認知療法が比較された。認知療法はClarkのモデルに基づき12セッションが施行され，paroxetineとclomipramineの投与量はそれぞれ20～60mg/日，50～150mg/日であった。2種類の薬物療法はともにほとんどすべての評価項目でプラセボに優っていたが，認知療法はプラセボと有意な差異を認めなかった。また，paroxetineは多くの評価項目で認知療法よりも高い有効性を示した。さらにparoxetineの場合，パニック発作の消失率が高く（66%），効果の発現も早かった。

併用療法に関するSteinらの研究[15]では，paroxetine（10～50mg/日）に認知行動療法を追加した場合の有効性が，プラセボとの併用を対照として検討された。すべての患者に施行された短縮版認知行動療法は，研究開始5週後の初回セッションが45分，7週後の第2回セッションが30分であり，

表1 パニック障害に対する薬物療法と認知療法の比較研究

研究者	対象	治療	結果
Bakkerら (1999)	131例	Paroxetine Clomipramine CT プラセボ	プラセボと比べparoxetineとclomipramineは有意に優っていたが，CTは有差差がなかった。発作の消失はparoxetineでもっとも多く，効果の発現も早かった。脱落率はCTがもっとも高かった。
Steinら (2000)	33例	Paraoxetine + vbCBT プラセボ + vbCBT	どの治療も同程度の明確な改善を示した。発作の消失率はparoxetineとvbCBTの併用が優れていた。

CT，認知療法；vbCBT，短縮版認知行動療法

セッションを読書教材で補完する形がとられた。10週目に効果判定が行われたが，同時に再燃防止を中心とするブースターセッションがもたれ，45分を要した。短縮版認知行動療法とparoxetineの併用療法は，多くの評価項目で，短縮版認知行動療法とプラセボの併用と同様の改善を示した。しかし，パニック発作の消失に関しては，paroxetineとの併用（80%）がプラセボとの併用（25%）より優れていた。また，「著明改善」と自己評価した患者の割合についても，同様の結果であった（paroxetine群，60%；プラセボ群，13%）。

2．強迫性障害

強迫性障害に対するfluvoxamineと認知療法の併用療法について，その有効性を検討した研究2件を表2に示した。

最初にあげたde Haanらの研究[8]で対象となった99例は，認知療法，曝露反応妨害法，fluvoxamineと認知療法との併用療法，fluvoxamineと曝露反応妨害法との併用療法の4群に割り付けられ，16週にわたる治療を受けた。治療の有効性に関しては，終了例（70例）においても，脱落例を含めたintention-to-treat分析においても，4群に差異は見出せなかった。この研究でもっとも興味深い知見は，終了時に治療に反応していなかった45例のう

表2 強迫性障害に対する薬物療法と認知療法の比較研究

研究者	対象	治療	結果
de Haanら (1997)	99例	CT EXP/RP Fluvoxamine ＋ CT Fluvoxamine ＋ EXP/RP	終了例を解析対象とした場合も，脱落例を含め intention-to-treat 分析を行った場合も，有効性に有意差はなかった。
van Balkom ら（1998）	117例	CT EXP/RP Fluvoxamine ＋ CT Fluvoxamine ＋ EXP/RP 治療待機	治療を行った場合はいずれも強迫症状に有意な改善をみた。しかし，それぞれの治療に差異は認めなかった。脱落率についても各治療間に有意差はなかった。

CT，認知療法；EXP/RP，曝露反応妨害法

ち17例が，6カ月後の追跡ではさらに改善を示し治療反応例となっていたことである。

同じオランダ・グループの van Balkom ら[16]は，強迫性障害117例を5群に無作為に割り付け，16週間の治療を行った（認知療法1〜16週；曝露反応妨害法1〜16週；fluvoxamine 1〜16週と認知療法9〜16週の併用；fluvoxamine 1〜16週と曝露反応妨害法9〜16週の併用；治療待機1〜8週）。対照とした治療待機群は8週目では症状の改善を認めなかった。治療群は16週の時点でいずれも同等の改善を示した。

II．併用療法の安全性

治療の安全性は薬物療法の場合には必ず論議されるが，認知療法に伴う有害事象あるいは副作用は寡聞にして知らない。しかし，それは有害事象がないという意味ではあるまい[17]。

有害事象は治療からの脱落と関連すると思われるので，ここでは脱落率と

いう観点から併用療法の安全性を検討する。

1. パニック障害

Bakker ら[4]が報告した脱落率は認知療法（26%），paroxetine（13%），clomipramine（9%），プラセボ（6%）の順に高く，脱落の理由のうち有害事象に関わるものとして，clomipramine で悪心と便秘が認められた。彼らは認知療法に伴う有害事象については記載していない。

Stein らの研究[15]では，認知行動療法に paroxetine を併用した場合も，プラセボを併用した場合も，脱落は1例（6%）だけであった。脱落の理由は明示されていない。

2. 強迫性障害

de Haan ら[8]が対象とした強迫性障害99例のうち，治療を終了したのは70例であった（脱落率29%）。脱落の理由は記載がない。

また，van Balkom ら[16]の対象117例の場合，8週までと16週までの脱落率はそれぞれ，認知療法で0%と24%，曝露反応妨害法で9%と14%，fluvoxamine と認知療法の併用で25%と42%，fluvoxamine と曝露反応妨害法の併用で25%と36%，治療待機（8週まで）で11%であった。脱落に至った有害事象として，fluvoxamine の投与に伴う不安の増大，自殺念慮，傾眠がみられた。しかし，心理社会的療法の有害事象について彼らは報告していない。

III. 併用療法の適合性

一般に，適合性の判断は医療者に委ねられる。特定の治療法が眼前の患者にとって適切かどうかは，少なくとも薬物療法の場合には「適応と禁忌」として論議されてきた。しかし，心理社会的療法ではどうであろうか。

また，患者がどのような機転によって特定の治療法を受け入れるのかも，

重要な臨床上の疑問であろう。ところが，患者の治療選択に関わる意思決定過程を主題とする臨床研究は必ずしも多くないと思われる。

ここでは，患者が併用療法とりわけ認知療法を受容できていたかどうかについて，まず検討したい。次に，臨床決断分析（clinical decision analysis）における効用（utility）という概念から，併用療法の適合性を論じることにする。

1. パニック障害

Bakkerらの研究[4]では，有意差はないものの，認知療法を施行された群での脱落率がもっとも高く（26％），脱落の主な理由としてアドヒアランス（コンプライアンス）の欠如があった。認知療法群では，毎週の外来通院が反復できなかったり望まなかったりという形でアドヒアランスの問題が生じていた。

2. 強迫性障害

van Balkomら[16]によると，認知療法と曝露反応妨害法の場合，治療セッションへの欠席などが脱落の理由であった。同様のプロトコール違反はfluvoxamineが併用された2群における脱落例の半数強にもみられた（残りはfluvoxamineの有害事象が原因であった）。

3. 臨床決断分析における効用

臨床決断分析（医療判断学）[12]は，不確定要素が多く存在する臨床場面で意思決定を行うための定量的手法であり，治療選択や費用効果分析などに利用される。効用とは，治療の転帰である種々の健康状態について，その価値を数量化したものである。たとえば，死亡は0であり，完全な健康は1であり，その他の多様な健康状態は0～1の間の数値で表現される。転帰に対する確率値と効用値との積は期待値と呼ばれ，臨床決断分析では，期待値が最大となる方法を選択することが当該疾患の治療における最良の判断とみなさ

れる。

　効用は医療の提供者から得ることもできるが，ここでは，医療の消費者である患者に一定の文章を提示し，そこに記載された複数の健康状態について評価してもらう場合に限定したい。以下に，軽症のうつ病で，抗うつ薬を服用している場合の文例[14]を参考に示す。健康状態を的確に，しかも理解しやすい形で記述する必要があるのはもちろんだが，同様の文章を不安障害に関して作成することは可能だろう。

　あなたは悲しくなったり気分が沈んだりすることがほとんどありません。周囲で起こることに興味があります。自分に自信がもてます。物事を決めたり，考えたり，集中したりすることも，問題なくできます。
　あなたにはやりたいことをやるだけの活力があります。食料雑貨を持ち運べますし，1～2kmくらい歩けますし，階段を昇ったり，食事をしたり，入浴したり，衣服を着たりすることも可能です。家事をしたり，学校に行ったり，仕事に行くこともできます。
　あなたは友だちの多さに満足していますし，家族以外の人と会うことに不満はありません。家族ともうまくやっています。性的関心は普通にありますが，ときどき性機能に問題が生じます。
　あなたは1日1回薬を飲んでいます。3カ月毎に医師の診察を受けます。口がとても乾いています。身体の動きが鈍く感じられ，日中眠気があります。目がときにかすみます。ときどき便秘をします。体重が5kg増えました。

　臨床決断分析において重要なことは，どの治療法が当該の患者にもっとも適合するかを判断するときに，RCT（randomized controlled trial）の成果である転帰の確率値だけでなく，患者の価値観あるいは意向（patient values/preference）が数値となってそこに反映されることである。もちろん，患者の不安や抑うつといった心理的要因が患者の意思決定に大きく関与することが予想されるので，不安障害における治療選択には慎重な留意が必

要である。また，先にも述べたように，適合性はたしかに医療提供者が適応と禁忌という形で判断する事柄かもしれない。しかし，治療の適合性の判断に患者の視点を加味することは，今後はいっそう重要性を増すと思われる。

IV．併用療法の費用

薬物療法と心理社会的療法を費用と効果という観点から比較する費用‐効果分析（cost-effectiveness analysis）は，医療費抑制が緊急課題となる時代にあってはきわめて重要である。しかし，SSRIと認知療法に関するこの種の研究は必ずしも多くない[2]。

1．パニック障害

Bakkerらの研究[4]には費用‐効果に関する言及はなかった。一方，Steinら[15]は費用‐効果分析を行った結果，パニック障害の治療におけるparoxetineと認知行動療法の併用は認知行動療法だけの場合に倍する費用を要することから，日常臨床ではただちに推奨できないと述べている。

2．強迫性障害

選択した研究[8,16]からは，強迫性障害における費用‐効果に関する情報は得られなかった。

V．併用療法をめぐる問題

1．併用，折衷，統合

パニック障害と強迫性障害の治療における薬物療法と認知療法の併用（combination）について概観してきたが，他にも折衷（eclecticism）とか統合（integration）という観点から考察することも可能だろう。もっともそれらの意味するところは必ずしも明確でないように思える。

折衷がそれぞれの治療法がもつ利点を集めることであるとすると、おおかたの臨床家の対応は折衷という範疇に分類されるかもしれない。しかし、日常臨床では認知療法のような特殊な治療ではなく、アメリカ精神医学会の診療ガイドライン[1]にある非特異的な精神医学的管理こそがすべての治療の基礎として要請されているのであり、これは心理社会的療法のエッセンスを凝縮したものと言えよう。

一方、統合は複数の治療を一段と高いレベルのひとつの治療にまとめあげることになり、理念的には理解できても、実践的には複数の治療をいっしょに用いる形の併用との差異が判然としない。統合を支える理論も明確ではないように思える。たとえば、パニック障害の生物・心理統合モデルが提案されている[5]が、多くの医療者を納得させられるまでには至っていまい。

2. 併用の様式：並列的アプローチと直列的アプローチ

薬物療法と認知療法の併用に関しては、同時にふたつの治療を併用するのか（並列的アプローチ parallel approach）、一方の治療を先行させ、もう一方の治療をこれに追加していくのか（直列的アプローチ sequential approach）という疑問がある。

1) パニック障害

Steinらの研究[15]では、paroxetineあるいはプラセボを一定期間投与した後に独自の短縮版認知行動療法を実施するという直列的アプローチが検討されている。治療への反応率が、paroxetineとの併用群（93%）でもプラセボとの併用群（75%）でも、ともに高く、paroxetineが認知行動療法の効果を強めるとする仮説を実証できなかった。彼らは、短縮版認知行動療法単独が有効だったことから、もし認知行動療法を利用できるなら、多くの患者でparoxetineを最初から投与する必要はないと述べている。そして、認知行動療法を1～2カ月実施しても反応がみられない場合に、paroxetineを併用することを勧めている。

2) 強迫性障害

van Balkom ら[16]によると，fluvoxamine を用いた薬物療法に続いて認知療法あるいは曝露反応妨害法を併用しても，認知療法あるいは曝露反応妨害法を最初から単独で実施した場合と，有効性に差異がなかった。彼らは，fluvoxamine による一定期間の治療後に心理社会的療法を追加するという，日常の臨床にもっとも近い直列的アプローチにつき検討したわけだが，得られた結果はこうした併用に根拠がないことを示していた。強迫性障害患者を治療するとき認知行動療法単独か抗うつ薬との併用かと考える臨床医に，彼らは，認知療法あるいは曝露反応妨害法から始めるほうがよい，と勧告している。

3. 精神科医のアイデンティティ：単一治療者モデルと複数治療者モデル

併用療法に関連して生じる疑問のひとつに，SSRI による薬物療法と認知療法をひとりの治療者が実施するのか（単一治療者モデル one-person treatment model），それともふたりの治療者がこれを分担して実施するのか（複数治療者モデル two-person treatment model）という疑問がある。これは精神科医のアイデンティティに関わる問題でもある。

Gabbard と Kay[9]は，アメリカにおいて精神医学の生物学的領域と心理社会的領域が乖離し，生物・心理・社会的モデルが瓦解しつつある現状を憂え，精神科医の行う心理社会的療法を復興させようと主張している。費用を重視する医療の市場化が加速させている，単一治療者モデルから複数治療者モデルへの移行が，彼らの危機感を強めていることは否定できない。翻って，わが国でも同様の時代精神が優勢になりつつある。複数の治療者による分業は，しかし，冒頭に触れたような治療法をめぐる観念論的対立[13]や，職種間の協調や連携の欠如をもたらす可能性を秘めている。

4. 治療の短期化：「標準的」治療と短縮版治療

「標準的」認知療法は 15 回前後で終結する時間制限型の治療で，決して長

期に及ぶ治療ではないが，パニック障害に対する認知療法をさらに短期間で実施しようとする動きがある[7]。Stein ら[15]の短縮版認知行動療法はブースターセッションを加えても 3 回である。たしかに，薬物療法との併用をひとりの治療者が実施しようとするとき，短縮版治療は考慮すべき選択肢かもしれない[10]。しかし，短期化は簡易化と同じではなく，短縮版治療は治療技術の向上を前提とすることを忘れてはなるまい。

5. EBM 時代の治療関係：患者の意向

エビデンスにもとづく医療とは三位一体の医療である。ひとつは従来からある治療者の経験的技能という要素だが，これに科学的に実証された研究成果が加わることが肝要とされる。しかし，さらにもうひとつの要素である患者の意向が尊重されてはじめて，EBM の名に値する治療となるのである。

患者の意向を重視することの利点のひとつとして，患者がどのような治療を希望するかによって治療効果に差異の生じることが予想される。しかし，Bakker らの研究[3]は，この一般的な信念の妥当性を疑わせるものである。彼らによると，パニック障害に対する認知療法の有効性に関して，心理社会的治療を強く希望した患者でも，無作為割り付けにより治療を受けた患者でも，有意差を認めなかった。

患者の意向を尊重することに危険が伴うのも事実である。代替療法を選択するときの患者心理は，必ずしも自己主張技能や適応性が高く，心理的に「強い」わけではなく，むしろ不安や苦痛にとらえられている可能性が高いという報告[6]がある。

おわりに

パニック障害と強迫性障害を例に，SSRI と認知療法の併用療法を中心に文献的検討を加えた。新たな向精神薬の登場が不安障害に対する薬物療法と心理社会的療法の統合にまで発展するには，統合を基礎づける理論の確立や，

治療とりわけ心理社会的療法の供給充実などが不可欠であろう。また，治療法の選択という臨床決断に患者の視点を導入することは，EBM時代の治療関係を築く上できわめて重要であり，今後さらに多くの研究が待たれる領域であろう。

文　献

1) American Psychiatric Association: Practice guideline for the treatment of patients with panic disorder. Am J Psychiatry 155 (suppl): 1-34, 1998.
2) Antonuccio, D.O., Thomas, M. and Danton, W.G.: A cost-effectiveness analysis of cognitive behavior therapy and fluoxetine (Prozac) in the treatment of depression. Behav Ther 28: 187-210, 1997.
3) Bakker, A., Spinhoven, P., van Balkom, A.J.L.M., et al.: Cognitive therapy by allocation versus cognitive therapy by preference in the treatment of panic disorder. Psychother Psychosom 69: 240-243, 2000.
4) Bakker, A., van Dyck, R., Spinhoven, P., et al.: Paroxetine, clomipramine, and cognitive therapy in the treatment of panic disorder. J Clin Psychiatry 60: 831-838, 1999.
5) Barlow, D.H.: Long-term outcome for patients with panic disorder treated with cognitive-behavioral therapy. J Clin Psychiatry 51 (12, suppl A): 17-23, 1990.
6) Burstein, H.J., Gelber, S., Guadagnoli, E., et al.: Use of alternative medicine by women with early-stage breast cancer. N Engl J Med 340: 1733-1739, 1999.
7) Clark DM, Salkovskis PM, Hackmann A, et al.: Brief cognitive therapy for panic disorder; A randomized controlled trial. J Consult Clin Psychol 67: 583-589, 1999.
8) de Haan, E., van Oppen, P., van Balkom, A.J.L.M., et al.: Prediction of outcome and early vs. late improvement in OCD patients treated with cognitive behaviour therapy and pharmacotherapy. Acta Psychiatr Scand 96: 354-361, 1997.
9) Gabbard, G.O. and Kay, J.: The fate of integrated treatment; Whatever happened to the biopsychosocial psychiatrist? Am J Psychiatry 158:

1956-1963, 2001.
10) Gelder, M.G.: Combined pharmacotherapy and cognitive behavior therapy in the treatment of panic disorder. J Clin Psychopharmacol 18 (suppl 2): 2S-5S, 1998.
11) 井上和臣, 柏木信秀：薬物療法と認知療法の併用. 臨床精神薬理 2: 1075-1082, 1999.
12) 柏木信秀, 高橋徹, 井上和臣：うつ病治療における認知療法, 薬物療法, 併用療法の効果比較；医療判断学的研究. 精神医学 42: 281-289, 2000.
13) Klerman, G.L.: Ideological conflicts in integrating pharmacotherapy and psychotherapy. In: Beitman, B.D. and Klerman, G.L. eds. Integrating Pharmacotherapy and Psychotherapy. American Psychiatric Press, Washington, D.C., 3-19, 1991.
14) Revicki, D.A. and Wood, M.: Patient-assigned health state utilities for depression-related outcomes; Differences by depression severity and antidepressant medications. J Affect Disord 48: 25-36, 1998.
15) Stein, M.B., Norton, G.R., Walker, J.R., et al.: Do selective serotonin reuptake inhibitors enhance the efficacy of very brief cognitive behavioral therapy for panic disorder? A pilot study. Psychiatry Res 94: 191-200, 2000.
16) van Balkom, A.J.L.M., de Haan, E., van Oppen, P., et al.: Cognitive and behavioral therapies alone versus in combination with fluvoxamine in the treatment of obsessive compulsive disorder. J Nerv Ment Dis 186: 492-499, 1998.
17) 渡辺元嗣, 高橋徹, 井上和臣：ひきこもりの青年に対する認知療法. 臨床精神医学 29: 1165-1171, 2000.

パニック（恐慌性）障害の認知行動療法

はじめに

　向精神薬に対する反応性の差異が基礎となってひとつの症候群が分離され，その後，それはパニック（恐慌性）障害（panic disorder，以下 PD と略す）という独立したひとつの精神障害として，DSM-III において分類されることとなった。パニック（恐慌）発作を効果的にブロックする薬物は，現在，数多く知られており，PD の治療はもっぱら生物学的な視点からなされているといえよう。

　これに対し，最近，パニック発作の心理的側面に着目し，そこから治療の手段を得ようという動きがみられる。パニック発作の認知モデルを基礎とする認知行動療法（cognitive-behavioral treatment）は，そうした心理学的アプローチのひとつである。以下，その概要について述べたい。

I．パニック発作と認知

　パニック発作に伴う認知の研究は，DSM-III に PD という新しい概念が登場する以前にまでさかのぼるが，ここでは，DSM-III 以後の報告をひとつ取り上げる。

OttavianiとBeck (1987)[7]は，DSM-IIIによってPDと診断された30例のパニック発作時の思考とイメージについて，それらが身体的・精神的「破局 (catastrophe)」に関連したものであったと報告している。身体的破局のイメージには失神，心臓発作，死，呼吸停止などがあり，精神的破局あるいは行動面での破局のイメージとして自制喪失や精神錯乱があった。

このように，パニック発作を有する患者に直接質問して経験的に集められた認知は，身体的あるいは精神的破局がまさに切迫しているという主題へと収斂していた。

II. パニック発作の認知モデル

パニック発作の認知モデル (cognitive model of panic) は次のような仮説として定式化されている[3,4,9]。

パニック発作はある種の身体感覚や心的体験を誤って破局的に解釈すること (catastrophic misinterpretation) から生じる。

ある種の身体感覚とは呼吸困難であり，動悸であり，めまいや浮遊感である。心的体験とは非現実感や離人感である。PD患者はその身体感覚や心的体験を，実際よりもはるかに危険なものと考え，破局的な事態が目前に差し迫っていると誤って解釈するのである。息苦しさを覚えた患者は，呼吸停止と死が切迫していると考える。動悸を感じた患者は，それが迫り来る心臓発作の兆しだと思う。普段と違う心的体験は，思考や行動をコントロールする能力をまさに喪失しようとしていることの証拠であり，突然の精神錯乱のしるしと受けとめられる。

パニック発作は図1に示したような一連の出来事が悪循環を形成したものと考えられる[3]。パニック発作の引き金となる刺激はいろいろである。患者のおかれている状況，たとえば，前にパニック発作が起きたデパートや電車などの場所が外的刺激となる場合もあれば，わずかな身体感覚の変化や何らかの思考，イメージが内的刺激となることもある。この刺激が脅威と知覚さ

れると，不安が生じる。不安はさまざまな身体感覚の変化を伴う。このとき，もしその身体感覚（あるいは心的体験）が破局的に解釈されるとすれば，脅威は強まり，不安は増大する。身体感覚はさらに明らかになり，破局的解釈を強化する。悪循環がこうして生まれ，ついにパニック発作にまで至るのである。

III. 治　療

臨床場面でみられる PD 患者の大多数は，多かれ少なかれ，何らかの広場

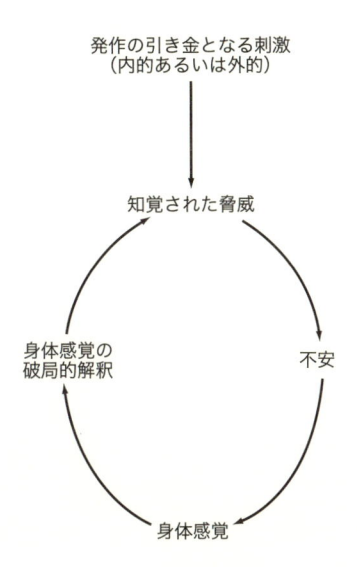

図1　パニック発作の認知モデル[3]

恐怖症状を経験している。パニック発作に見舞われたとき逃げ出すことのできない場所や助けの得られそうもない状況を，患者は恐れ，避けようとする。しかし，PD 患者が回避しようとするものは，雑踏や電車のなかのような具体的な場所ばかりではない。むしろ，目には見えない身体感覚のわずかな変化や感情の動揺が，パニック発作につながる悪性の刺激として恐れられ，回避されていると考えられる場合がある。パニック発作の認知モデルとして仮定されている，ある種の身体感覚や心的体験に対する破局的な解釈は，患者にとって恐怖すべき感覚や感情をさらにいっそう悪性の刺激とするものであり，それ自体が回避の対象となるものである。

　治療は，この破局的解釈を明らかにし，その妥当性を検証することを通じて，さらには，瞬間的な自動思考（automatic thoughts）の基底に隠された前提（underlying assumptions）や信念（beliefs）を同定し，現実吟味することによって，患者が恐怖し，回避する感覚や心的体験にさらされた場合にも，これに効果的に対処できることへと向けられる。

1. パニック発作に伴う破局的解釈の同定

多くの場合，パニック発作の鍵となる認知，パニック発作に随伴する自動思考を的確にとらえ，表現できるようになるには，訓練が必要である。

その理由はいくつかある[4]。第1に，自動思考の特徴として，それが習慣化されているものであって，患者にとっては疑う余地のない明白なものであるために，その存在に気づきにくいということがある。第2に，不安に関連する認知が，思考としてではなく，視覚的なイメージとして体験される場合がある。こうしたイメージは瞬間的であるため記憶にとどまりにくい。また，内容の面でも奇妙なものが多く，患者がそれについて語りたがらないためである。第3に，危険を主題とする思考は不安を生むため，注意を他のものに向けたり，その自動思考が生じやすい状況から離れることによって，その認知を回避しようとすることがあげられる。

パニック発作に関連する認知を同定する訓練には，情報を収集し，評価するためのプロセスといった側面もある。しかし，それ以上に，「死んでしまう」とか「気が変になってしまう」といった破局的な考えを恐怖し，回避する患者に，改めて認知の重要性に気づいてもらい，不必要で有害な恐怖を軽減してもらうという治療的な意味が大きいといえる。

以下，パニック発作時の認知を把捉する方法について述べる。

1) 最近のパニック発作に関する詳細な記述

比較的記憶が鮮明な最近のパニック発作について患者に詳しく語ってもらうことは，発作時の認知に気づき，これをとらえるのに有効な手続きである。そのときの状況をゆっくり反芻してもらいながら，治療者は次のように問うことによって，不安を生み，不安を維持する認知を引き出すことができる。

「強い不安を感じたまさにそのとき，あなたの心にどんな思いがよぎりましたか？」

「不安といっしょに何かイメージのようなものが浮かびましたか？」

「不安がもっとも強かったとき，どんなことが起こりそうだと思いましたか？」

このとき，不安という感情に伴う認知を問うよりも，パニック発作で体験される身体感覚に着目して，それらに伴う認知について質問したほうが答えを得やすいことがある。

「発作のときにはどんな身体の変化や感覚がありましたか？　その感覚のみられたとき，あるいはその前後で，どんなことを考えましたか？」

何らかの自動思考や視覚的イメージが得られたなら，次に，それをどの程度確信しているかについて患者に尋ねるようにする。このとき，自動思考に対する確信度は，患者のおかれている状況によって変化し得ることを知っておく必要がある。治療者とともにいて，パニック発作もなく落ち着いているときには，患者は自動思考が不合理であることに気づきやすく，これを最初から割り引いて考えたり，無視したりしがちである。「喉元過ぎれば，熱さを忘れ」てしまうわけである。大切なことは，患者が強い不安にさらされているときの，信じて疑わないような考え，すなわち"熱い"認知（"hot" cognitions）を探り出すことである。

いくつか確信度の高い自動思考が列挙できれば，それらとパニック発作時の身体症状との関連をみる。

パニック発作の認知モデルは，患者がわずかな身体感覚の変化でも破局的に解釈してしまうと仮定するが，その際，ある特定の身体変化には，ある特定の自動思考，ある特定の私的な意味づけが伴いやすいことが知られている。このような身体（あるいは精神）症状と認知の関係は"症状等式（symptom equations）"[2,4]と呼ばれている。表1にその例を示した。

実際には，患者にパニック発作時の身体感覚の変化をあげてもらい，先に同定した自動思考のそれぞれが，どの身体感覚に伴っているかを尋ねるようにする。パニック発作時に浮かぶ自動思考やイメージが，ある身体感覚に対する解釈である可能性を患者に示すことがその目的である。

2) 視覚的イメージ（imagery）の活用

パニック発作時の体験について質問するという簡単な方法だけでは自動思

表1 身体感覚の変化と認知：症状等式（symptom equations）

身体感覚	認知
息切れ・息苦しさ	呼吸の停止 「呼吸が止まってしまう」 「窒息して死んでしまう」
動悸・胸部痛	心臓発作 「心臓発作が起こりそうだ」 「心臓が止まりそうだ」
離人感・精神不安定 思考の混乱・集中困難	精神錯乱 行動を制御する能力の喪失 「気が狂いそうだ」 「何か大変なことをしてしまいそうだ」
手足のしびれ	脳卒中 「卒中の発作だ」
めまい・たちくらみ	意識喪失 「失神してしまう」 「卒倒してしまう」 「死んでしまう」

考が得られない場合，視覚的なイメージを援用してみる。不安に関連する認知は，しばしば思考という形ではなく，映像的なものとして体験されるからである。イメージを利用したパニック発作の再体験には，たとえば，次のような教示が有用であろう[4]。

「まず，発作のあったときの状況をイメージとして思い浮かべて，自分がそこにいるのをはっきりと思い描いてみるのです。あなたが不安を感じ始めた直前にまでさかのぼって，その状況のなかにいるあなた自身を思い描いてください。はっきりとイメージが浮かんだら，どんなものが見えるか教えてください。（患者の情景描写が終わると）それでは映画のスローモーションを見るように，少しずつそのイメージを前に進めてください。そして，イメージがひとつ先に進むたびに，何が起こるのか，どんな感情にとらえられるのか，どんな思いが心に浮かぶのか，注意を凝らしてください。何が見えていますか？……さあ，不安が急に強まってきました。いま，何を考えていますか？　どんなことが見えていますか？」

3)"疑似"パニック発作

過換気（room air hyperventilation）はPD患者にパニック発作を誘発し得ることが知られている。認知行動療法ではパニック発作時の自動思考の把捉（とその修正）にこの誘発方法が利用されている。深呼吸（overbreathing）によるミニ・アタック（minipanic attacks）[1]あるいは"疑似"パニック発作の誘発である。

深呼吸は通常2分間行われる。鼻と口から，素早く，そして，できるだけ深く吸って，できるだけ全部を吐き出すようにしてもらう。このとき，治療者が最初に手本を示したり，一緒にやってみたり，励ましたりするとよい。

深呼吸が終わると，その間に起こった身体感覚の変化について質問する。不安の程度を確かめ，深呼吸時に何を考えていたか，その自動思考についても尋ねるようにする。

大切な点は，深呼吸時の体験，とくに身体感覚の変化が通常のパニック発作のそれとどのくらい類似しているかを確認することである。完全なパニック発作にまで至らなくとも，深呼吸時の"疑似"パニック発作と自然に起こるパニック発作との類似性を患者が体験できればよい。症状の模倣が可能であれば，深呼吸負荷を，自動思考の把捉のためだけでなく，後述するように治療的にも活用できることになる。

2. パニック発作に伴う破局的解釈の妥当性の吟味

パニック発作時の認知，とくに身体感覚に対する特殊な意味づけである破局的解釈を明らかにすることができれば，認知行動療法の次の段階は，これらの認知の妥当性を検討吟味することに向けられる。

1）認知的技法（cognitive techniques）

認知的技法の核は問いかけること（questioning）にある。破局的解釈を内容とする自動思考を，より現実に即した思考（合理的反応 rational responses）に置換するために，次のような問いが治療者と患者との共同関係（collaboration）のなかで繰り返される。

「この考えが正しいという根拠（evidence）はどこにあるのだろうか？」
「この考えの誤りを示す根拠はないのだろうか？」
「これに代わるような説明（alternative explanation）はできないのだろうか？」
「別の見方で状況をみることはできないのだろうか？」
「どこまでが事実で，どこまでが自分の考えなのだろうか？」
「発作が起こっていないときの自分なら，どんなふうに考えるだろうか？」
「ほかの人ならば，どんなふうに考えるだろうか？」
「身近な人がそんなふうに考えていたら，自分はどう言うだろうか？」
「最悪の場合には，どんな結果になるだろうか（the worst outcome）？」
「最良の場合には，どんな結果になるだろうか（the best outcome）？」
「実際のところは，どんな結果になるだろうか（the most realistic outcome）？」

　こうした一連の問いによる自動思考の吟味は，治療場面だけでなく，自宅においてもホームワーク（homework assignments）として日常的に行われることが重要である。これにはPD患者用に改変された思考記録（Daily Record of Dysfunctional Thoughts）を用いるとよい（表2）。

　2）行動的技法（behavioral techniques）

　著しい不安を主徴とする患者の場合，思考記録を用いた自動思考の論理的吟味だけではその効果に限界がある。認知行動療法における行動的技法は，患者の認知の歪みを改変する方法として不可欠のものである。ここでは，パニック発作に対する行動的技法として呼吸調節療法（respiratory control treatment）[5]について述べる。

　これは次の3段階からなる（このうち，はじめの2段階は，"疑似"パニック発作」の部分を参照のこと）。

　(1) 随意的な過呼吸を行う。

　(2) 過呼吸を行うことによって，自然に起こるパニック発作と類似の状態が誘発されることを体験する。

表2 PD患者の思考記録の例

思考記録（パニック発作用）

氏名 _____

日時	パニック発作のあった状況	息苦しさ/呼吸困難	動悸	胸部不快感	発汗	めまい/ふらつき	非現実感	悪心	紅潮/熱感/冷感	ふるえ/しびれ	重症度評価	頻度(/日)	主要な身体症状	否定的解釈（確信度の評価0～100）	合理的反応（否定的解釈に対する確信度の再評価0～100）
月曜日	デパートにショッピングに出かけようとしているとき	+		+							40		息苦しさ 胸部不快感	この前もあのデパートで発作があった。もし今日また何かあったらどうしよう。(60%)	この前の発作がどうして起こったか思い出してみよう。あのときは、いろいろ忙しいことが重なっていて、朝から調子が悪かった。でも今日はそのときとは違う。発作がまた起きると考える理由が見当たらない。万一、発作が起こりかけても、今はどうしたらよいか、前よりはよく知っている。(30%)
	ショッピングしているとき	+	+	+		+	+			+	90		頭がぼうっとなって、足もとがふらふらする	発作が始まる。みんなの見ている所で倒れてしまう。どうしよう。早く何とかしなければ。(90%)	あわてないで。混雑がひどいから気分が悪くなっただけかもしれない。不安を感じたからといって、発作が完全に起こってしまったのではない。呼吸が荒くなっている。それで余計に頭がぼうっとするのだから、呼吸を整えよう。あわてないで。ゆっくり。(50%)

(3) 過呼吸を調節する緩徐な呼吸方法に習熟することによって，不安時に対処できるよう訓練を行う。

IV. 症　例

患者は32歳，未婚の女性である。2年ほど前，交通事故を起こし，その後，初めてのパニック発作をみている。電車や人混みのなかにいることが怖く，家を離れるのが不安になっていた。約1年半前から抗不安薬の処方を受けており，パニック発作の頻度は減少していた。患者は服薬によらない治療を求めて来院した。

治療は，患者にとって身近な体験を素材にして，認知行動療法の基礎にあるモデルについて知ってもらうことから始められた（不快な感情はそのときの患者の思考によって規定されているという認知モデルへの導入については，別稿[6]も参照のこと）。

T：診察を待つときの気持ちはどんなふうでしたか？
P：期待感といったらいいでしょうか。
T：そのとき，どんなことを考えましたか？
P：何もかもきっとうまくいくだろう。ここでの治療で，もう薬を飲まなくても済むようになる。……でも，来月から新しい仕事に就くことになっているので，不安です。本当にそんなに何もかも順調にいくだろうか，私にその仕事ができるだろうか，といろいろ悩んでしまうのです。
T：「私にはその仕事が本当にやれるのだろうか」と考えると，不安な気持ちになるというわけですね。
P：ええ，そうなのです。

パニック発作に伴う自動思考をとらえ，そのシナリオをたどる過程で，基礎に隠された前提が明らかにされた。

P： 前にも一度，薬を飲まなくて済めば，という気になって，自分で飲まなかったことがあるのです。でも，そのとき，とても苦しかったので。
T： それで，薬をやめると，また具合が悪くなったり，発作が起こるだろうと考えるのですね。……ところで，発作が起こると，どんなことになるのですか？
P： 気を失って，倒れそうになります。
T： 卒倒して，倒れると，どんなことになるのですか？
P： みんなにわかってしまいます。
T： 何が，ですか？
P： 私が変なことが。きっと，「あの人，どうかしたんじゃないか」とか，「気が変なのじゃないか」と思われます。
T： そう考えるだけの根拠が何かあるのですか？
P： 私と同じような人を見たことがあります。
T： どんな人でした？
P： その女性は，卒倒して，訳のわからないことをしゃべっていました。みんなの見ている所で，変なことをしたり。だから，気を失うのが怖いのです。
T： そういう自分の姿が目に浮かぶのですか？
P： そうなのです。発作が起きると，行動のコントロールがきかなくなって，どうかなってしまうのじゃないかと思います。
T： それでは，この用紙〔Ⅲ.2.1）の部分で列挙した質問が記載されている〕を使って，次回までに，考えておいてください。ひとつは，その女性にあったことが自分にも起きると考える根拠があるのだろうか，ということ。今までにその女性と同じような行動をしたことがあるか，ということも考えてみましょう。……ところで，あなたが倒れたのを見て，周りの人たちはどうするでしょうか？
P： 救急車を呼んでくれる人があるかもしれません。
T： そうすると，どうなりますか？
P： 家族が来てくれるかもしれません。家族も私の具合がよくないことに気づくでしょう。

T：そして，どうなりますか？

P：病院に入院して……。

T：そして？

P：何週間かしたら，退院して。……でも，家に帰っても気分はやっぱり良くならないでしょう。一度そんなことになったら，発作はまた起こるでしょうし，自分でそれをコントロールできる自信がありません。自分が弱い証拠です。

T：「もし卒倒してしまいそうな発作が一度でも起こるようなら，それはきっとまた起こるだろう」「もし発作を繰り返すようなら，私は弱い人間だ」というわけですね。

　このように「もし……ならば，……である（"If……, then……."）」という形で表現できるものが，自動思考の基礎にある前提である。

　「抗不安薬を中止すると，離脱症状が出たり，発作が再燃する」という患者の考えを脱破局化（decatastrophizing）しながら，服薬量は漸減された。並行して，呼吸調節療法が試みられた。

T：やっていただきたいのは2分間の深呼吸です。できるだけ早く，そして，深く，鼻と口の両方で呼吸してみてください。それで，深呼吸に対するあなたの反応を見たいのです。よろしいですか？

P：やってみます。……でも，もし具合が悪くなったら……。

T：具合が悪くなっても，元に戻す方法はあります。それでは，一緒に始めてみましょう。（深呼吸を開始する）うまくできていますよ。お上手です。そう，できるだけ深く。全部吐き出して，たくさん吸い込んで。30秒たちましたよ。

P：頭がふわっとしてきました。変な感じです。

T：もう少し続けられますか？

P：何とか。気分は悪いですが……。（深呼吸を続ける）ああ，頭がぼうっとな

る感じです。
T：もう少しで2分になります。頑張って。……さあ，やめてもいいです。
P：（深呼吸を中止する）口がからからです。
T：目を閉じて，今の状態をご自分でよく観察してください。……目を開けて。どんな感じですか？
P：（身体症状のチェックリストに記録しながら）頭が変で，何かだるい感じです。眠たいような。手の先がしびれたようだし，汗も少し。心臓が踊っています。とにかく不安でした。
T：不安はどのくらい強かったのですか？
P：50％くらいでしょうか。
T：そのとき，どんなことが頭に浮かびましたか？
P：失神して倒れてしまいそうな感じでした。
T：「失神して倒れてしまいそうだ」と思ったのですね。
P：ええ，そうですね。
T：そのとき，失神して倒れてしまいそうだと，どのくらい信じていましたか？
P：60％くらい。
T：いつもの発作と比べて，どうでしたか？　よく似ていますか？
P：ええ。似ていました。
T：どのくらい？
P：70％。でも，いつもほど怖くはありませんでした。
T：いつもと比べて，何が違うのでしょう？
P：たぶん，ここは病院ですし，先生や看護師さんがいますから。
T：それは大切なところだと思います。でも，私たちがそばにいるという事実ではなくて，それをあなたが知っていることが，不安の強さに影響したのかもしれませんね。危険を自覚しても，それに対処できることを知っていれば，不安は軽くなる，そうは思いませんか？……ところで，深呼吸をした結果，いつもの発作によく似た状態になったということについて，どう思いますか？

P：驚きました。感覚は同じでした。

T：普段の発作のときにも，知らないうちに深呼吸をしていて，それが発作と関係しているのかもしれませんね。また，発作が起こったとき，呼吸に注意してみてください。はじめは難しいでしょうが。……それから，もうひとつ大切な点は，もし深呼吸が発作と関連しているとして，では，その深呼吸にどう対処すればいいかということです。対処の仕方についても練習してみましょう。何ができそうですか。

P：なるべく忙しくして発作のことは考えないようにするとか……。

T：なるほど。うまくいきましたか？

P：疲れました。

T：手近にあるものに注意を集中するのが効果的な場合もあります（distraction）。でも，忘れようとしたり，いつも気持ちをそらせるだけでは，解決しないこともありますから。……深呼吸との関係で，何かできそうなことはありませんか？

P：……。

T：さっきは深呼吸を始めて30秒くらいから変化がありましたね。そのとき，呼吸の仕方を自分で変えてみたら，どうでしょう？

P：自分で，ですか？

T：練習してみましょう。はじめは，さっきと同じです。口を開けて思いっきり深く吸って，全部吐いて。

P：（深呼吸を始める）

T：30秒過ぎました。感覚が変化してきたら，今度は口を閉じて，鼻から呼吸してください。ゆっくり，規則正しく，リラックスして，そう，もう少しゆっくり。……どんな感じでしたか？

P：頭がふわっとしてきて。これは大変だ，と。

T：それで，呼吸の仕方を変えてみたら，どうなりましたか？

P：そうですね。いくらか気持ちが落ち着いてくるような。

T：上出来です。大切なのは，普段から何度も練習してみることです。もし発

作がまた起こりそうになったら，今の呼吸法を試してみればよいと思います。そして，呼吸の調節がうまくできるようになれば，その次は，行動範囲を広げることに挑戦してみましょう。

　思考記録を用いた破局的解釈の吟味は，患者の行動範囲を拡大していく過程（graded exposure）でも繰り返し行われた（表2）。

P： その日はショッピングに出かけるときから不安で，また発作のことを考えてしまいました。
T： 発作のことを考えてはいけないのですか？
P： 予感のようなものがあると，本当にそうなりそうですから。
T： そう感じたり，考えることと事実そうなることとは同じでしょうか？……それに，考えずにおくことが大切なのですか？……今は，その考えにチャレンジできればいいのです。0か100かではなくて，確信度が弱められたら十分です。……否定的解釈に対する合理的反応はどうでしたか？
P： 出かけるときのは不安がゆっくりと起こってきたので，ちゃんと別の見方ができたのですけれど，デパートに行ってからのは急な発作で，なかなかうまくいきませんでした。
T： 呼吸を調節するのと一緒に，カード（flash cards）を使うのはどうでしょうか？　合理的反応の要点だけを書いておいて，そのとき早めに読むのです。
P： やってみます。
T： 少し乱暴に聞こえるかもしれませんが，発作は治療中にも治療が終わった後にも起こることがあります。でも，発作のときにこそ，普段の訓練の成果が発揮できるわけです。発作そのものを恐れないことも大切だと思います。

おわりに

　パニック発作を認知という観点から理解し，治療しようとする認知行動療

法は,比較的新しい治療法である。このため,その効果に関する評価は,薬物療法のようには確立されていない。しかし,アメリカ,イギリスを中心に先進的な施設から,その有効性が報告され始めている[8,9]。認知行動療法は,とくに抗不安薬への依存が懸念される患者や向精神薬を使用できない患者にとって,薬物療法に代わるPDの新たな治療方法として有用となるであろう。

文　献

1) Beck, A.T.: Cognitive approaches to panic disorder; Theory and therapy. In: Rachman, S., Maser, J.D. eds. Panic; Psychological Perspectives. Lawrence Erlbaum Associates, Hillsdale, New Jersey, 91-109, 1988.
2) Beck, A.T., Greenberg, R.L.: Cognitive therapy of panic disorder. In: Frances, A.J., Hales, R.E. eds. Review of Psychiatry. American Psychiatric Press, Washington D.C., 571-580, 1988.
3) Clark, D.M.: A cognitive approach to panic. Behav Res Ther 24: 461-470, 1986.
4) Clark, D.M.: Anxiety states. Panic and generalized anxiety. In: Hawton, K., Salkovskis, P.M., Kirk, J. et al. eds. Cognitive Behaviour Therapy for Psychiatric Problems. A Practical Guide. Oxford Medical Publications. Oxford, 52-96, 1989.
5) Clark, D.M., Salkovskis, P.M., Chalkley, A.J.: Respiratory control as a treatment for panic attacks. J Behav Ther Exp Psychiatry 16: 23-30, 1985.
6) 井上和臣：アルコール依存症の認知療法．精神科治療学 4: 43-51, 1989.
7) Ottaviani, R., Beck. A.T.: Cognitive aspects of panic disorders. Journal of Anxiety Disorders 1: 15-28, 1987.
8) Salkovskis, P.M., Jones, D.R.O., Clark, D.M.: Respiratory control in the treatment of panic attacks; Replication and extension with concurrent measurement of behaviour and pCO2. Br J Psychiatry 148: 526-532, 1986.
9) Sokol, L., Beck, A.T., Greenberg, R.L. et al.: Cognitive therapy of panic disorder. A non-pharmacological alternative. J Nerv Ment Dis 177: 711-716, 1989.

パニック障害と認知療法

I．パニック障害

　正面のスクリーンには，満員の電車に乗る女性が写し出される。突然画面が動揺する。歪みが増幅する。苦痛の表情が大きくなる。めまいと動悸，そして息苦しさに襲われた彼女は必死に何かにつかまろうとする。
　「息が止まって死んでしまいそうだ」
　パニック発作を主症状とするパニック障害を紹介したビデオの冒頭である。
　このときは最寄りの駅で途中下車し，休憩するうちに楽になった。しかし，その後も急に呼吸困難やめまいを覚え，身体が沈んでいくような感じがしたり，不安のために居ても立ってもいられなくなったりすることが何度もみられた。
　「発作」のとき検査をしてもらったが，異常は指摘されなかった。内科医からの紹介で精神科を受診したこの女性は，次のように訴えた。
　「急に落ち着かなくなって，不安で，とても苦しくなったのです。胸がどきどきして，息苦しい感じがしました。冷汗が出て，指が冷たくなって，感覚がなくなるようでした。手や足がふるえたりして，そのときは死んでしまうような気がして，じっとしていられませんでした。最近はまた苦しくならないか，またそれが起こらないか心配です」

II. 認知療法

1. こころを観察する：セルフ・モニタリング

　3年ほど前，突然の腹痛で家族が救急を受診したときのことである。対応してくれた外科の当直医は，私たちの話を聞きながら，腹部を触ったり，超音波の検査をしたり，患者の身体に関するデータを次々と手際良く集めていく。そして，不安にかられる私たちに，考えられる診断と治療の方針を示してくれた。

　パニック障害の認知療法は，このときの外科医の対応とはずいぶん違っている。医師がデータを集めるのではなく，あなたがそれをするのである。

　あなたが認知療法を希望するなら，日課表のようなものが手渡されるだろう。月曜日から日曜日まで1週間にわたって，朝の8時ころから夜遅くまで，1時間ごとの不安を記録できるようにした「不安記録表」（表1）がそれである。

　「今あなたはクリニックにいるわけですが，どのくらいの不安を感じていますか。1（最小の不安）から5（最大の不安）までの5段階で評価すると，今のあなたの不安はいくらになりますか」

　あなたは火曜日の午後4時の欄に，「クリニックにいる　2」と書きとめる。

　その後であなたには，1週間の自分の行動と不安を観察し，その結果を記録するという課題（ホームワーク）が与えられるはずである。

　1週間後，「不安記録表」を前にして，あなたと治療者は話し合う。

　どこにいるとき，何をしているときに不安が募りやすいか，それがあなたにもはっきりわかりはじめる。たとえば，観察と記録を終えるまでは，毎日ずっと不安でたまらないと感じていたのが，ほんとうは，近くのスーパーまで出かけようとするときとか，ひとりで家にいるときとかに不安が強まることが理解できるようになる。

　1週間の記録を振り返って，あなたは症状に変動があるのを発見する。

　際限もなく広がるびまん性の不安は，転移したガンと同じように曲者であ

表1 不安記録表

	月曜日	火曜日	水曜日	木曜日	金曜日	土曜日	日曜日
- 8							
8 - 9							
9 - 10							
10 - 11							
11 - 12							
12 - 1							
1 - 2							
2 - 3							
3 - 4							
4 - 5		クリニックにいる 2					
5 - 6							
6 - 7							
7 - 8							
8 - 12							

る。もう少し正確に表現するなら，びまん性と「考えられた」不安は悪性度が高い。悪性の不安を良性化するには，不安を局所に限定されたものにするとよい。ガンも被膜のなかで留まっていれば，ただの腫れ物である。

　治療者は不安が強かったときの出来事に焦点を絞り，そのときの様子を詳しくあなたから聞こうとする。

　あなたは，映画をスローモーションで再生するように，出来事をゆっくり再現していく。

　「夕方，ひとりで買い物に出たときでした。出かけるときから緊張して苦しかったのですが，レジで並んでいたときに，それは襲ってきたのです。不安でいたたまれなくなって，結局，何も買わずに，一目散に自宅まで帰りました」

　その出来事を治療者に話すだけでも，あなたには苦痛である。

　ところが，レジで並んでいたときの不安について，治療者はさらに尋ねてくる。

　「そのとき何を考えていたか，思い出せますか。イメージでもいいのです。

そのときどんな考えやイメージが，あなたの心のなかをよぎりましたか」
　あなたは思い出したくない出来事を反芻するように求められるのである。
「何も考えていませんでした。ただもう恐くて，早く逃げ出したかっただけです」
　そうあなたは答える。
　すると，治療者はこう続ける。
「もし逃げ出すことができなかったら，どうなっていたと思いますか」
　考えるだけで，あなたは苦しくなる。
『レジに並んでいる人たちが不審げに私を見ている』
　あなたの心臓は早鐘のようである。息がつまってくる。
『大声をあげてしまいそうだ。今にも倒れそうで，もう自分の行動をコントロールすることなど不可能だ』
　認知療法では，不安や抑うつ，怒りなどのさまざまな感情に伴って心をよぎる思考やイメージを「自動思考」と呼んでいる。
　不安になったり悲しくなったりしたとき，あなたのこころのなかに，「自動思考」というものが存在していることなど，あなたはこれまでほとんど自覚していなかったにちがいない。
　パニック障害の認知療法では，不安とともに，どのような「自動思考」がこころをよぎるのかを観察し記録することが勧められる。あなたのこころのなかで起こっている出来事を，あなたは自分で探っていく。それはセルフ・モニタリングと呼ばれる方法である。

2. 呼吸を整える：呼吸調節法

　もう10年以上も前のこと，ペンシルベニア大学認知療法センター臨床部門の責任者であったフレッド・ライトを探して，私はムード・クリニック（認知療法センターの外来部門）のなかを右往左往していた。
　ちょうどソニーの少し古めかしい録音機器がある部屋の前を通りかかったときであった。何やら切迫した人の息遣いが聞こえてきた。ふたりの人がし

きりに呼吸を合わせているようなのである．ひとりは経験が乏しいのか，何度試みても挫折してしまうらしく，もうひとりがしきりに励ましている．繰り返されるその激励の声が息遣いに混じって聞こえる．どうもフレッドの声のようであった．

数日後，認知療法の生みの親であるベック教授のセミナーの日，過呼吸によるパニック発作の誘発について講義があった後，呼吸調節法に話題が及んだ．

「これからあなたに深呼吸をしていただきたいのです．鼻と口の両方を使って，できるだけ早くできるだけ深い呼吸を2分間していただけますか．深呼吸に対するあなたの反応をいっしょに見てみたいのです．最初は私がやり方をお教えします．それでは始めます．こんなふうにやっていただけるといいのです」

治療者は口を開けて，早く，そして深く呼吸してみせる．

「ではやってみてください．私もいっしょにやりますから」

あなたは治療者をまねながら深呼吸を始める．

「もっと深く，できるだけ深くして，空気をみんな吐き出して，いっぱい吸い込むようにして」

あなたは失神してしまいそうな感じになる．頭がふわっとしてくる．めまいがする．口がからからになってくる．

「さあ，深呼吸をやめてください．それでは，目を閉じて，今の状態をご自分でよく観察してください．目を開けて，どんな感じがしたかを，このチェックリストを使って記録してください」

あなたは何かだるい感じを覚える．手の先がしびれたようだし，汗も少し出ている．心臓が踊っている．頭が変で，眠たいような気がする．倒れてしまいそうな感じがする．

過呼吸によって誘発された身体的・心理的状態が，自然に起こるパニック発作とよく似ているようなら，次にあなたは呼吸調節法を練習することになる．

「さっきは深呼吸を始めて30秒くらいから変化がありましたね。そのとき，呼吸の仕方を自分で変えてみたら，どうでしょう。練習してみましょう。はじめはさっきと同じです。口を開けて，思いっきり深く吸って，全部吐いて。感覚が変化してきたら，今度は口を閉じて，鼻から呼吸してください。ゆっくり，規則正しく，リラックスして」

30秒経つと，あなたは頭がふわっとしてきて，めまいを覚え始めた。それで呼吸の仕方を変えて鼻からゆっくり呼吸するようにしたら，いくらかその感覚が減ってきたように感じられた。たしかに気持ちも落ち着いてきたようだった。

3. 視点を変換する：認知再構成法

深夜のトーク番組で，著名な評論家が「平時と有事」の対応について興味深いことを話していた。

話を要約すると，平時と有事には別の「ものの見方」をする必要があるというのである。

評論家が重要人物の身辺警護の任についていた当時の出来事であった。十分な人員を配置してもらうことができず，手薄な警護を余儀なくされるという状況下で，あろうことか，当の要人が襲われるという事件が起こった。

このとき評論家のかつての上司がとった対応は，被害者の無事を最初に確認した後，評論家を慰労するものであった。ところが，内閣の中枢にあった人物が最初に発した言葉は，何と彼を難詰するものであったというのである。

評論家は，人の上に立つものが有事にとるべき態度の例として，直属の上司の対応を高く評価する一方で，部下を非難する愚を犯すような対応を否定していた。

有事において，被害者が無事であることを確認し，最悪の事態が回避できたとして，事態のプラスの側面をすばやく見て取れたことが，上司の適切な対応をもたらしたのである。そして，批判的であった別の人物は，襲撃そのものが阻止できなかったことを指摘し，事態のマイナス面にこだわることに

よって，部下の反感を買うことになった。

　評論家は，コップの水を見るとき，残っている水に注目するか，空になった部分に着目するかの違いであると話していた。

　ところで，国家の危機管理と共通したことが，こころの病気とその治療を語るときにも重要になる。

　たとえば，あなたがうつ病になって，職場復帰が順調にいかず，先行きの不安に悩んでいるという場面を想像してほしい。あなたは朝も昼も自宅で横になってテレビを見ながら，実はうわの空の状態で，どんなことが放送されていたのかさえ記憶できていない。しかし，頭のなかに何もないかというと，そうではない。

　あなたの脳裏には「もう一度仕事ができるようになるだろうか」という思い（認知）が何度もよぎる。

　「もう一度仕事ができるようになるだろうか」という認知はあなたに苦痛をもたらす。

　試しに「もう一度仕事ができるようになるだろうか」とじっくり考えてみてほしい。それだけでも，胸苦しくなって，落ち着かなく，不安になることが，あなたにも想像できるだろう。

　そこで，あなたは苦痛なことにわずらわされないようにする。「考えないことにしよう」と懸命になって，「もう一度仕事ができるようになるだろうか」という認知を脳裏から追い払おうとする。考えることをやめさえすれば，不安にならずにすむと思われるからである。

　あなたは苦痛な認知から逃れることができただろうか。

　追い払っても追い払っても，「もう一度仕事ができるようになるだろうか」という認知はあなたを追いかけてきて，あなたを不安にさせ続けるのではないか。

　健司という名の男性も，あなたと同じ現象に苦しんでいた。そして，その認知から逃げ切れずに受診した。

　彼に対する処方箋はこうだった。

「最悪の事態としてどのようなことがありうるのか，考えてみましょう。そして，それに対する備えをしてみませんか」

彼は驚いたようであった。今まで自分の不安を打ち消そうとして，無理やり事態が最良の結果になることだけを考えていたのに，それとは反対のことを要求されたからである。

パニック障害の治療にも同じことが言える。

「パニック発作が起こるのではないか」と心配になると，あなたは何とか不安が強くならないように，プラス思考で対応しようとしていないだろうか。呪文を繰り返すように，「大丈夫」と言い聞かせるだけになってはいないだろうか。

パニック発作のときが有事であるなら，発作のことを心配しているときは平時である。平時には最悪の事態を想定して，もっともあなたが恐れていることに対して準備をする必要がある。脳裏から消し去ろうとしている不安な予測に，真正面から向きあうことが，平時こそ大切になる。「私は何をもっとも恐れているのだろうか」と自分のこころに問いかけることが重要である。

そして，発作に見舞われた有事には，少しでも自分が対処できたことを見つけだそうとする態度が必要になる。トーク番組で評論家が指摘していたように，有事にはコップのなかに残っている水に注目し，事態のプラス面を評価してみるのである。

4．安全弁をはずす：曝露法

バブルの崩壊から阪神淡路大震災，地下鉄サリン事件，そして17歳の連続する残虐な犯罪と，残念なことに，「世界は危険に満ちている」ことが実感される時代になってきた。

「危険」を自覚することは不安をもたらす。安心したければ，「危険」に直面しないように慎重に行動するしかない。「危険」を回避することが至上命令になる。

パニック障害に限らず，およそ不安に関連する認知は「危険」を主題とし

ている。

　パニック発作に苦しむあなたは，通勤電車に乗ることができない。コンビニエンス・ストアで並んで待つことを考えると，気が遠くなりそうになる。助けを求めようのない高速道路は延々と続く地獄である。そこで，電車に乗らないこと，レジで並ばなくてもすむ時間帯を選ぶこと，一般道路の不便を我慢することが必要に思えてくる。

　「回避」という安全弁が常態化する。極端な場合，家を一歩も出ることができないまま毎日が過ぎていく。安全は保障されたかもしれないが，あなたの「生活の質」は回復しないままになる。

　安全弁がどのくらい緻密に設定されているか，驚くばかりである。デパートで買い物ができないあなたにとって，もちろん最初の安全弁は，デパートに行かずにすませることである。デパートに行かなければ，パニック発作に見舞われることもない。「第1の回避」である。

　そして，どうしても行く必要に迫られたとき，あなたは仕方なく人ごみの少ない時間に出かけるだろう。ところが，そのとき，発作の最初の兆候があなたを襲う。突然めまいを覚えたあなたは，必死にその場を離れようとする。人ごみから遠ざかることができれば，少しは楽になるにちがいない。「第2の回避」である。

　しかし，もっと厄介な安全弁が存在する。逃走することも不可能なとき，あなたは手近にあるものにつかまって，最悪の事態を避けようとする。ごく自然に行われる，あなたも自覚していないような行動である。「第3の回避」，もっとも微妙な回避である。

　パニック障害の認知療法は，この「回避」という安全弁をはずしてみることを提案する。

　めまい感を自覚したとき，あなたには「倒れてしまうかもしれない」「そのまま死んでしまうかもしれない」という認知がみられる。そのためにあなたは不安にもなり，「倒れないようにしよう」と，何かしっかりしたもので身体を支えようする。あなたの安全はこれで確保されたことになる。

しかしその一方で，あなたの認知は検討されないまま残る。短期的には安全が保障されたとしても，長期的にはいつまでも不安に悩まされることになる。

それでは，「倒れてしまうかもしれない」「そのまま死んでしまうかもしれない」という認知を検討するにはどうすればよいのか。

実験をすることである。リスクを有する行動を試みるのである。

めまいを感じたときに，何かにつかまるのをやめて，本当に倒れてしまうのか，本当にそのまま死んでしまうのか，あなたは自分で確かめてみる必要がある。

この実験が容易でないのはもちろん理解できる。しかし，不安と，その背後にある破局的な認知の呪縛から解放されるには，1分間でもいいから，何かにつかまらずに，あなたの認知に誤りがないかどうか，検討してみることである。

実験の結果はそのつど記録してほしい。「今にも倒れそうだ」と思ったとき，何分間物に寄りかからずにいられたか，その結果倒れてしまったのかどうか，それを用紙に書きとめるのである。

「倒れるかもしれない」「そのまま死んでしまうかもしれない」というあなたの破局的な認知は，少しずつ修正されていくことだろう。

できあがった実験の記録は，あなたが危険に挑戦しながら得たものだから，他のどんな人の激励よりもあなたを納得させてくれるはずである。

「安全弁をはずす」という実験が，回避のために制限されていたあなたの行動範囲を拡大させ，あなたの「生活の質」の回復に役立つはずである。

III．パニック障害と認知行動療法

パニック障害に対する認知行動療法の意義は，アメリカ精神保健研究所（NIMH）の統一見解（1991年）やアメリカ精神医学会（APA）の診療ガイドライン（1998年）に明記されている。アメリカでの知見をただちにわが国の臨床に適用できるかどうか検討の余地はあるが，エビデンス（科学的根

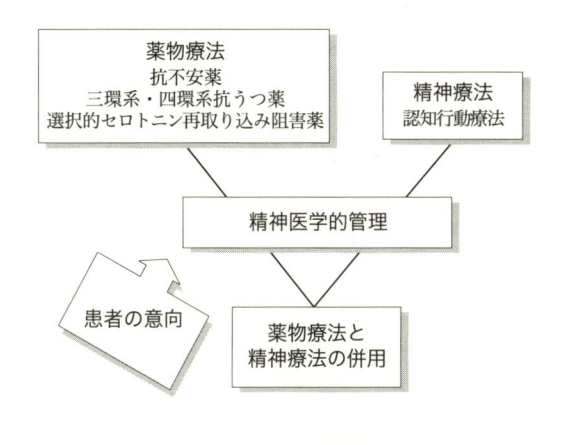

図1 パニック障害の治療

拠）に基づく医療が時代の要請になろうとするとき無視はできない。

1. NIMH の統一見解

パニック障害には，認知行動療法，薬物療法，両者の併用療法を含むいくつかの治療が臨床的に有効であることが実証されてきた。比較的新しい治療法である認知行動療法は，パニック発作を直接治療しようとするものでもある。認知行動療法では，不適応的思考過程の修正を図る認知再構成法が，さまざまな行動的技法（呼吸再訓練，身体的感覚と外的状況への曝露など）と組み合わされる。

2. APA の診療ガイドライン

パニック障害の治療は，精神医学的管理を中心として薬物療法と精神療法を実施することが基本になる（図1）。精神療法としては，症状に焦点を当てた認知行動療法が重視される。多くの研究によって治療効果が確認されている精神療法は，認知行動療法である。

認知行動療法は広場恐怖ばかりでなく，パニック発作に対しても有効であ

る。通常は，心理教育，持続的な発作のモニタリング，呼吸調節法，認知再構成法，曝露法などを組み合わせて実施する。

　注）認知療法に関連した情報は，日本認知療法学会のホームページから得ることができます。ぜひ一度お訪ねください。
　URL　http://jact.umin.jp/

認知療法の新しい動向
──強迫性障害と統合失調症──

はじめに

　認知療法（cognitive therapy）は「認知の障害」を主な特徴とする病態ではなく，不安や抑うつなどの「情緒の障害」を一次的な障害とする病態を，情緒障害の認知モデル（cognitive model）として概念化し，治療の対象とすることから発展してきた。認知療法は，ある状況下で見られる感情や行動に随伴する認知の重要性に着目し，そこに治療的介入の糸口を求めてきたのである。

　本稿では，最初に，認知療法の適応と禁忌を概観し，次に，認知療法の新しい動向として，強迫性障害と統合失調症に対する認知療法について紹介する。

I. 認知療法の適応と禁忌

　表1には認知療法の適応と禁忌を示した[5]。認知療法の適応は大きく分けて2つある。認知療法が主たる治療として用いられる精神障害の筆頭には，すでに認知療法の治療効果が実証されている非精神病性うつ病があげられる。不安障害，とりわけパニック障害は重要な適応である。パーソナリティ障害とアルコール・薬物乱用は新しい領域だが，今後の発展が期待できる。

表1 認知療法の適応と禁忌

適応		禁忌
主たる治療として	補助治療として	
大うつ病, 精神病像を伴わない	大うつ病, 精神病像を伴う	重度の痴呆 せん妄
不安障害	双極性障害	精神遅滞
パーソナリティ障害	統合失調症	中等度〜重度
摂食障害	軽度の痴呆,	
アルコール・薬物乱用	抑うつや不安を伴う	

(Ludgate JW et al.: 1993)

補助治療としての適応がある病態には,精神病像を伴ううつ病,双極性障害,統合失調症などがある。これらの病態では薬物療法が主たる治療となる。この場合,認知療法によって,たとえば,薬物療法に対するコンプライアンスを高めることが可能である。認知療法が禁忌となる病態には,知能や意識の障害を伴うものが含まれる。

ところで,妄想や強迫観念は認知あるいは思考の障害を本質とする症状なので,認知療法の第1の適応となるように思えるが,事実は必ずしもそれほど単純ではない。たとえば,強迫観念の認知モデルが最近まで存在しなかった理由は,強迫観念が認知的なものだからである。妄想や強迫観念の認知モデルも,またそのモデルに基づく統合失調症や強迫性障害に対する認知療法も,将来の課題と言える。

II. 強迫性障害の認知療法

強迫性障害に対する治療法としてその有効性が確立している行動療法に比べると,認知療法は未開拓の領域である。ここでは,強迫の認知療法に精力的に取り組んでいるオックスフォードの Salkovskis のモデルに基づいた概念化を中心に紹介する。

Salkovskis と Warwick [10] によると,認知療法と行動療法は対立するもの

ではなく，相補的なものであり，両者の間には理論的にも実践的にも対立はない，という。そして，認知療法の適応として，彼らは次の3つの場合を考えている。

1 曝露法（exposure）と反応妨害法（response prevention）の補助的療法
2 うつ病の合併例における抑うつの緩和
3 強迫観念に対する確信が強い例や強迫行為を欠く例への積極的介入

1. 強迫の認知モデル

先述のように，強迫の認知療法はなお開発途上の領域である。それは説得力をもつ強迫の認知モデルが未成立であるという意味である。たとえば，うつ病の認知療法の基礎にはうつ病の認知モデルが存在する。うつ病患者が示す自己と世界と未来に関する否定的・悲観的視点（認知の3徴 cognitive triad）から，気分の一次性異常であるはずのうつ病の諸症状は明快に説明される。また，身体的・精神的変化に対する誤った破局的解釈から，パニック発作に至る悪循環を説明するパニック発作の認知モデルは，その治療的有効性の面からもすでに一定の評価を得ている仮説である。

強迫の認知モデルに関連して，もうひとつ確認しておきたいことがある。それは強迫における自動思考の問題である。強迫観念はすぐれて認知的な現象であるから，これを自動思考と同一視してしまいがちだが，強迫の認知モデルでは，強迫観念とは別に自動思考は存在する，と考えるのである。それでは，強迫における自動思考とは何か？

Salkovskis と Kirk [9] は，パニック発作の認知モデルを参考にしながら，図1のような強迫の認知モデルを提案している。パニック発作の場合，たとえば，息苦しさや動悸を覚えたとき，「今にも窒息しそうだ」とか「心臓が止まってしまいそうだ」と考えることで，不安が生じ，その不安がさらに身体感覚の変化を助長する，と説明されている。言うまでもなく，パニック発作時の自動思考は破局を内容としている。

```
┌─────────────┐                    ┌─────────────┐
│  身体症状    │                    │脳裏に浮かぶ観念│
│ ・息苦しさ   │                    └──────┬──────┘
│ ・動悸      │                           ↓
└──────┬──────┘                    ┌─────────────────────────┐
       ↓                          │脳裏に浮かぶ観念に対する誤った解釈│
┌───────────────────┐              │・自分や他人に及ぶ危害に対して私は責任がある│
│身体症状に対する破局的解釈│              │【1／危害  2／責任】      │
│・今にも窒息しそうだ    │              └──────┬──────────────┘
│・心臓が止まってしまいそうだ│                     ↓
└──────┬──────────┘              ┌─────────────┐
       ↓                          │   不  安    │
┌─────────────┐                    └──────┬──────┘
│   不  安    │                           ↓
└─────────────┘                    ┌─────────────┐
                                  │  儀式的行動  │
                                  └─────────────┘
     パニック発作                         強  迫
```

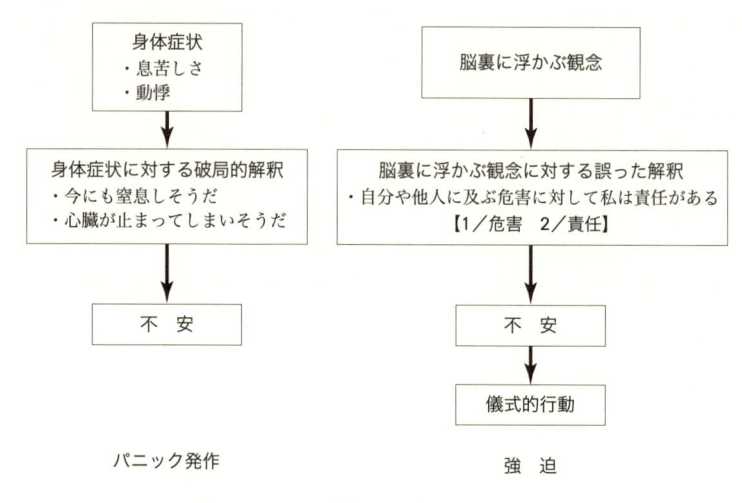

図1　パニック発作と強迫の認知モデル

　同様に，強迫の認知モデルでは，脳裏に浮かぶさまざまな観念に対して，誤った解釈・誤った意味づけ（自動思考）がなされることによって，不安という感情的反応が認められることになる。この自動思考に次いで，不安を中和する目的で，儀式的な強迫観念や行為が生じ，持続すると考えるのである。ところで，強迫に関連する自動思考の特徴は，「自分や他人に及ぶ危害に関して私は責任がある」と要約できる。つまり，最悪の事態としての危害（harm）と，予想される危害に対する自己の責任（perceived responsibility）が，自動思考の主題となる。次に，例をあげておく[10]。

P（患者）：病院の廊下に薬を落としてしまったかもしれないと思うと，それが気になって，何度も見落としがないように確認していたら，1時間もかかってしまいました。

T（治療者）：もし確認しなかったら，どんなことになっていたと思いますか？

P：子どもが薬を見つけて飲んでしまうかもしれません。

T：どの程度そうなると思うのですか？

P： 5パーセントくらい。（引用者注：患者は「危害」が生じる確率を低く見積もっている）
T： その他に考えることは？
P： 確認するのは簡単です。自分が他人のことを考えないで，子どもが病気になるのに比べたら，たいしたことではありませんから。でも，もし確認を怠ったら，私はそんな自分を許すことができないでしょう。もし注意しなかったら，子どもが食べてしまうことだってありうるでしょうし，そうなれば明らかに私の責任です。
T： どの程度そうだと思うのですか？
P： 60パーセントくらい。もっと多いかもしれません。
　（引用者注：自己の責任に関する確信度は高くなっている。つまり，「危害」よりも「責任」が患者にとっては重要なのである）

　この例をもとに，強迫の認知的概念化図（cognitive conceptualization diagram）を図2に示した。治療との関連で注目すべきは，「病院の廊下に薬を落としてしまったかもしれない」という考えに襲われることが，「正常な」心理現象とみなされている点である。むしろ治療の標的とすべきは，これに続く「子どもが病気になるかもしれないが，それは明らかに私の責任である」という自動思考である。患者は子どもへの危害と自己の責任を未然に防止するために，「何度も確認する」という儀式的な強迫行為を反復する。その結果，一過性に不安は軽減するものの，自動思考は妥当性を検討されないまま持続することになる。

2．強迫に対する介入
強迫に対する認知療法の目的は，次のようになる。
1　患者が実際の責任の度合いを認識する。
2　恐れていることが実際には起こらないこと，仮に起こったとしても，予想するほど最悪なものではないことを理解できるようにする。

214 第Ⅲ部　認知療法の応用と実践

```
強迫観念 ──→ 病院の廊下に薬を落として
              しまったかもしれない
                     ↓
             子どもが薬を見つけて飲んでし
             まうかもしれない
                     ↓
自動思考      子どもが病気になるかもしれない
                     ↓
             それは明らかに私の責任である
                     ↓
感　情　　    不　安
                     ↓
認　知       もし何らかの手段を講じなければ，
             被害が発生するだろう
                     ↓
儀式的行動    見落としがないよう，何度も確認する
```

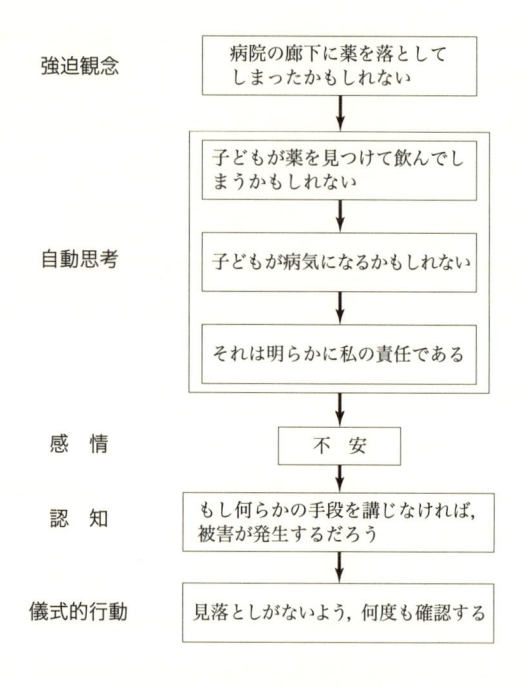

図2　強迫の認知的概念化図

　行動療法では現実場面への曝露を行うことによって慣れ（habituation）をもたらそうとするが，認知療法は事態の再評価（reappraisal）を促そうとする。

　具体的な治療技法に関しては，たとえば，予測と現実の乖離を記録することが考えられる。一方の欄には，不安をもたらす場面への曝露を行ったときに生じる危害の予測（prediction）を記録する。片方の欄には，反応妨害法を加味しながら，当初の予測が現実のものとなったかどうか，その帰結（outcome）を記録するのである。

　なお，治療者や家族による保証を患者は強く求めてくるかもしれない。しかし，通常それは患者の自動思考の特徴である自己責任の一時的な軽減をもたらすだけなので，勧められない。

3. 強迫の認知モデルに関する疑問

Salkovskis のモデルを構成するふたつの認知内容のうち,「自己および他人に対する危害の予測」は理解しやすいが, もうひとつの認知内容である「責任」については, そのような認知が確かめられる症例とそうでない症例が存在するだろう。たとえば, 前者はいわゆる加害恐怖の形をとるものであるが, 症候学的にそれとは区別される症例では, 上述の認知モデルは適切ではないかもしれない。

III. 統合失調症の認知療法

わが国では, これまで Brenner らの認知療法が導入されたり[12], 統合失調症などの幻聴に対する認知療法的接近法が報告されている[3]。しかし, Beck の回想によると, 長年にわたって統合失調症は認知療法の適応ではなかったのである[4]。ここでは, 統合失調症の認知モデルをめぐる問題を中心に, イギリスや北欧での試みを紹介する。

1. 統合失調症の認知モデルとそれに対する疑問

最初に, うつ病の認知モデルと対比できる理論が, 統合失調症の認知療法には存在するのか, という疑問について考えておきたい。たとえば, Perris[6]は個人の脆弱性とストレス因との関連で統合失調症の病理をとらえている (脆弱性 - ストレス・モデル vulnerability/stress model) が, この仮説は統合失調症の認知モデルと呼べるものではない。また, Birchwood と Preston[1]は総説のなかで統合失調症における障害概念や再燃に関連するストレス因, 家族の感情表出の問題などについて触れた後, 幻聴, 妄想, 認知の欠損, 対人機能の障害, 家族への対応を, 認知行動療法の観点から論じている。しかし, ここでも, ある特定の認知内容から統合失調症を仮説的に特徴づけるという認知的概念化の作業はなされていない。注意, 問題解決などの認知機能の欠損が強調されているだけである。

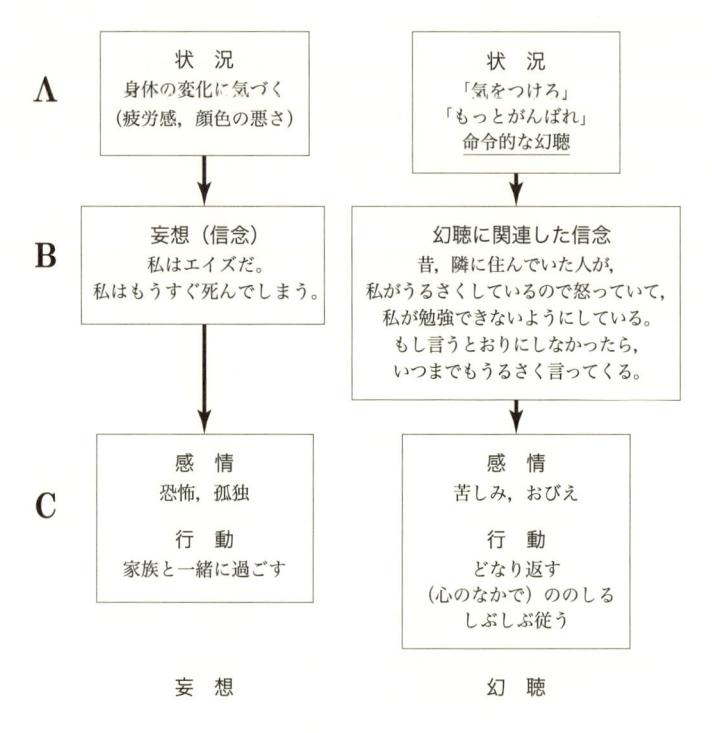

図3 妄想と幻聴の認知モデル

妄想

A 状況
身体の変化に気づく
(疲労感, 顔色の悪さ)

B 妄想（信念）
私はエイズだ。
私はもうすぐ死んでしまう。

C 感情
恐怖, 孤独
行動
家族と一緒に過ごす

幻聴

A 状況
「気をつけろ」
「もっとがんばれ」
命令的な幻聴

B 幻聴に関連した信念
昔, 隣に住んでいた人が,
私がうるさくしているので怒っていて,
私が勉強できないようにしている。
もし言うとおりにしなかったら,
いつまでもうるさく言ってくる。

C 感情
苦しみ, おびえ
行動
どなり返す
(心のなかで) ののしる
しぶしぶ従う

2. 妄想・幻聴の認知モデル

Chadwick ら[2]は統合失調症という疾患概念を放棄し，症状モデル (symptom model) に立脚した妄想や幻聴への介入について述べている。その理論の中心には，統合失調症体験を範疇的なものではなく次元的なものとして理解しようとする視点がある。たとえば，彼らは心理教育 (psychoeducation) の重要性を主張するが，それは統合失調症体験と正常な体験との類似性・連続性を強調するためである。

彼らの提案する妄想の認知モデル (図3) は，状況 (A) - 認知 (B) - 感情・行動 (C) の関連を定式化した ABC モデルに準拠しており，必ずしも妄想の新たな概念化とは言えない。もちろん妄想は認知であり，他の強固な信

念と同列のものとみなされる。

一方，Beckも思い及ばなかった試みとして，言語幻聴の認知モデル（図3）と認知療法がある。このモデルの画期的な点は，幻聴をABCモデルにおける状況と考え，幻聴（状況）に対する特有の解釈あるいは意味づけを，治療の標的となる認知としている点である。苦痛な感情や行動の障害をもたらすのは，幻声そのものではなく，幻声に関する患者の信念であるから，幻聴の認知療法は幻聴の消失ではなく，信念を弱めることに向けられる，というわけである。この場合，信念は幻聴に関連した妄想とも考えられるので，幻聴の認知モデルは妄想の認知モデルと共通することになる。

幻聴に関する信念は，声の力，声の主，声の個人的な意味，声の意図などの側面から評価される。たとえば，「気をつけろ」とか「もっとがんばれ」といった幻声については，「昔，隣に住んでいた人（声の主）が，私がうるさくしているので怒っていて，私が勉強できないようにしていて（声の個人的意味），もし言うとおりにしなかったら，いつまでもうるさく言ってくる（声の力）」と患者は考え，その結果として，苦しみやおびえという感情を覚え，声にどなり返したり，密かに声の主をののしったり，しぶしぶ声に従うといった行動をとることになる。

3. 統合失調症に対する認知療法の具体例

海外文献のなかには症例報告の形で統合失調症の認知療法について述べたものがいくつかある[4,7,8,11]。1例を紹介する[11]。

アンナという女性の場合，妄想とともに持続性の言語幻聴（虐待するような内容）が認められた。

アンナが認知療法による治療に積極的になり，思考と感情について話せるようになった時点で，幻覚がセッションの話題として取り上げられた。アンナは幻覚の強度，頻度，誘因の記録（self-monitoring）を行った。その過程で，彼女がひとりのときに声は増大しやすいことが明らかになった。加えて，声の強度に変動があり，ほとんど存在しないときのあることがわかった。し

だいにアンナは幻覚の妥当性を問うこと（reality testing）に興味を示しはじめた。あるとき，ホームワークとして，アンナは信頼できる看護師数人に，声が聞こえるかどうか尋ねてみた。誰も聞こえないというのが返答であった。そこで，その声が何かについて，仮説を立てることにした。アンナは声はたぶん「本当」であると思っていたが，それでもその度合は「70％の確かさ」になっていた。次に，声の源がどこにあるかを探すことにした。その結果，アンナの声に対する確信度は50％にまで低下した。どのような方法で声が彼女だけに向けられているのかについて，考えられる理由（alternative explanations）を話し合った。「私は悪霊の声を聞くことができる霊媒かもしれない」（確信度30％），「テレパシー」（確信度20％），「特定の脳部位の興奮によって生じた統合失調症のひとつの症状」（確信度30％）が挙げられた。統合失調症に関する書物を読み，認知療法を継続することにより，声が一症状であるという考えが強まってきた。アンナは声にとらわれたり，おびえたりすることが少なくなった。

アンナの示す全般的な意欲減退と対人交渉の乏しさについては，活動の計画（activity scheduling）と達成度・満足度評価（mastery-pleasure rating）を少しずつ行うことで対応した。部分入院プログラムに参加するようになったアンナは，高すぎる目標を立て，それからその目標をまったく放棄してしまうのだった。たとえば，朝9時までに病院に来るという目標を立てても，間に合わないようなら，いっそ病院に行かないほうがましだとアンナは考えた。そこで，病院に来るのが昼食時になってもよいと教えられた。少しずつ出発時間を変えていき，アンナは9時半には来院するようになった。

また，再燃予防のために，薬物療法に対するコンプライアンスが話題として継続的に取り上げられた。薬物療法に関連する非機能的信念を同定・修正する認知的技法などが試みられた。

4. 統合失調症の認知療法に関する疑問

1) 認知療法の標的症状

　統合失調症の認知療法において標的となる症状は、幻覚・妄想（精神病症状）なのか、それとも陰性症状なのか、あるいは統合失調症の脆弱性を成すと考えられるパーソナリティ特徴（スキーマ）なのか、という問題がある。いくつかの症例報告ではそれらすべてが標的となっている。しかし、薬物療法や社会生活技能訓練（SST）の適応を考慮すると、スキーマこそが認知療法の標的となるように思える。ただ、スキーマとそれを活性化させるストレス状況に焦点を当てることが重要だとすると、統合失調症の認知療法は統合失調型パーソナリティ障害に対する認知療法と区別できなくなるだろう。

2) 認知療法と脆弱性‐ストレス・モデル

　統合失調症を自生的な事態ととらえるのではなく、生物的・心理的脆弱性とストレス因との関連から理解することが、認知療法による介入への道を開くとしても、それでは認知療法と社会生活技能訓練の区別が曖昧になることは否めない。

3) 統合失調症の認知モデル

　統合失調症の認知療法に根本的な欠陥があるとすれば、それはこの障害に特異的な認知内容から障害の全体を把握できていないからではあるまいか？

　個別の症状に対する個別の対応という治療様式は、認知療法の「パッケージ療法」化を促進するだけのように思われる。たとえば、認知再構成法（cognitive restructuring）によって幻聴や妄想に変化をもたらすことができたとしても、認知再構成法という技法と認知療法とが同義ではない以上、治療の理論的仮説は不十分なままである。統合失調症の認知療法には、統合失調症を俯瞰できるような認知モデルが欠落している、と結論せざるを得ないのだろうか？

4) 疾病論的差異と認知療法の技法

認知療法の「パッケージ療法」化と関連することであるが，統合失調症を対象とするとき，うつ病や不安障害の認知療法で用いられる治療技法がそのままの形で精神病治療に適用されているように思える。精神病と神経症の疾病論的連続性を前提としたこのような介入法が，果たして効果を得るものであろうか？　統合失調症の認知療法は治療技法の上でも，洗練される必要がありそうである。

文　献

1) Birchwood, M., Preston, M.: Schizophrenia. In: Dryden, W., Rentoul, R. (eds). Adult Clinical Problems. A Cognitive-Behavioural Approach. Routledge, London, 171-202, 1991.
2) Chadwick, P., Birchwood, M. and Trower, P.: Cognitive Therapy for Delusions, Voices and Paranoia. John Wiley & Sons, Chichester, 1996.
3) 原田誠一，吉川武彦，岡崎祐士ほか：幻聴に対する認知療法的接近法（第1報）患者・家族向けの幻聴の治療のためのパンフレットの作成．精神医学 39: 363-370, 1997.
4) Kingdon, D.G., Turkington, D.: Cognitive-Behavioral Therapy of Schizophrenia. Guilford Press, New York, 1994.
5) Lutgate, J.W., Wright, J.H., Bowers, W. et al.: Individual cognitive therapy with inpatients. In: Wright, J.H., Thase, M.E., Beck, A.T. et al. eds. Cognitive Therapy with Inpatients. Developing a Cognitive Milieu. Guilford Press, New York, 91-120, 1993.
6) Perris, C.: Cognitive Therapy with Schizophrenic Patients. Guilford Press, New York, 1989.
7) Perris, C., Nordstroem, G. and Troeng, L.: Schizophrenic disorders. In: Freeman, A., Dattilio, F.M. eds. Comprehensive Casebook of Cognitive Therapy. Plenum Press, New York, 313-330, 1992.
8) Perris, C., Skagerlind, L.: Schizophrenia. In: Dattilio, F.M., Freeman, A. eds. Cognitive-Behavioral Strategies in Crisis Intervention, 104-118, 1994.
9) Salkovskis, P.M., Kirk, J.: Obsessive-compulsive disorder. In: Clark, D.M.,

Fairburn, C.G. eds. Science and Practice of Cognitive Behaviour Therapy. Oxford University Press, Oxford, 179-208, 1997.
10) Salkovskis, P.M. and Warwick, H.M.C.: Cognitive therapy of obsessive-compulsive disorder. In: Perris, C., Blackburn, I.M., Perris, H. eds. Cognitive Psychotherapy. Theory and Practice. Springer-Verlag, Berlin, 376-395, 1988.
11) Scott, J., Byers, S., Turkington, D.: The chronic patient. In: Wright, J.H., Thase, M.E., Beck, A.T. et al. eds. Cognitive Therapy with Inpatients. Developing a Cognitive Milieu. Guilford Press, New York, 357-390, 1993.
12) 高井昭裕：精神分裂病の認知療法．大野裕，小谷津孝明編：認知療法ハンドブック（下巻）．星和書店，東京，55-77, 1996.

強迫性障害に対する認知療法の適用

抄録：認知行動療法は，強迫性障害の治療法としてその有効性が報告されてきたが，多くは行動療法的技法を主体としたものであり，思考記録表を用いる Beck の認知療法的技法を取り入れた強迫性障害の認知行動療法は発展途上の段階にある。本論では，薬物療法を併用しつつ認知療法を施行し効果をみた重度強迫性障害の症例を報告した上で，強迫性障害に対する認知療法の適用を考察した。強迫性障害の認知療法では，標的症状である強迫観念自体を自動思考として操作対象とすることになるため薬物療法を併用し，強迫観念の切迫性・制縛性を軽減した後に認知療法を施行する必要があり，また思考記録表の改変を行うなどの工夫が必要であると考えられた。

Key words: obsessive-compulsive disorder, cognitive therapy, clomipramine, Y-BOCS

はじめに

認知療法は 1960 年代に A.T. Beck[1] によって創始され，当初は単極性うつ病の治療法として発展してきたが，今日ではパニック障害，摂食障害，パーソナリティ障害，あるいは統合失調症の補助療法などにも適用されるようになり，特に欧米において定着したといえる。

強迫性障害に関しては，強い抑うつ状態や強迫症状の内容を妄想的にとら

える患者に対して認知療法が有効であったという報告[10]以来,認知療法の治療対象として研究がなされるようになった。また強迫性障害に対する認知療法では,従来の認知修正法や思考中断法など強迫思考の修正に焦点をあてたものと,強迫症状に付随する抑うつ的な自動思考の修正に焦点をあてたものに分けられる[7]とされる。

一方,1997年に提唱された強迫性障害に対する治療法の選択ガイドライン[4]では,Y-BOCS (Yale-Brown Obsessive Compulsive Scale) と患者の年齢により治療法が選択される形となっており,軽症例では認知行動療法を第一選択とし,それ以外では認知行動療法に加えてSRIによる薬物療法を施行することになっている。ただしここで言う認知行動療法とは,曝露反応妨害法などの技法を中心として,すでに強迫性障害の有効な治療法として実証されてきた行動療法を主体としたものである。強迫性障害の治療ガイドライン[4]における「認知行動療法の技法の選択」の項でも,曝露反応妨害法を一次選択とし,認知療法は補助的に併用,あるいは二次選択の治療技法として分類されている。要するにBeckの創始した狭義の認知療法の分野に限って言えば,いまだ強迫性障害の治療法として確立されているとは言い難く,発展途上の段階にあると言ってよい。

筆者らは,重度の強迫性障害に対して薬物療法との併用により認知行動療法が奏効した症例を経験したが,本例で使用した認知行動療法は認知療法的技法を中心としたもので,行動療法を主体とした症例とは異なったアプローチを多く含んでいた。よって症例を提示した後,強迫性障害に対する認知療法の有効性に関する考察を試みた。

I. 症　例

〈症例〉30歳,女性。

　26歳時,動悸を訴え近医内科を受診したが,異常は指摘されなかった。その後も動悸が続き,会社の人間関係で悩んでいたこともあり,X年1月(27

歳）に近医精神科を受診。同年4月頃から確認行為が出現するようになった。次第に確認行為に時間がかかるようになり，X+2年3月（29歳），当科に紹介され入院となった。当科初診時，確認強迫を主体とした強迫行為のため，著しく生活に支障を来していた。

①治療導入期（周囲への強い巻き込みがみられた時期）（入院後第1週から第4週）

入院時主訴は，「大事なものを捨ててしまうような気がしてゴミを捨てられない」，「ポケットに郵便物が入っているような気がして何度も調べてしまう」，「手洗いや入浴の時間が長い」などであった。外来でのclomipramine投与は無効であったため，まずはhaloperidol 6mg/日にて観察したが，入院初日から他患および医療スタッフに対する強い巻き込みがみられ，病棟生活を円滑に送ることができなかった。強迫症状出現時には著しく切迫し，また周囲を巻き込んでの確認行為が続くため，haloperidolを10.5mgまで増量した。さらに巻き込みに対するスタッフの対応や枠付けを明確にするなどの治療構造の強化を図った。看護師を含めた治療者側の対応が整い，治療構造が安定化するとともに患者の巻き込みも減少し，さらに入浴時間は5時間から2時間半に短縮した。患者はその理由を「頭がすっきりしてきたから」と述べた。治療者は，「大事なものをなくすのでは」と訴える患者に，「今まで大事なものを何回なくしたか」，「他の人はそんなに確認するだろうか」といった問いかけを行ったが，確認行為中にそのような問いかけに対して対応できる余裕はなかった。

②Haloperidolとclomipramineの増量により治療構造が確立したと考えられる時期（入院後第5週から第7週）

日々の生活に余裕が出てくると，徐々に主治医の問いかけに反応を示し始めた。そのため1日の確認行為を記録するように指示し，患者とともに症状の把握を試みた。提出された記録は確認行為の羅列であった。確認行為の回数を徐々に減らすように指示したが，途中でやめようとするとかえって時間がかかる結果となった。入院39日目（第6週）には「以前よりも忙しくなっ

ている」と患者は語った。Haloperidol の効果に限界がみられたため，clomipramine の併用を開始したが，入院 41 日目には，食事量の低下・入浴拒否などが出現した。患者はその理由を，「強迫行為をしたくないので何もしたくない」と述べた。一方で，トイレでの確認行為や就寝前の確認の時間には短縮傾向がみられた。同時期患者は，「一口に入浴といっても前後にある膨大な儀式に組み込まれている行動なので，『入浴しましょう』と言われることは『一日の確認行為をすべてしましょう』と言われるのに等しい」，「朝から順序よくやれないのだったら一日中寝ていたほうがよい」と語った。

　入院 48 日目に「トイレと流しの確認が（以前は 30 回×3 セットだったが）30 回×1 セットでできるようになった」と確認行為の軽減を報告するようになり，入浴時間は 1 時間 45 分に短縮された。主治医は患者の意志を支持し，軽減できたことを積極的に評価した。さらに入院 55 日目には，起床時から昼までかかっていた一連の確認行為が午前 10 時には終わるようになった。気になることはあるが「まあいいや」と思うことができるようになったと述べ，残存する確認行為に対してもやめようとする姿勢がみられるようになった。しかし特別なスケジュールが入ると容易に生活のリズムは乱れる傾向にあった。

　③ Clomipramine が奏効したと考えられる時期（入院後第 8 週から第 12 週）

　入院 61 日目より clomipramine を 180mg に増量。Clomipramine 導入後 22 日目（入院第 63 日目：155mg）に 1 日の確認行為を記入させたところ症状は著明に軽減し，生活レベルも大きく改善され，症状に対する自覚的な洞察も認められた。Y-BOCS は，入院直後 34 点，第 8 週 30 点，第 13 週 21 点，第 17 週 13 点，第 19 週 7 点と減少。第 23 週までに 79％の減少がみられ，第 5 週から第 13 週まででも 38％減少していた。Y-BOCS の 35％以上の減少は，臨床的に十分な症状改善と考えられ[11]，clomipramine は本症例において著効したと考えられた。

　④認知行動療法を導入した時期（入院 13 週以降）

　第 12 週までの精神療法的介入は，患者がそれぞれの確認行為に対して回数を数えることに着目し，その回数をコントロールしてみるように指示してい

たが，確認行為の最中にはほかの考えに注意を向ける余裕はなかった。そこで強迫症状に距離をおくため，「深呼吸を3回すること」と「すぐに次の行動に移ること」を患者に指示した。患者は強迫行為をやめると決めた回数になると深呼吸をし，その後徐々に別の行動へ移ることが可能となった。

しかし頑固に残存する確認行為の回数は減らせず，clomipramine のさらなる増量も検討されたが，心電図上 QTc の延長が認められたため，思考記録表に基づいた認知行動療法を導入することにした。まず思考感情記録表[6]を使用し，状況・不快な感情・自動思考までを患者とともに記入することから始めた。自動思考の欄には「患者が確認行為をする理由」を記した。例えば，「忘れ物をした」，「きちんとゴミを捨てられない」，「50回ずつ歯を磨かなければいけない」，「3セット顔を洗わなければいけない」，「捨ててはいけないものまで捨ててしまった」，「洗濯機と乾燥機のなかに洗濯物が残っている」などが記された。それに対し，「他の考え方はないだろうか」，「他の人ならどう考えるだろうか」，「今まで忘れ物をして困ったことはあるか」，「もしも自動思考の通りになったらどうなるだろうか」などの問いかけを行った。当初患者だけでは記入できず，主治医と共に記録表を書き，合理的反応の欄まで記入するように導いたが，徐々に促されずとも自ら記入するようになった。また思考記録表に基づいての仮想のやりとり（認知的リハーサル）も行った。

さらに認知療法の思考感情記録表を改変し，患者専用の思考記録表を作成した（表1）。自動思考に対する不合理性が強く自覚され始めると，自ら確認行為をコントロールしようとする意志が明確になった。入院79日目から外泊を行ったが，外泊時に確認行為や巻き込みはみられなかった。その後は同様に認知療法による確認行為の軽減を図り，加えて行動療法的技法を随時導入した。入院107日目の時点で，すべての確認行為が10回以内となったため，自宅での生活も可能と判断し退院となった。

退院後は外来にて引き続き認知行動療法的アプローチによる治療を続け，以下のような流れで面接を行っている。（1）生活に支障を来していると考えられる確認行為を列挙する。（2）その確認行為を行う理由を考え，いかなる

表1 強迫性障害用思考記録表

状況（強迫行為を行ったときの状況）	強迫行為（そこまで行う必要があったのか）：確信度：0～100%	強迫観念（強迫行為を行うきっかけになった刺激・不快感・衝動など：確信度：0～100%）	質問1. 例）その強迫観念について、他の人だったらどうするだろうか。	質問2. 例）その強迫観念について、実際にその通りになったらどうなるだろうか。	質問3. 例）その強迫観念の通りになったことはどのくらいあるか。	質問1～3に答えてみて、強迫観念とは異なる別の考え方はないか。	質問1～3に答えてみて、強迫観念の確信度に変化はあったか。
買い物をした。	店のまわりを100回確認した。(90%)	どうしても忘れ物や落し物をしたと思ってしまう。(90%)	確認しない。そう思っても、ちょっと振り返るだけ。	お金やカードがなくなる。だらしのない人と思われてしまう。	1回だけ財布を落としたけど、見つかった。500円落とした。	落としても誰かが拾ってくれて、交番に届けてくれるだろう。今まで大した物は落としたことがない。	少し弱くなった。

考えに基づいて確認行為を行っているかを明らかにする。(3) その確認行為を行う理由を自動思考として同定する。(4) その自動思考に対して主治医が質問をする。(5) 主治医の質問に答えることによって合理的反応を患者自身が考える。(6) 実際にその確認行為を行う状況を想定し、シミュレーションを行う。(7) その上で目標を決め、次回までの課題とする。

現在、退院後1年以上が経過し、薬物は clomipramine を fluvoxamine (150mg) に置き換え、haloperidol も 1.5mg まで減量したが、単発的な確認強迫がみられる程度でその後も安定した状態が続き、日常生活に支障を来すことなく順調に経過している。

II. 考　察

1. Clomipramine の効果と認知行動療法との併用

本例の薬物量と Y-BOCS の推移を図に示した（図1, 2）。当初薬物療法として、強迫性障害に有効とされる clomipramine を使用し、中等度までの症

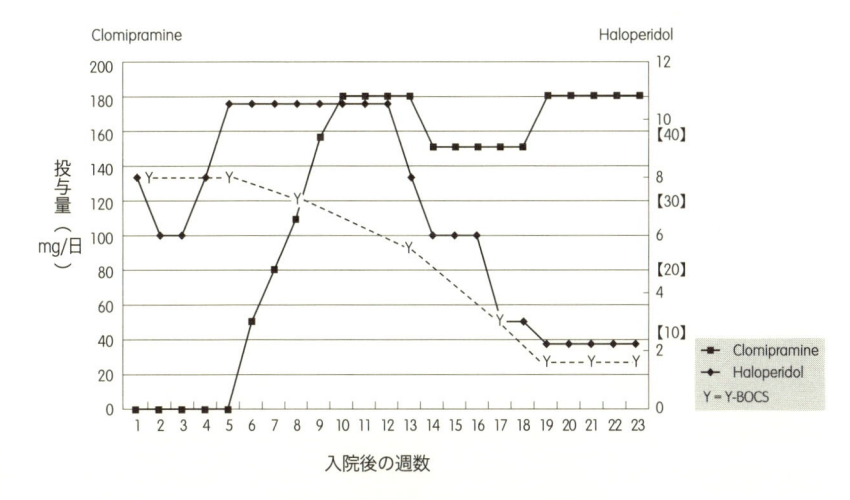

図1 薬物療法と Y-BOCS の推移

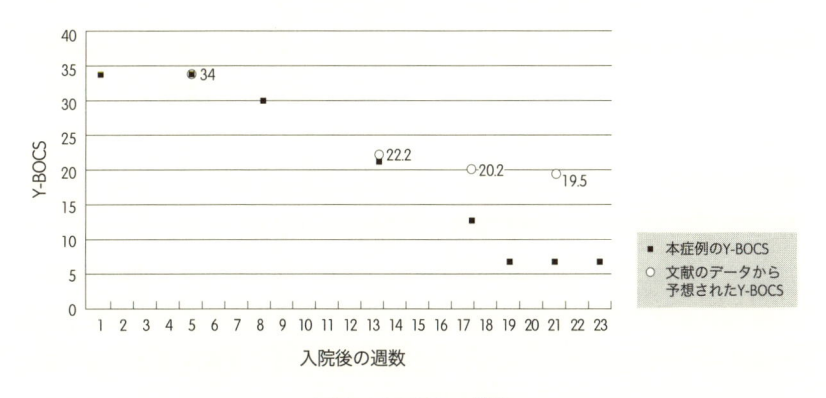

図2 Y-BOCS の推移

状改善をみたが，副作用である心伝導異常（QTc の延長）が出現し，それ以上の増量が困難となったため，補助的に認知行動療法を併用した。本症例においては薬物療法，特に clomipramine の使用が治療効果の前提と考えられたが，さらに認知行動療法を併用したことが最終的な治療成果に大きく関与したと考えられた。過去の強迫性障害に対する clomipramine の治療効果の

文献[2,3,11]と比較しても，本例の症状改善度は大きく，薬物療法単独よりも，薬物療法と認知行動療法の併用が強強迫性障害の治療に有効であることが示唆された。認知行動療法は clomipramine によって軽減した症状をさらに改善，安定化させ，再燃を防ぎ，治療の動機づけとなったと考えられる。また治療関係を築く上でも有用であったと思われた。

強迫性障害に対する clomipramine の効果に関しては，心伝導異常などの副作用以外にも，clomipramine 中断後の再発率は約9割といわれ，また clomipramine の効果が10週間の二重盲検試験による報告で（Y-BOCS の総点で）約40％の改善にとどまっているといった限界も報告されており[8]，精神療法併用の必要性が示唆されている。

強迫性障害に対する認知行動療法の効果はすでに確立されたものであるが，曝露反応妨害法などの行動療法的介入は，ある程度，治療者が技法に精通していることが必要である。それに比し認知療法的介入は，「強迫思考を変化させる」という常識的な介入を繰り返せばよいため，より簡便で，短時間の面接で施行できるという利点がある。また患者が思考記録表の記入に習熟してくれば，患者自身によるセルフケアにつなげることも可能である。

2. うつ病の認知療法と強迫性障害の認知療法との比較

うつ病の認知療法では，標的症状である感情（抑うつ気分など）を直接変化させようとするのではなく，感情の前段階に自動思考の存在を想定し，自動思考を同定・変化させることで，「間接的」に感情を変化させようとする治療戦略を持つ。一方，強迫性障害でも，圧倒性を持つ強迫観念を直接変化させることは難しいとの判断から，目に見える形で変化を起こしやすい強迫行為（行動）に焦点を絞り，これを対象に曝露反応妨害法などの積極的介入を行うことで，「間接的」に思考（強迫観念）を変化させようとする治療戦略がとられることが多かった。このため強迫性障害に対する精神療法は，行動療法の分野で取り上げられる傾向が強く，狭義の認知療法的介入は積極的になされてこなかったと考えられる。

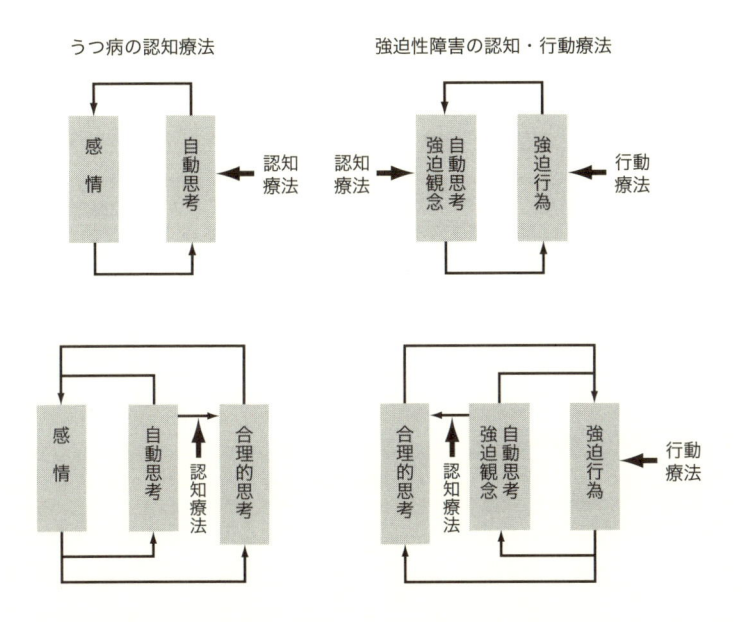

図3 認知療法におけるうつ病と強迫性障害の比較

しかし本症例では、行動療法的技法を随時取り入れはしたが、介入の中心は Beck の認知療法[1]であり、思考記録表を導入し、直接的に強迫観念を自動思考として変化させることを試みた。要するに、うつ病の認知療法との比較における根本的な相違は、うつ病の認知療法では、標的症状が「感情」であり、その媒介として自動思考が位置付けられるのに対し、本症例の強迫性障害の認知療法では、変化させるべき標的症状である強迫観念自体を「直接的」に自動思考として取り扱っていることにある（図3、表2）。この違いは、うつ病の認知療法では自動思考を同定するまでに多くの労力を使い、自動思考への洞察が深まれば自然と合理的思考が導かれやすいのに対し、強迫性障害の認知療法では、症状自体である強迫観念（自動思考）を同定する作業は比較的容易であるが、強迫観念の制縛性が強いほど合理的思考へと修正していく過程が困難な点にある。

表2 認知療法におけるうつ病と強迫性障害の比較

	うつ病の認知療法	強迫性障害の認知療法	強迫性障害の(認知)行動療法
操作対象 (治療戦略)	自動思考の存在を想定 (認知仮説) ↓	強迫観念 (これを自動思考をみなす) ↓	行動(強迫行為) ↓
標的症状	感情	強迫観念を変化 (それにより強迫行為を軽減)	強迫観念を変化 (それにより強迫行為を軽減)
介入の特徴	間接的介入 認知療法単独でも有効	直接的介入 薬物療法との併用が必要か	間接的介入 (認知)行動療法単独でも 成立可能

3. 薬物療法と精神療法の相互作用

前述したように，強迫性障害の認知療法では，標的症状である強迫観念がそのまま操作対象（自動思考）となるため，より直接的な治療介入とならざるをえない。よって認知療法導入前に薬物療法により強迫観念の切迫性をある程度まで改善しておくことが，認知療法の効果を引き出す必要条件になると考えられる。本症例においても，clomipramine により強迫観念とその圧倒性が減少した上ではじめて，認知療法への導入が可能になったと推察された。Clomipramine の効果なくして本症例で認知療法が効果を示すことは困難であったと考えられるが，その反面 clomipramine のみで Y-BOCS を直線的に5週間で約80％減少させるだけの治療成績をあげることも難しかったと予想される。

強迫性障害に対する Bisserbe ら[2,3]による二重盲検試験の結果から得られた内服開始後の週数と Y-BOCS の減少率に，本例の内服開始時の Y-BOCS （34点）を乗じて得られた Y-BOCS のグラフを作成し，さらに実際に本例の経過で得られた Y-BOCS のグラフとを比較した（図2）。(The Clomipramine Collaborative Study Group による二重盲検試験[11]のほうがより大規模な調査であるが，第10週までの経過しかないため，ここでは Bisserbe らの報告を使用した)。本例では，clomipramine の効果として，内服開始から認知療法導入までの8週間で38％の Y-BOCS の減少がみられているが，さ

らに内服開始後第18週までに79％の減少を示しており，これはclomipramineの効果に加えて認知療法が奏効したためと考えられた。認知療法を本格的に導入した13週以降でY-BOCSの減少率に乖離がみられており，認知療法の効果が示される結果となっている（図2）。

つまり本症例は，薬物療法の効果を補助するかたちで認知療法の効果がみられた症例，あるいは視点を変えれば，認知療法導入のためにclomipramineの先行投与が功を奏した症例とも考えられ，薬物療法と精神療法の相互作用による効果が示された1例といえる。これに関連して，O'Connorら[9]は，強迫性障害に対する認知行動療法と薬物療法との効果研究において，その両者を同時に開始するよりも，薬物投与期間の後，認知行動療法を導入するほうがより効果的であると考察している。

4. 強迫性障害の認知モデルと施行時の工夫

van Oppenら[12]は，強迫性障害の認知モデルに関して，それまでに発表された3モデル（Carr, McFallとWollersheim, Salkovskisによる）を紹介しているが，どれも強迫観念あるいは強迫行為の形成過程を説明するための心理学的モデルとなっている。それに対し本論では，これまでの認知モデル（認知仮説）と同様，症状（感情・強迫行為）の前段階に思考（自動思考・強迫観念）の存在を想定する以上には，強迫症状の心理学的な形成論に立ち入ることはしなかった。強迫性障害の病因論には，生物学的要因の占める割合が大きいと考えられ，心理学的要素を重視しすぎるよりも，治療を優先したモデルを基とするほうが効果的であると思われる。本論の治療モデルは簡便で患者にも理解しやすく，多様な内容と形式の強迫症状に対して適用できるといった利点があると考えられる。

本例では，治療当初，一般的な認知療法に準じる形で思考感情記録表[1,6]を使用していたが，強迫性障害にこれを適応するためにはいくつかの工夫が必要と感じられたため，強迫性障害の思考記録表としての改変を試みた（表1）。まず「不快な感情」の項は，強迫性障害の場合，治療の流れに組み込まれて

こないためこれを削除し,代わりに「強迫行為」の項を設けた。また「自動思考」を「強迫観念」と書き換えた。治療初期には,「自動思考(強迫観念)」の妥当性を検証するための質問を繰り返し患者に問うたが,次項の「合理的反応」を埋めることは容易でなかった。このため,うつ病の認知療法に用いる「否定的自動思考の妥当性を検証するための質問」[6]を参考に,患者の反応が得やすいと考えられるものを選び,「自動思考」と「合理的思考」の間にいくつかの質問事項を設定することで,円滑に「合理的思考」へと到達できるように工夫した。本例では,段階的に合理的反応へとたどり着けるようにしたところ,少しずつ自ら合理的思考を努力して考え出すようになり,最後の「結果」の項を記入することも可能となった。

おわりに

薬物療法とともに,A.T. Beckの認知療法[1]を主体とした認知行動療法を施行し,良好な治療経過をみた強迫性障害の症例を基に,強迫性障害に対する認知療法の特徴とその適用に関して論じた。行動療法,あるいは曝露反応妨害を主体とした認知行動療法が,現在その有効性のコンセンサスを確立したのに対し[5],いまだ認知療法の効果判定研究[13]は少なく,その有効性に関しても明確な結論は出ていない[5]。今後,狭義の認知療法を強迫性障害の治療パッケージとして確立していくためにも,特にその導入過程と治療構造を,症例を重ねるなかで検討していく必要があると考える。

本稿の要旨は日本認知療法研究会(第三回大会:1999)において発表した。

文　献

1) Beck, A.T.: Cognitive Therapy and the Emotional Disorders. International Universities Press, New York, 1976.(アーロン・T・ベック著(大野裕訳):認知療法―精神療法の新しい発展.岩崎学術出版社,東京,1990.)

2) Bisserbe, J.C., Lane, R., Flament, M.F., et al.: Double-blind comparison of sertraline and clomipramine in patients with obsessive-compulsive disorder. Eur Psychiatry 12(2): 82-93, 1997.
3) Flament, M.F., Bisserbe, J.C.: Pharmacologic treatment of obsessive-compulsive disorder: Comparative studies. J Clin Psychiatry 58 (Suppl 12): 18-22, 1997.
4) Frances, A., Docherty, J.P., Kahn, D.A.: Treatment of obsessive-compulsive disorder. J Clin Psychiatry 58 (Suppl 4): 1997.（大野裕訳：エキスパートコンセンサスガイドライン―強迫性障害(OCD)の治療．ライフサイエンス，東京，1999.）
5) 原井宏明：強迫性障害の行動療法．精神療法 25(4)：307-313, 1999.
6) 井上和臣：認知療法への招待．金芳堂，京都，1992.
7) James, I.A., Blackburn, I.M.: Cognitive therapy with obsessive-compulsive disorder. Br J Psychiatry 166: 444-450, 1995.
8) 中澤恒幸，中嶋照夫，日本生物学的精神医学会編：強迫性障害―精神病理学から神経生物学への展開．学会出版センター，東京，1994.
9) O'Connor, K., Todorov, C., Robillard, S., et al.: Cognitive-behaviour therapy and medication in the treatment of obsessive-compulsive disorder : A controlled study. Can J Psychiatry 44: 64-71, 1999.
10) Salkovskis, P.: Obsessional compulsive problems : A cognitive behavioral analysis. Behav Res Ther 5: 571-583, 1985.
11) The Clomipramine Collaborative Study Group: Clomipramine in the treatment of patients with obsessive-compulsive disorder. Arch Gen Psychiatry 48: 730-738, 1991.
12) van Oppen, P., Arntz, A.: Cognitive therapy for obsessive-compulsive disorder. Behav Res Ther 32: 79-87, 1994.
13) van Oppen, P., de Haan, E., van Balkom, A.J. et al.: Cognitive therapy and exposure in vivo in the treatment of obsessive compulsive disorder. Behav Res Ther 33: 379-390, 1995.

認知行動療法の最近の
病態に対する適応

はじめに

　「最近の症例をどう読むか」と題した論考のなかで，牛島[15]は時代の生み出した新しい病態として，ひきこもり，解離性同一性障害，外傷後ストレス障害（posttraumatic stress disorder, PTSD），児童虐待をあげ，これらの治療においては認識と生活技能の改善が重要となることを指摘している。『地方の時代』を先取りするかのように，こうした新興の精神障害の芽が当地の精神科クリニックでもみられ始めている。認知行動療法（cognitive-behavioral therapy）はうつ病[12]やパニック障害[11]に対する効果が実証されている治療法であるが，最近の外国文献を検索すると，上述の病態への取り組みが報告されるようになっている。そこで，拙論では，ひきこもりに関連して社会恐怖（social phobia），身体醜形障害（body dysmorphic disorder），回避性パーソナリティ障害（avoidant personality disorder）に言及するとともに，犯罪特に性犯罪に続発する解離症状とPTSDを取り上げ，認知行動療法による介入に関して概説したい。

I. 社会恐怖の認知行動療法

社会恐怖は「90年代の病い」といわれている[10]。寛解することなく慢性に経過するこの恐怖症は,患者の対人関係はもちろんのこと社会経済的・職業的機能にも影響し,生活の質を低下させる。わが国における報告[9]でも,社会恐怖は非精神病性ひきこもりの重要な第Ⅰ軸診断である。

患者は他者の評価に過敏になっている一方で,社会的価値の低下や他者の拒絶を防止できる個人的資質(社会生活技能,身体的魅力,知的能力など)の欠落を確信している。また,失敗や拒否の結果を過大に評定する破局視が認められる[3]。

社会恐怖の認知行動療法には社会生活技能訓練(social skills training),曝露法(exposure),認知再構成法(cognitive restructuring)が含まれる。

社会恐怖に対する集団認知行動療法

Heimbergら[7]は,患者5〜6名を治療者2名が担当し,週1回,12セッションで完結する集団認知行動療法を開発している(表1)。このプログラムでは,最初に社会恐怖の認知行動モデルが提案された後,治療セッションでは恐怖症状に対処するための新たな認知的・行動的技能が訓練され,最後にはホームワークの形で,獲得技能の般化が図られる。このように構造化された治療手順は,さまざまな認知行動療法に共通するものである。

[症例][7]

患者は36歳の未婚男性である。不安はほとんどすべての対人状況下で出現したが,とりわけ女性と話せず,交際できなかった。女性と話そうとするときには,かなり深酒をする必要があった。

最初の2回のセッションで,女性と話せる機会があっても,「何を言ったらいいか,私には思い浮かばないだろう」,「相手は私を好きにはならないだろう」,「私はまともなことは話せない」,「どうせ相手は結婚しているし,私のタ

表1　社会恐怖に対する集団認知行動療法

1/ 社会恐怖を認知行動的側面から説明する
2/ 不適応的認知を同定・検討・修正する技能を訓練する
3/ 不安をもたらす仮想場面への曝露を行う
4/ 認知再構成法を用いることによって、仮想場面への曝露の実施前・中・後に出現する不適応的認知は制御できることを教える
5/ ホームワークとして、現実場面への曝露を実施する
6/ ホームワークの実施前後に認知再構成法を自分でいつも使えるよう教える

（文献[7]を参考に作成）

イプではないから、話しかけても無意味だ」など、独断的推論や二分法的思考といった認知の歪みを示す自動思考が得られた。

そこで、治療者を相手としたロールプレイが試みられた。患者は治療者と他の患者の力を借りながら、「何を言ったらいいか、私には思い浮かばないだろう」という自動思考に対して、「少なくともひとつくらいは何か私にも言えるだろう」と応じることができた。ロールプレイでは、相手にひとつだけ話すことが課題とされた。患者は予測した以上に話すことができた。この事実は合理的反応を支持する根拠となって、患者の自信を高めた。その週のホームワークとして、聴講中の授業に出席している女性に挨拶をし一言話すことが合意された。

II. 身体醜形障害の認知行動療法

身体的な「仮想」欠陥にとらわれ、美容外科治療を執拗に求める身体醜形障害では、公衆の面前に醜形をさらすことを忌避し、自宅に閉じこもってしまう例がある[13]。身体像に関する患者の認知には、「私の外観は完全でなければならない」という信念に代表されるように、強迫性障害を思わせる完璧主義が観察されている。また、「もし魅力的でなければ、私は一生ひとりぼっちで、愛されることもないだろう」といった条件つき信念（前提）には、破局視という認知の歪みが認められる[16]。

身体醜形障害に対する認知行動療法

　身体醜形障害は治療の継続が困難な病態である。治療への動機づけを高めるには，介入する時機の選択とともに，身体醜形障害の認知行動モデルへの理解を深めておくことが不可欠である。一定期間だけ実験的に治療に取り組んでみることを提案して，治療に導入する方法もある。

　一般に，身体醜形障害に対しては，「仮想」欠陥を隠さずに行う対人場面への曝露と，反復的儀式（鏡を用いた身体の点検など）や保証を求める行動を中止する反応妨害法（response prevention）が試みられている。このような行動的技法に認知再構成法を加味した認知行動療法[17]では，上述の身体像や自己価値に関わる認知が治療の重要な標的となる。

　［症例］[14]

　患者は24歳の男性である。「身体に欠陥があって，特に自分より大きな手をした女性といると，不愉快になる」と訴え，自ら受診した。患者にとって，手が小さいことは弱さの象徴であった。そのために患者は人付き合いを避け，自殺を考えるほど抑うつ的になったことがある。また，「手が小さくても難しい手作業ができることを証明したくて」転職していた。

　治療では，身体醜形障害に関連した認知を検証・修正するために，「行動実験（behavioral experiments）」が繰り返された。「私の手は極端に小さい」という信念の妥当性は，一般人口における身体計測値の情報を収集することによって検討された。「他人は私の手に注目するだろう」という信念については，患者の読書経験から反証（evidence against）が得られた。人は他人の身体のどの部分に注目するかを調査した研究によると，手は重要ではなかったのである。この結果は，患者が知人を対象に行った調査でも支持された。さらに，意図的に手を他人の目に触れるようにして，人が特別な注意を払うかどうか，実験を試みた。患者は複数の宝石店に出かけ，指輪のサイズをとってもらうことにした。「小さな手は弱さのしるしである」という信念には，過度の一般化と呼ばれる認知の歪みが示されているが，これには患者の職業上の実績が反証となった。また，手の大きさと弱さを結び付けることに関して，他の人

表2 回避性パーソナリティ障害の認知的特徴

中核的信念
・私は何の取り柄もなく,無価値で,人に好かれない。
・私は不快な感情に耐えられない。

条件的信念
・もし私に近づいたとしたら,人は「本当の私」を発見して,私を拒むようになるだろう。そんなことは耐えられないだろう。
・何か新しいことに取りかかって,失敗でもすれば,ひどいことになるだろう。

道具的(自己教示的)信念
・危険なことには関係しないのが一番だ。
・何としてでも不快な状況は避けなければならない。
・もし何か不愉快なことを感じたり考えたりしたら,私は注意をそらしたり,薬をやったりして,それを一掃するようにしなければならない。

(文献[2]を参考に作成)

たちの意見を聞くという実験が役立った。

III. 回避性パーソナリティ障害の認知行動療法

社会恐怖や身体醜形障害との関連性を認める回避性パーソナリティ障害では,特徴的な信念(表2)のために,自分が評価されそうな状況を回避するという方略(行動様式)が選択され,患者は他人との親密な関係を望みながらも,そのような関係を持つことがない。回避は広範で,対人関係の回避とともに認知的・感情的回避が存在することも治療上忘れてはならない点である。ここでは治療の詳細に言及しないが,回避性パーソナリティ障害に対するBeckの認知療法については成書[2]と視聴覚教材[1]が参考になる。

IV. 解離症状の認知行動療法

外傷体験に伴って出現する解離症状に対する認知療法を論じた総説でKennerley[8]は,解離症状が持続する要因として回避が重要であると述べて

いる。そこで，治療前の評価では，どのような不快な感情やイメージが解離に先行しているか，に始まって，フラッシュバックとして再体験される外傷はどのような内容のものか，解離に続いてどのような反応が認められるか，といった点を分析する必要がある。

介入の方法としては，例えば，テレビ番組を見て，自分が虐待されている姿を思い浮かべることが引き金となって解離が生じるのであれば，特定の場面を計画的に避けること（planned avoidance）が最初の選択肢になるかもしれない。危険な解離症状（自傷行為など）を頓挫させるために，特定の語句やイメージ，外界の対象を用いて注意の拡散（distraction）を図ることが有用な場合もあるだろう。不快感への耐性が低下するのに認知の歪み（二分法的思考，破局視，過度の一般化など）が関与するなら，認知再構成法を適用すればよい。非機能的認知（イメージ）を同定・検討・修正することで，解離症状の進展を阻止できるはずである。

解離時の体験が健忘のために確認できない例は別だが，明瞭なイメージを伴うフラッシュバックなどには，段階的な曝露（graded exposure）やイメージの再構成（image restructuring）が行われる。後者の場合，繰り返し侵入する外傷的イメージを感情を交えて追想した後，別のイメージを用いてその筋書をもっと健康な形に書き改めるのである。例えば，虐待された子どもの自分を守り慈しむべく成人した自分が登場するという筋書を患者は反復練習することになる。

［症例］[18]

身体的・性的虐待の既往歴がある35歳の摂食障害患者は，自傷行為に話題が及ぶと，セッション中でも解離を頻繁に示した。彼女にとって世界は保護的なもの（母性）と非保護的なものに二分されていて，苦痛が強まると，別れた恋人だけが唯一の保護的なものに思え，絶望感から自傷行為に至るのだった。二分法的思考を緩和するために，連続体技法（continuum technique）が使われた。患者はまず保護的なものとして恋人を，非保護的なものとして彼女を虐待した複数の男性を分類した。次いで，親切だった前の

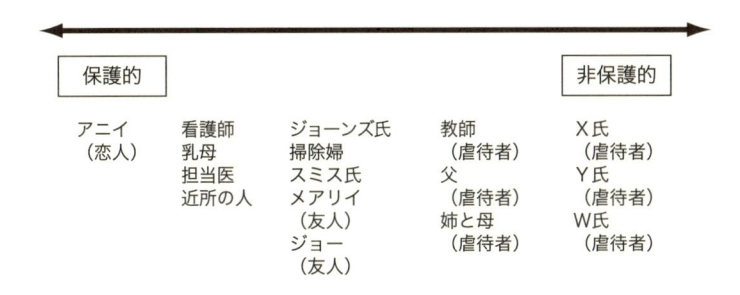

```
  ←——————————————————————————————→
  ┌─────┐                          ┌───────┐
  │保護的│                          │非保護的│
  └─────┘                          └───────┘
  アニイ    看護師    ジョーンズ氏   教師      X氏
  （恋人）  乳母      掃除婦        （虐待者） （虐待者）
           担当医    スミス氏      父         Y氏
           近所の人  メアリイ      （虐待者） （虐待者）
                    （友人）      姉と母     W氏
                    ジョー        （虐待者） （虐待者）
                    （友人）
```

図1　虐待の既往のある症例における二分法的思考を緩和するための連続体技法
（文献[8]を参考に作成）

担当医を分類してもらったところ，彼はもちろん非保護的な人ではなかったが，しかし「母」でもなかった。二分法の不備を衝くことから，代替として連続的な視点が提案され，患者の身近な人たちが連続体上に位置付けられた（図1）。絶望感が軽減された患者には，この図を携帯し危機への備えとすることが勧められた。

V．PTSDの認知行動療法

PTSDは戦争や自然災害に続発するばかりでなく，犯罪や虐待に巻き込まれた人々をも襲う。外傷体験に伴う健康被害の重大さを考えると，暴力犯罪や児童虐待をなくし，外傷の発生を未然に防止するために，広く公共の関心を喚起し，対策を講じることがもちろん必要である。しかし，同時に，PTSDの発症や慢性化の危険性が高い人々を対象とした特別な早期介入が重要であることはいうまでもない[6]。ここでは，Foaらの危機介入プログラム[5]を中心に紹介する。

PTSDに対する認知行動療法

Foaらは毎週2時間，全4セッションから成る認知行動療法の効果につい

表3 PTSDに対する認知行動療法プログラム

セッション1
　情報の収集，外傷後にみられる反応に関する教育，プログラムの概要の説明を行う。
セッション2
　回避している状況や人々のリストを不安の度合に従って作成する。
　イメージを用いた曝露法によって外傷を再現する。
セッション3
　イメージを用いた曝露法によって外傷を再現する。
　認知再構成法へ導入する(思考記録表の使用に関して教示する)。
セッション4
　イメージを用いた曝露法と認知再構成法を継続する。
　プログラムから学習した技能を復習する。

(文献[5])を参考に作成)

て，評価面接だけを継続した対照群との比較を行っている。介入群としては，最近性犯罪を含む暴力犯罪に遭い，PTSDと診断された女性が選ばれた。プログラムの内容を表3に示した。

[症例][4]

　患者は19歳の女性で，1年ほど前にレイプされ銃で撃たれた後，悪夢やフラッシュバック，思考と行動面での回避，睡眠障害や集中困難が持続していた。弛緩法や呼吸調節法の指導，思考停止法（thought stopping）の訓練に続いて，第5セッションで，外傷に関連し強い不安をもたらす認知の同定と修正が試みられた。最初に，出来事と認知，感情，行動の関係がABCモデルとして例示された。次に，認知再構成法の手順が示され，ソクラテスの質問法によって患者の認知は処理された。

　例えば，「外では男性が私をレイプしようと待ち構えている」，「他の人に比べて，私は被害を受けやすいのだ」と患者は語っていた。このような訴えをABCモデルに当てはめると，次のようになった。

　A（出来事）：男性を町で見かける

　C（感情・行動）：恐ろしくて不安になる

　B（認知）：「男は私を銃で撃つだろう。私は死んでしまうだろう」

この認知に対する根拠と反証（evidence for/against）を検討した結果，患者は次のように結論できた。

> 私を撃った男は刑務所に入っている。他の男性が私を銃で撃つ確率は極めて低い。たくさんの人がいる場所で，その男が私を撃つ可能性は，どうだろうか？　私が殺される確率は極めて低い。

ところが，この後，駐車場で男性につきまとわれる出来事が起こり，「私が出会う人はみんな，私をレイプし傷つけようとするだろう」という認知が再現した。そこで，ロールプレイを用いた対処技能訓練が追加された。前屈みでゆったりとした「非主張的」な歩き方についても修正が試みられた。

治療終結後，自分が被害に遭ったときと酷似する状況下で，女性が殺害された新聞記事を読み，フラッシュバックが再燃した。「私は自然死などできないだろう」，「自分が年老いていく姿を思い浮かべられない」といった認知が賦活された。

新たに，週2回の頻度で曝露法が開始された。患者には，「時が解決してくれるのだから，そのことは考えずにおこう」という認知的回避が症状の遷延化をもたらすだけであることを伝え，曝露法の目的が説明された。

おわりに

拙論において最近の病態として取り上げた各種の精神障害に共通する機序は回避であろう。認知行動療法は認知的・感情的・行動的・対人関係的回避に対する有効な治療と考えられるが，そのとき中心となる治療技法は認知再構成法と曝露法である。ここで，注目しておきたいのは，認知的技法（認知再構成法）と行動的技法（曝露法）が車の両輪のように用いられている点である。パッケージ化された治療では，両技法は等しく重視され，並列的に位置付けられることが多い。

文　献

1) Beck, A.T.: Cognitive Therapy of an Avoidant Personality (audio cassette). Guilford Publications, New York, 1990.
2) Beck, A.T., Freeman, A. & associates: Cognitive Therapy of Personality Disorders. Guilford Press, New York, 1990. (井上和臣監訳：人格障害の認知療法. 岩崎学術出版社, 東京, 186-217, 1997.)
3) Chambless, D.L., Tran, G.Q., Glass, C.R.: Predictors of response to cognitive-behavioral group therapy for social phobia. J Anxiety Disord 11(3): 221-240, 1997.
4) Dancu, C.V., Foa, E.B.: Posttraumatic stress disorder. In Freeman, A., Dattilio, F.M. eds. Comprehensive Casebook of Cognitive Therapy. Plenum, New York, 79- 88, 1992.
5) Foa, E.B., Hearst-lkeda, D., Perry, K.J.: Evaluation of a brief cognitive-behavioral program for the prevention of chronic PTSD in recent assault victims. J Consult Clin Psychol 63(6): 948- 955, 1995.
6) Friedman, M.J.: Posttraumatic stress disorder. J Clin Psychiatry 58 (suppl 9) : 33-36, 1997.
7) Heimberg, R.G., Barlow, D.H.: New developments in cognitive-behavioral therapy for social phobia. J Clin Psychiatry 52 (suppl 11): 21-30, 1991.
8) Kennerley, H.: Cognitive therapy of dissociative symptoms associated with trauma. Br J Clin Psychol 35: 325-340, 1996.
9) 近藤直司：非精神病性ひきこもりの現在. 臨床精神医学 26(9): 1159-1167, 1997.
10) Marshall, J.R.: Social phobia. An overview of treatment strategies. J Clin Psychiatry 54(4): 165-171, 1993.
11) Michelson, L.K., Marchione, K.: Behavioral, cognitive, and pharmacological treatments of panic disorder with agoraphobia. Critique and synthesis. J Consult Clin Psychol 59(1): 100-114, 1991.
12) Persons, J.B., Thase, M.E., Crits-Christoph, P.: The role of psychotherapy in the treatment of depression. Review of two practice guidelines. Arch Gen Psychiatry 53: 283-290, 1996.
13) Phillips, K.A.: Body dysmorphic disorder. Diagnosis and treatment of

imagined ugliness. J Clin Psychiatry 57 (suppl 8): 61-65, 1996.
14) Schmidt, N.B., Harrington, P.: Cognitive-behavioral treatment of body dysmorphic disorder. A case report. J Behav Ther & Exp Psychiat 26(2): 161-167, 1995.
15) 牛島定信：最近の症例をどう読むか．日本精神衛生会「心と社会」29(1): 5-7, 1998.
16) Veale, D., Boocock, A., Goumay, K. et al.: Body dysmorphic disorder. A survey of fifty cases. Br J Psychiatry 169(2): 196-201, 1996.
17) Veale, D., Gournay, K., Dryden, W. et al.: Body dysmorphic disorder. A coguitive behavioural model and pilot randomised controlled trial. Behav Res Ther 34(9): 717-729, 1996.

対人恐怖／社会恐怖と認知行動療法

はじめに

　対人恐怖はわが国では周知の病態だが，社会恐怖という臨床単位が公式の診断分類に登場するのが遅れたアメリカ[1]での関心は低く，ようやく最近になって「1990年代の障害」と認識されはじめたところである[9]。社会恐怖の心理社会的療法として認知行動療法（cognitive-behavioral therapy）の有効性が報告されるようになったのも，その前後からである[5]。しかし，今も力動的精神療法ほどには「処方」されることはなく[4]，効果研究の成果が日常臨床に生かされているとはいいがたい。もちろん，これはアメリカ以上にわが国の問題でもある。わが国では，認知行動療法そのものが「処方」可能なほど臨床医に知られていないからである。
　小論では，社会恐怖に特徴的な認知と認知モデルについて述べた後，認知的・行動的介入の実際を提示し，最後に無作為臨床研究の結果を概説する。

I. 社会恐怖と認知

　社会恐怖でみられる非機能的認知（dysfunctional cognition）として[2]，自動思考（automatic thoughts），前提（assumptions），信念（beliefs）の例

を表1に示した。自動思考とは状況に依存して出現するもので、治療初期の標的となる認知である。前提は「もし…ならば、…である」という形で記載される認知であるため、介入方法を探るうえで役立つ。信念は「私は（他人は）…である」というように、断言的に記述される認知で、スキーマと同様の意味で使用される場合が多い。

認知行動療法を進めるには、最初に、感情の問題が生じる具体的な状況下でどのような自動思考が出現するかを明確にしておく必要がある。社会恐怖では、対人状況でみられる認知を時間経過に沿ってとらえるとよい。社交の場に入る前（anticipatory）の認知、社交の場のまっただなかにいるとき（in-situation）の認知、そして社交の場から去った後（postevent）の認知である[3]。

例えば、ある男性の場合[i]、友人たちが集まるパーティに行く前には、「大変なことになった」、「会話のなかに入っていけるだろうか？」、「みんな私のことを馬鹿にしないだろうか？」という認知が脳裏を行き交い、彼を不安にさせる。パーティの最中には、誰かが自分のことを「面白味のない人だ」と言っていると想像して、彼はその場を離れようとする。さらに、会合から帰った後には、「どうしてもっと別なことを話さなかったのだろうか？」、「どうしてずっと黙っていなかったのだろうか？」という思いにとらえられ、悲しみに沈むことになる。

II. 社会恐怖の認知モデル

不安にかかわる認知は、危険（danger）あるいは脅威（threat）を主題とする。社会恐怖の場合、社交場面に曝露されることから一連の悪循環が生じ

---

i) ビデオ教材
   Anxiety: Cognitive Therapy with Dr. Aaron T. Beck. Psychological & Educational Films, 1989（認知療法News 第11号、こころの臨床 18: 517-520, 1999、認知療法News 第12号、こころの臨床 19: 81-84, 2000）

表1 社会恐怖における非機能的認知（文献[2]を改変して作成）

自動思考
　みんなは私のことを馬鹿だと思うだろう。
　私は失敗するだろう。
　みんなを退屈させてしまうだろう。
　みんなは私を嫌っている。
　みんなが私を見ている。
　みんなに私が緊張していることがわかってしまう。
　私は人にうまくとけ込めない。

前提
　冗談が言えて，面白くなければ，みんなは私を嫌うだろう。
　普通のように行動しなければ，みんなは私を凝視するだろう。
　みんなに好かれなければ，私は幸せにはなれないだろう。
　もし事態がうまく運ばないなら，それは私のせいだ。
　私が好意をいだく人たちは，誰一人として私を好きにならないだろう。
　ひとりぼっちなら，不幸せなままになってしまう。
　みんなに受け入れられるには，きちんとしていなければならない。

信念
　私は弱い。
　私は人から好かれない。
　私は劣っている。
　私は馬鹿だ。
　私は退屈だ。
　私は変わっている。
　私は人に受け入れてもらえない。

る（図1）。他人の評価が否定的で，自分に脅威を与えると解釈されたとき（perceived social danger），恐怖は強まる。そして，自律神経系を介した身体的変化がもたらされるとともに，社交場面からの逃走，運動の停止，回避が起こる（安全行動 safety behaviors）。これらは太古にあっては，自然のさまざまな脅威からヒトを保護する適応的過程（不安プログラム anxiety program）であったと想像される。しかし，社会恐怖では，誤って事態の脅威を過大に評価し，同時に自己の対処能を過小に評価するという二重の障害のために，患者の不適応的な行動様式は持続することになる。

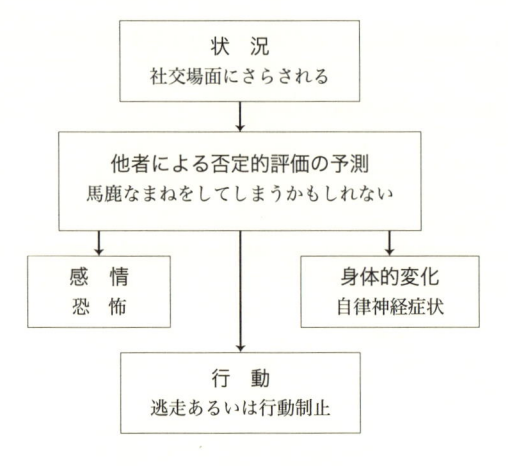

```
┌─────────────────────┐
│      状　況          │
│ 社交場面にさらされる  │
└──────────┬──────────┘
           ↓
┌─────────────────────────────┐
│   他者による否定的評価の予測    │
│ 馬鹿なまねをしてしまうかもしれない │
└──┬───────────┬──────────┬───┘
   ↓           ↓          ↓
┌──────┐   ┌──────┐   ┌──────┐
│感　情 │   │行　動 │   │身体的変化│
│恐　怖 │   │逃走あるいは行動制止│   │自律神経症状│
└──────┘   └──────┘   └──────┘
```

図1　社会恐怖の認知モデル

III．社会恐怖に対する認知行動療法

社会恐怖の認知行動療法は集団療法として実施されることが多い（例えば，Heimbergらの方法[6,7]については拙論[7]を参照のこと）。しかし，ここでは個人療法による治療過程を症例[10]に沿いながら概観する（表2）。

1．症例

症例は19歳になるフリーターの男性である。小学生のときから「変なやつ」「暗いやつ」と言われ，中学校では暴力を受けたり金品を要求されたりした。高校時代も図書館でひとりでいることが多かった。卒業後は「ほとんど家にいる」状態だったが，やがてアルバイトに就いた。治療は「職場で人間関係がうまくいかず，やめようかと思っていた」ときに始まった。

2．第1段階：問題の明確化と治療目標の設定

初診時には病歴の聴取とともに，患者のかかえる問題を明確にする。さらに，治療の目標を短期的，中・長期的視点から設定する。このとき患者と

表2 社会恐怖に対する認知行動療法の治療過程

第1段階：問題の明確化と治療目標の設定
第2段階：自動思考の同定と認知モデルへの導入
　(1) 不快な感情が生じる対人場面での認知に注目する
　(2) 感情と行動に認知がどのように影響しているかを確認する
第3段階：認知的概念化図の作成
　(1) 非機能的な中核的信念を同定する
　(2) 信念と自動思考，感情，行動の関連を理解する
第4段階：認知再構成法と対人スキル訓練
　(1) 非機能的・不適応的認知を機能的・適応的認知に再構成する
　(2) 現実場面に対応できる対人スキルの向上をめざす
第5段階：治療終結と再燃防止
　治療から学んだことをまとめ，将来の困難に備える

いっしょに目標を書き出していくとよい。

患者からは，①対人場面で緊張し，ぎこちない行動をしてしまう，②職場で人間関係をうまく作れない，③よく眠れず，いらいらするといった問題があげられた。そこで，治療目標は対人不安の軽減と職場での人間関係の改善とした。

3. 第2段階：自動思考の同定と認知モデルへの導入

認知モデルへの導入は，ホームワークとして患者が日常活動表や思考記録表に観察・記録したデータをもとに実施する。治療者は記録を推敲し，記録から学習されたことをそのつど患者に問い，患者のセルフ・モニタリング技能が漸次向上することをめざす。

「アルバイト先で他の従業員と気まずくなったとき」の思考記録表には，「何か話をしなければいけない」，「僕がいるとみんな話したがらない」，「みんな僕の話は面白くないと思っている」，「変なやつだと思われている」，「僕が話に入っても，のけ者にされるだけだ」，「僕のことが嫌いなんじゃないか」，「話に入っていけなくても，それはそれで別にいい」といった自動思考が記録されていた。

254　第Ⅲ部　認知療法の応用と実践

```
┌─────────────────────────────┐
│         中核的信念            │
│  僕は暗くて内気で頼りないやつだ  │
└─────────────────────────────┘
    ┌─────────────────────────────┐
    │         条件的信念            │
    │ たとえ話に入っていっても，のけ者にされるだけだ │
    └─────────────────────────────┘
        ┌─────────────────────────┐
        │       道具的信念          │
        │    話には入らないでおこう   │
        └─────────────────────────┘
                │          ┌──────────────────┐
                │          │     状　況        │
                │          │ 仕事仲間が話をしてくれない │
                │          └──────────────────┘
                ▼
    ┌──────────────────┐      ┌──────────┐
    │     自動思考       │  →   │  感　情   │
    │ 僕のことが嫌いなんじゃないか │      │  気まずさ  │
    └──────────────────┘      └──────────┘
```

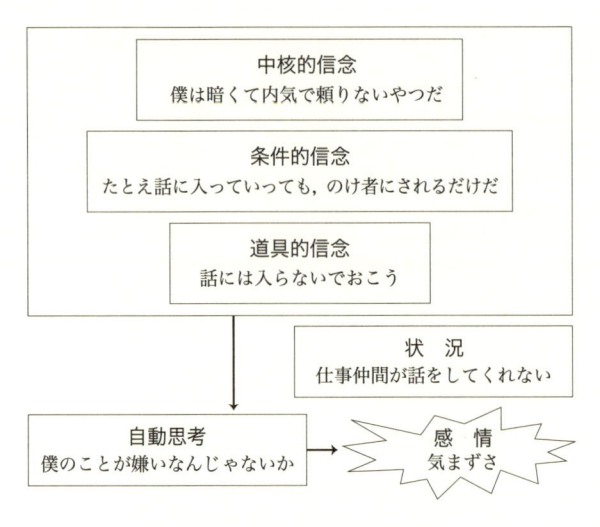

図2　症例の認知的概念化図

4．第3段階：認知的概念化図の作成

　複数の対人場面における不快な感情の記録から患者の信念を推測し，信念，自動思考，感情，行動の関連を図示する（認知的概念化図 cognitive conceptualization diagram，図2）。これは認知療法を実施するための診断図である。

　患者と協力し合いながら，「僕は暗くて内気で頼りないやつだ」という信念を中心とした認知的概念化図が作成された。

5．第4段階：認知再構成法と対人スキル訓練

　社会恐怖に対する認知行動療法は認知再構成法（cognitive restructuring），対人スキル訓練（social skills training），曝露法（exposure）を組み合わせて行うことが多い[5]。認知再構成法は対人場面でみられる非機能的認知を同定・検証し，機能的認知に修正する技法である。思考記録表を利用して実施するとよい。対人スキル訓練は社会恐怖にみられる対人スキルの欠損を修復しようとするものである。ロールプレイによって具体的な対人場面でのスキル獲得が図られる。曝露法は不安を主徴とする病態には欠かすこ

とのできない技法で，イメージを用いた曝露や現実場面への曝露が試みられる。

1) 認知再構成法

認知の再構成には，当該の認知に対する「根拠（反証）」や「別の見方」を問う質問が一般的に用いられる。また患者の理解が得やすいように，例えば，「不安におびえている」自分に，もうひとりの自分が「安心できる」メッセージを与えるとすれば，どうなるか，といった形で合理的反応を導くのもよい。このとき，「心配しなくとも大丈夫」といった，患者以外の人が使う激励で終わる場合がある。メッセージは患者自身の言葉による具体的な表現にする必要がある。治療者が患者の役割を演じ，患者がこれに応じるという，立場を逆転したロールプレイ（reverse role-playing）を試みて，メッセージを作るのも一案である。

「職場で他の従業員と気まずくなったとき」の自動思考に対する合理的反応を，患者はいくつか考えることができた。その結果，最初に感じた気まずさがいくぶんか軽減した（表3）。

2) 対人スキル訓練

対人スキル訓練は認知再構成法で得られた合理的反応を現実場面で応用するときに必要になる。

職場で他の従業員と気まずくなった場面として，①相手が自慢話ばかりするとき，②相手が命令的な口調で偉そうに言うとき，③こちらが話しかけても，相手が素っ気ない返事をするとき，④客がいなくて，シーンとなってしまったときがあげられた。そこで，年上の話しにくい感じの同僚とふたりで店にいて，客もいなくて，シーンとなってしまった場面を例に，ロールプレイを行った。

P（患者）：今日は暇ですねえ。

T（治療者）：そうやなあ。

P：こんなに暇やと退屈ですね。

表3　思考記録表

状況 不快な感情を伴う出来事	不快な感情 不安，悲しみ，落胆，怒りなど （強さ0〜100%）	自動思考 不快な感情を経験するときに心を占めている考えやイメージ （確信度0〜100%）	合理的反応 自動思考に代わる思考 （確信度0〜100%）	結果 1 自動思考に対する確信度 （確信度0〜100%） 2 感情の強さ （強さ0〜100%）
他の店員たちが楽しそうに話している。僕はその人たちから離れようとする。	気まずい　70%	僕が話に入っても，のけ者にされるだけだ。　　　　80% 話には入らないでおこう。　　　　80% 話に入っていけなくても，それはそれでいい。　　　95%	僕が離れようとするので，気を使って話さないでいる。　　60% もしかしたら，面白いことを話しているのかもしれない。ちょっと聞いてみよう。　60%	気まずい　　50%

T：うん，そうやなあ。
P：昼間は何をしているんですか。
T：昼間は会社に勤めているんやけど，景気が悪いからバイトもしてるんや。
P：大変ですね。
T：いやあ。夜は暇やから楽やで。客は来ないほうがええで。
P：でも，あんまり来なかったら，僕らくびになりますよ。
T：それもそうやな。

　次の週，店内が静かで気まずくなった場面があったが，自分から相手に話しかけることができた，と患者は報告した。

6. 第5段階：治療終結と再燃防止

　認知行動療法は短期的な介入であるため，一定の成果が得られた段階で治療を終結することになる。そこで，将来起こり得る問題の再燃に備えた準備や適切な追加治療（ブースターセッション）が必要になる。
　15回ほどのセッションで，当初の目標であった対人不安の軽減と職場での人間関係の改善が得られたため治療を終えた。「僕は暗くて内気で頼りな

いやつだ」という信念に対する確信度は25％程度に低下していた。

IV. 無作為臨床研究

薬物療法との比較

社会恐怖に対する薬物療法と認知行動療法の効果を比較した研究は，これまでいくつか行われている[5]。

MAO阻害薬phenelzineとの比較試験[6]は，この薬剤がわが国では処方できないとしても，示唆に富むものである。治療施設の専門性が効果に影響することが予想されるが，この共同研究では認知行動療法あるいは薬物療法を専門とする施設が選ばれ，それぞれが認知行動療法，phenelzine療法，プラセボ投与，教育・支持療法という4種類の方法で治療を行った。また，興味深いのは，全般改善度や質問紙・評価尺度による評価以外に，行動テストが個別に行われ，課題遂行前と遂行時の不安が評価された点である。

認知行動療法は5〜7名の集団を対象に2時間半のセッションが12週間にわたって毎週実施された。治療手順は，標的となる状況における自動思考を同定した後，自動思考に含まれる認知の歪みを明らかにし，次いで自動思考を検証し合理的反応を導き出し，その後に行動目標を設定し現実場面への曝露にあたって上述の認知再構成法を練習する，というものであった。

その結果，治療終了時には認知行動療法とphenelzine療法への反応率は同等で，ともに対照群に優っていた。しかし，6週目ではphenelzineの改善だけが明瞭で，認知行動療法は効果発現が遅いことが示された。なお，治療施設の専門性は結果に影響を与えていなかった。

さらに，急性期治療に反応した症例について，6カ月の維持療法と6カ月の追跡調査の結果が報告されている[7]。維持療法中はphenelzine群が認知行動療法群よりも改善を示したが，無治療の追跡期間中の再燃に関しては認知行動療法の効果が優っていた。

おわりに

社会恐怖に対する認知行動療法について症例を交えて概観した。社会恐怖は患者の「生活の質」にまで影響を与える障害である。認知的概念化に基づく適切な治療介入を試みる価値がある領域といえよう。わが国の治療経験の蓄積が望まれる。

文　献

1) Antony, M.M.: Assessment and treatment of social phobia. Can J Psychiatry 42: 826-834, 1997.
2) Butler, G., Wells, A.: Cognitive-behavioral treatments: Clinical applications. In: Heimberg, R.G., Liebowitz, M.R., Hope, D.A. et al. eds. Social Phobia. Diagnosis, Assessment, and Treatment. Guilford Press, New York, 310-333, 1995.
3) Clark, D.M., Wells, A.: A cognitive model of social phobia. In: Heimberg, R.G., Liebowitz, M.R., Hope, D.A. et al. eds. Social Phobia. Diagnosis, Assessment, and Treatment. Guilford Press, New York, 69-93, 1995.
4) Goisman, R.M., Warshaw, M.G., Keller, M.B.: Psychosocial treatment prescriptions for generalized anxiety disorder, panic disorder, and social phobia, 1991-1996. Am J Psychiatry 156: 1819-1821, 1999.
5) Heimberg, R.G.: Cognitive-behavioral treatments: Literature review. In: Heimberg, R.G., Liebowitz, M.R., Hope, D.A. et al. eds. Social Phobia. Diagnosis, Assessment, and Treatment. Guilford Press, New York, 261-309, 1995.
6) Heimberg, R.G., Liebowitz, M.R., Hope, D.A. et al.: Cognitive behavioral group therapy vs phenelzine therapy for social phobia. 12-week outcome. Arch Gen Psychiatry 55: 1133-1141, 1998.
7) 井上和臣：認知行動療法の最近の病態に対する適応．臨床精神医学 27: 989-994, 1998.
8) Liebowitz, M.R., Heimberg, R.G., Schneier, F.R. et al.: Cognitive-behavioral

group therapy versus phenelzine in social phobia: long-term outcome. Depression and Anxiety 10: 89-98, 1999.
9) Marshall, J.R.: Social phobia. An overview of treatment strategies. J Clin Psychiatry 54: 165-171, 1993.
10) 渡辺元嗣：対人不安の青年に対する認知行動カウンセリングの試み．学校教育相談研究 10: 49-60, 2000.

対人不適応の青年期女性に対する認知療法の一例
——認知プロフィールの活用とその意義——

抄録：本研究では，比較的軽症の対人関係の不安や葛藤を訴える青年期女性の事例報告を通して，クライエント（以下，Cl. と略記）の認知・行動・感情様式を示す認知プロフィールの作成方法とともに，その診断的・治療的意義について論じた。

診断的意義は，認知プロフィールを作成する過程が，セラピスト（以下，Th. と略記）の Cl. に対する理解を深め，治療方針を立てるのに役立ったことである。

治療的意義としては，認知プロフィールを提示することによって，Cl. - Th. の共同作業が促進されうることが明らかになった。さらに，認知プロフィールは信念の修正を目指す治療の手段として有用であった。とくに，治療経過中に出現した対人関係状況に信念が関与しているかどうかを Cl. が Th. とともに繰り返し確認することで，Cl. の非機能的認知の修正に役立った。

Key words: 認知療法，青年期，対人関係問題，事例の概念化，認知プロフィール

はじめに

認知療法は Beck, A.T.[1] によりうつ病の治療法として考案された。認知療法については井上[4] などにより紹介されているが，最近はパニック障害[8]，摂食障害[7]，パーソナリティ障害[6,9]，アルコール・薬物依存[5] など，うつ病以外にも適用の範囲が拡がりつつある。

認知療法では，事例の概念化が重要とされる。事例の概念化は信念（スキーマ），認知の歪み，自動思考を各事例について特定し，これらを不適切な感情や行動と有機的に関連づける作業である。Beck, A.T. ら[2]は，事例の概念化に言及し，Th. が障害を理解し治療を促進するのを助けるのが認知・行動・感情プロフィール（以下，認知プロフィールと略記）であると述べている。また，Beck, J[3]は事例を概念化したものを図示している。

適切な認知的概念化とともに認知療法で重要視されているのが，Beck, A.T. のいう共同的経験主義（collaborative empiricism）である。認知療法では，「Th. は Cl. を矯正しようとするのではなく，Cl. の問題を解決するために一緒に作業を行う人である」[1]という。「Th. は Cl. の主体性を尊重しながら共に考えていく」[9]のである。

本研究で作成した認知プロフィールは，まさに共同的経験主義の下で Cl. と Th. の共同作業で作られたものである。治療場面で認知プロフィールを提示することは，Cl. からのフィードバックを得ることになり，また，たえず信念のレベルに言及しながら治療がなされ，Cl. - Th. の共同作業が促進されたように思われる。ここでは，上記の点を，比較的軽症の対人関係の不安や葛藤を訴える青年期女性に対する認知療法の治療経過を交えて報告したい。

I. 事 例 報 告

事例A：25歳，女性，大学院生
主訴：他人に悪く思われ，受け入れられないのではないかと思うと不安で，自分を表現できず，友だち，仲間に溶け込んでいけない。
家族構成：父，母，弟，祖父（母方），A
生育歴／問題歴：小さい時から弟とは仲が悪くよくけんかをした。気がつくと両親が弟について自分は悪者にされていた。自分だけが孤立するのが嫌で黙ってしまうようになった。中学生の時は，自分の話し方が悪いせいで友だちに嫌われるのではないかと思うと，怖くて友だちを作っていけなかった。

地を出すと自分の意見だけが違うと言われるのが怖く，クラスのなかでは，良い子を装い，揉めないように，自分の意見を出さないようにしていた。高校生ぐらいから，他人にどう思われるかが気になった。自分の意見を言って少しでも相手に拒否的なところが見えると「自分がだめだから拒否された」と思ってしまった。20歳を過ぎてから，たとえ他人が賛同しなくても自分の意見にも価値があるのだと少しは感じられるようになった。

しかし，最近Cl.は身近な人との間で「人と自分の意見が違う＝自分の意見は受け入れられない＝自分は受け入れられない」と感じる出来事があり，相談に訪れた。

治療経過：
1．治療への導入及び治療初期（第1～7回セッション）
1）治療への導入（第1回セッション）
　初回面接でCl.は「友だち，仲間に受け入てもらえないのではないかと思うと不安で自分を表現していけない。他人との距離の取り方が困る」と，身近な人たちとの対人関係における不適応感を語った。「認知療法」についてのパンフレット[i]をTh.が読み，その概略を説明し，何か質問がないかCl.に尋ねた。次回までの間に，思考記録表と日常活動表に日常生活の様子を記録することをホームワークにして，初回面接を終わりにした。
2）治療初期（第2～7回セッション）
　a．問題領域の特定
　Cl.の記入してきた思考記録表をもとに話し合いながら，Cl.の対人関係に関わる問題領域を特定した。さらに，取り扱いやすいものから順に，問題に優先順位をつけた。第1位は友人との関係，第2位は恋人との関係，第3位は両親との関係となった。成功を体験することでCl.の達成感と治療への動機づけを高めるのがねらいだった。

---

i)『認知療法を受ける方へのご案内』：認知療法とはどんな治療法であるのかを短くまとめたものである。（井上和臣『心のつぶやきがあなたを変える』[星和書店] を参照）

b．認知モデルへの導入

　不快な感情の起こった時の体験を行動・感情・認知の3つに分けて，行動や感情に認知が影響していることを確認した。思考記録表に不快な感情に伴う自動思考を記入し，それに対する合理的反応を自覚し実行するというように，思考記録表の活用法に慣れた。

3）友人との関係への介入（第2～5回セッション）

　勉強のことでわからないことを同級生に聞くのをためらうという状況で，憂うつな感情が起こった時の自動思考は，「他人が簡単にやれていることがどうして私にはできないんだろう」とCl. は記入していた。「わからないことは聞けばよい」という対処方法を自分で発見したCl. は，現実場面で意識的に友だちに「自分から話しかけてみよう」とし始めた。その結果，日常活動表での快の体験が増加し，「思っていることが言えて相手の話も聴けコミュニケーションがちゃんととれる」ようになってきた。

　このような試みを繰り返したことで友人との関係改善という初期の目標は達成され，同時に，Th. に対する信頼感も増し，認知療法に対する動機づけも出てきた。

4）恋人との関係への介入（第6～7回セッション）

　対人関係の問題として第2位にあげられた恋人Pとの関係の見直しに移った。友人関係の改善に自信を持ったCl. は恋人との関係に正面から取り組む意欲が出てきたようだった。また，治療初期に思考と感情を分けて考える認知療法の方法に慣れていたことも，問題に取り組みやすくしたと思われる。

　第6回セッションでは，Pと揉めたことが話題になった。この時，「この人でいいのか，この人で満足できるのか」という自動思考とともに不安が起こった。「Pによって満たされていた部分でPの必要度がなくなっているから，Pがいなくてもやっていけそうだ」という合理的反応が思考記録表には記載されていた。また，恐怖感も起こり，それに伴う自動思考は「Pと一体化しすぎると怖い」，「Pと離れなければならない」であった。そこで，Cl. はいったんPとの恋人関係を解消する決心をした。

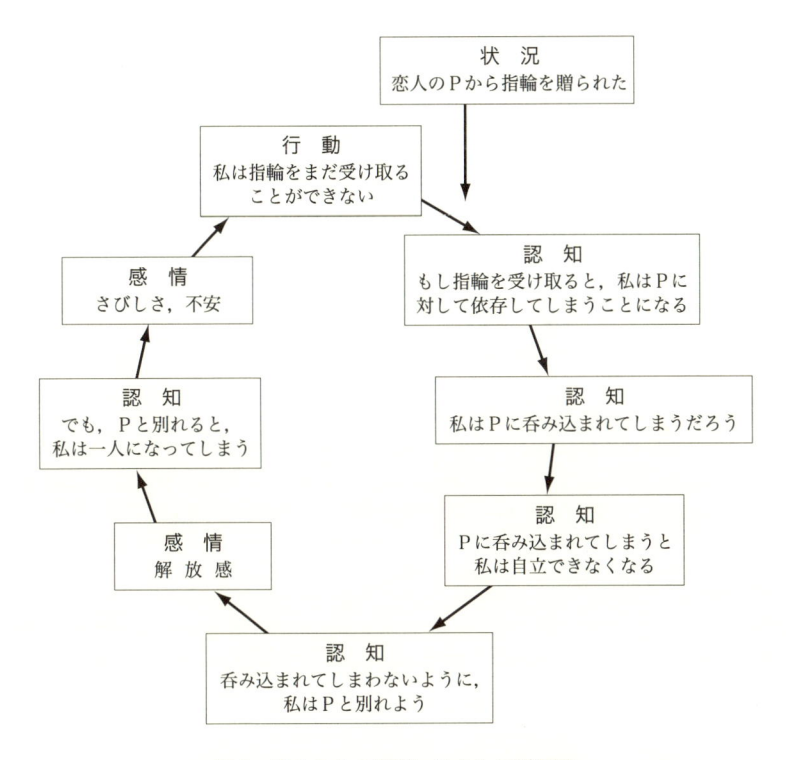

対人不適応の青年期女性に対する認知療法の一例　265

```
            状　況
       恋人のPから指輪を贈られた
                │
    行　動                         ↓
私は指輪をまだ受け取る          認　知
ことができない            もし指輪を受け取ると，私はPに
    ↑                   対して依存してしまうことになる
感　情                         │
さびしさ，不安                  ↓
    ↑                       認　知
認　知                    私はPに呑み込まれてしまうだろう
でも，Pと別れると，              │
私は一人になってしまう           ↓
    ↑                       認　知
感　情                  Pに呑み込まれてしまうと
解放感                  私は自立できなくなる
    ↑                         │
            認　知              ↓
       呑み込まれてしまわないように，
       私はPと別れよう
```

図1　恋人Pとの関係にみられる悪循環

　第7回セッションでは，Pと別れる決心をした時，Cl.には「一人になる不安，寂しさ」（50％）と「依存したくない，自由になりたい」（50％）という相反する考えが起こったことが語られた。Cl.はPから贈られた指輪を受け取れずにいたが，その状況におけるCl.の循環する考えを示したのが図1である。

　その後，Cl.はPに別れる気持ちをはっきり伝えた。すると予期に反してPは，Cl.の気持ちを受け入れてくれ，「もう少し離れてみよう」と応じた。この時，Cl.は「自分がしっかりしていると呑み込まれる恐怖はどこかへ行く」ことが実感でき，逆に「Pと別れなければならない」という思いがなくなった。ただ，Cl.はPから指輪をもらう気にはまだなっていなかった。

表1 認知プロフィールの作成過程

第1段階　否定的自動思考を取り出す。
　1　対人関係での不快な感情や不適応行動の起こる状況を特定する。
　2　その状況における重要と思われる否定的自動思考を取り出す。
　　　このときは思考記録表に基づいた内容を話題にする。
第2段階　信念の同定を行う。
　1　いくつかの対人場面での否定的自動思考から共通の主題を推測する。
第3段階　認知プロフィールを作成する。
　1　不快な感情の起こる状況，そのときの自動思考，それから推測される信念を図示する。
　2　必要があれば，信念を中核的信念，条件的信念，道具的信念（自己教示的信念）に分け，次のように表現する。
　　　中核的信念：「〜である」，「〜すべきだ」
　　　条件的信念：「もし〜であるなら〜だ」
　　　道具的信念（自己教示的信念）：「〜しよう」
第4段階　認知プロフィールに対するフィードバックを求める。
　1　Th. の作成した認知プロフィールを見て，Cl. は自分に当てはまるかどうかを確認し，必要に応じて修正を加えてもよい。

5) 認知プロフィールの作成（第2〜7回セッション）

　Th. は認知プロフィールの作成方法（表1）に則って2つの認知プロフィールを作成した。

　まず，第1〜5回セッションでホームワークにした思考記録表から，「私は劣っている」に関する認知プロフィール（図2）を作った。

　Cl. は「私ごときが他人に迷惑をかけて申し訳ない」，「私は仕方のないやつだ」，「私はでしゃばらずに引っ込んでいなくてはならない」，「人が簡単にクリアーしていることが，どうして私にはできないんだろう」，「エネルギーのない自分はだめだ」といった否定的自動思考を記述していた。Th. はこれらに共通する主題として「私は劣っている」という中核的信念を推測した。次に，その中核的信念から条件的信念（「もし本当の私を見られると，他人は私を劣っていると思うだろう」）を導き出し，さらに Cl. の行動に指示を与える道具的信念（「他人とは本当の自分を見せないで偽りの自分を作ってつきあおう」）を想定した（図2）。

```
┌─────────────────────┐
│ 中核的信念   スキーマ │
│ 私は劣っている       │
└──────────┬──────────┘
           ▼
┌─────────────────────┐
│ 条件的信念           │
│ もし本当の私を見られると，他人は │
│ 私を劣っていると思うだろう │
└──────────┬──────────┘
           ▼
┌─────────────────────┐
│ 道具的信念           │
│ 他人とは本当の自分を見せないで， │
│ 偽りの自分を作ってつきあおう │
└──────────┬──────────┘
           │
           │    ┌─────────────────────┐
           │◄───│ 状　況              │
           │    │ レポートのアイデアを考えていると │
           │    │ きに，同級生にアドバイスをもらう │
           ▼    └─────────────────────┘
┌─────────────────────┐
│ 自動思考             │
│ 他人が簡単にわかることが， │
│ どうして私にできないんだろう │
└──────────┬──────────┘
           ▼
┌─────────────────────┐
│ 感　情               │
│ 憂うつ，焦り         │
└─────────────────────┘
```

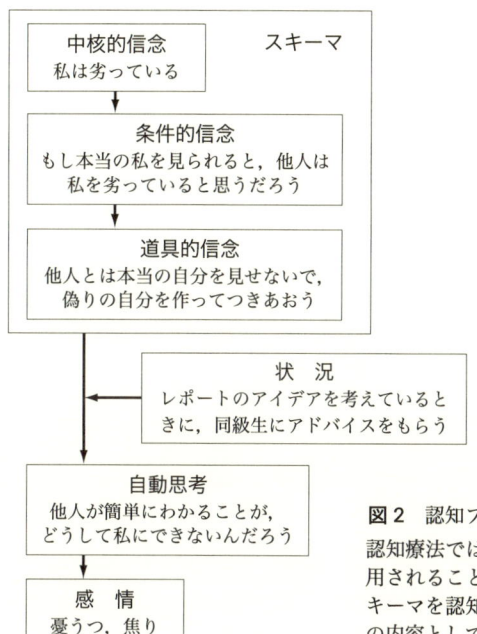

図2　認知プロフィール：「私は劣っている」認知療法ではスキーマと信念が同じ意味で使用されることが多い。しかし，ここでは，スキーマを認知的構造，各種の信念をスキーマの内容として図示した。

また，第6〜7回セッションで話された恋人との関係を理解するためには，別の認知プロフィール（図3）を作ることにした。

Pから指輪を贈られたとき，Cl. には，「私はPに呑み込まれる」，「私はPに縛られたくない」という考えとともに不安や恐怖の感情が起こった。こうした自動思考の基礎にTh. は自立と依存に関わる中核的信念（「私は自立しなければならない」）を推測した。さらに，条件的信念および道具的信念として，「私は自立するためにはPと別れなければならない」，「私はPと別れよう」をそれぞれ区別した。

2．治療中期（第8〜15回セッション）
1）認知プロフィールの提示と介入（第8〜12回セッション）
治療の導入から初期にかけて，Cl.-Th. との信頼関係ができていると思われ

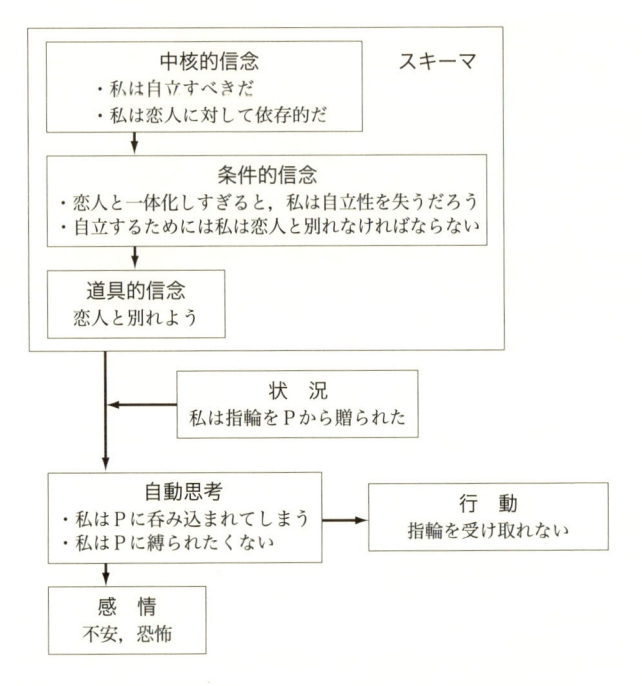

図3 認知プロフィール：「私は自立すべきだ（私は依存的だ）」

スキーマ

中核的信念
・私は自立すべきだ
・私は恋人に対して依存的だ

条件的信念
・恋人と一体化しすぎると，私は自立性を失うだろう
・自立するためには私は恋人と別れなければならない

道具的信念
恋人と別れよう

状況
私は指輪をPから贈られた

自動思考
・私はPに呑み込まれてしまう
・私はPに縛られたくない

行動
指輪を受け取れない

感情
不安，恐怖

たので，この段階でTh.は認知プロフィール（図2，3）をCl.に提示した。

提示された認知プロフィールを見た時のCl.の言葉（「なるほど，これが私の心なんですね」）から，その内容はCl.にも納得のいくものであることがわかった。この時，Cl.は「私は劣っている」と「私は自立しなければならない」という信念のしくみをはじめて自覚したと言え，自分の認知を客観的にみることができ，介入としての効果が期待された。さらに，Cl.はTh.の提示した認知プロフィールを見ながら自分に合うように修正していった。Th.はCl.の問題が認知プロフィールのなかで適切に表現されているかを検討し，修正できるところはCl.の意見を取り入れて修正した。

その修正された認知プロフィールをTh.から提示された時，Cl.はPの指輪をもらってもよいと思えるようになった。こうして，「私は自立しなければな

らない（私は依存的だ）」という信念はかなり緩和されたが，もうひとつの中核的信念（「私は劣っている」）は，まだ一般的なことに対して広く残っているとのことだった。Th. には，この信念の確信度が下がれば，Cl. の対人関係の問題もかなり解決されるものと思われた。

　そこで，「私は劣っている」という中核的信念の根拠を探っていくことにした。この信念は高校生ぐらいからあり，生育歴のなかで培われてきたものであることが確認された。次に，反証をあげ，その中核的信念に対する確信度を下げることを試みた。具体的には，高校時代から今までにできたことを Cl. に列挙してもらった。Cl. にとって一番達成感があったのは大学合格であった。ただ，それ以外のこと（クラブや授業でできたこと）については，「さぼらなければもっとできるのに，そこまでしかできなかった」という認知の歪み（肯定的側面の否認）が浮かび上がった。

　できたことを列挙し確認する介入は，Cl. が自分自身を客観的に評価するきっかけとなった。この方法は Cl. も後で述べているが，「私は劣っている」という信念を緩和するのに役立ったのである。

2) 両親との関係への介入（第 13 〜 15 回セッション）

　中核的信念「私は劣っている」の起源が両親との葛藤にあることが話された。「人と自分の意見が違う＝自分の意見は受け入れられない＝私は受け入れられない」という図式が，両親の養育のせいで植え付けられたと訴えられた。その後のセッションで，父親との衝突により，自分の劣等感のもとが父親との葛藤であることが出てきた。しかし，恋人との新しいつきあい方を試み，関係が良好になっていることに自信を持った Cl. は，「父親と日常会話ができる」ことを目標に，父親との葛藤に正面から取り組みはじめた。

　その後，Cl. は一時的に不安も増したようだが立ち直りも早く，父親との関係では対処法を自分で工夫するようになり，少しずつ日常会話ができるぐらいには改善されてきていた。

3) Cl. 自身による認知プロフィールの作成（第 14 〜 15 回セッション）

　恋人 P とのあいだで起こった出来事をもとに，「コミュニケーション編」と

「行動編」と名づけたふたつの認知プロファイルを Cl. 自身が作って持ってきた。中核的信念として「コミュニケーション編」の方は「今すぐ意思疎通できるようにやりとりしなくてはならない」、「行動編」の方は「私は自分だけで責任を持って行動しなければならない」を挙げていた。

3. 治療後期（第16～18回セッション）

今までに作られた認知プロファイルを見ながら、修正されたところと修正されていないところを確認した。

「私は劣っている」という信念はまだ残っていたが、「時間はかかるけれど変えないと損だし、変えられる」と、Cl. は自分に対する信頼感を確認した。そして、「自分のできることを自分でほめてあげよう。自分のできた時の記憶を強く思っていこう」などと対処の仕方を自分で見つけていた。

「私は劣っている」という信念の確信度は、高校時代（100％）に比べて今は半分（50％）になっていた。今後はそれが20～30％になればよい、という期待が語られた。条件的信念は、「本当の姿を見せても嫌われるわけではない」と、他人に自分のできないところを見せられるように変わった。

また、「劣っている」ことの中身は、「他人からどう思われるか」という「世間の価値観によって評価された能力」であったことに Cl. は気がついた。そして、「自分は自分でよいのだ」と自覚するに至った。

その他、「コミュニケーション」と「行動」に関する認知プロファイルにある中核的信念も、最初の確信度が100％だったのが、終結時には10～20％に減少していた。

対人関係のうち、友人との関係、恋人との関係はほとんど問題がなくなった。また、父親との関係も少しずつ改善されつつあった。

4. フォロー・アップ

約1年後のフォロー・アップでは、恋人とは認知療法の第6～7回セッションで体験したことが基礎になり、現在もお互いに自立しながらも良い関

係が続いているようだった。また，恋人との関係が安定しているので，父親に対しても以前より素直に話ができるようになってきているとのことだった。

　認知療法の終結後，Cl. は少し不快なことがあるときは，頭のなかで別の見方を考えることで日常のできごとはうまく処理できるようになり，思考記録表や認知プロフィールを書かなければならないほどの不快な事態に陥ることがなくなったとのことだった。Th. には Cl. が認知療法を受けに来ていた頃に比べ表情に落ち着きと明るさが出てきたように感じられた。

III. 考　察

1. 認知プロフィールの診断的意義

　冒頭で述べたように，認知プロフィールは Cl. の信念や自動思考を不適切な感情や行動と関連づけて図示するものである。そこで，Th. にとっては，認知プロフィールの作成過程そのものが，認知療法の視点から行われる診断となり，Cl. の問題に対する理解を深めるのに役立つと思われた。

　本事例では，Cl. がどのように自分自身をみているかを示す中心的で重要な信念（中核的信念）は，「私は劣っている」という信念だった。さらに，自らの行動に命令を発する信念（道具的・自己教示的信念）として「他人とは本当の自分を見せないで，偽りの自分を作ってつきあおう」という信念が推測された。このような信念が，さまざまな人間関係のなかで Cl. の心にたびたび出現し，対人関係での不安やひきこもりを引き起こすと思われた。

2. 認知プロフィールの治療的意義
1) 認知プロフィールを用いた治療方針の決定

　今回行った新しい試みは，Th. の作成した認知プロフィールを見て，Cl. が自分の心の状態に合っているか確かめ，自分の考えに合うように修正してもよいとしたことである。この修正された認知プロフィールに基づいて，Th. は Cl. とともに治療目標について話し合い，治療方針を立てた。認知プロ

フィールは認知療法の理論的根拠として Cl. に納得されやすく，治療の見通しを立てるのに役立つと思われた。

 2) 認知プロフィールの提示と Cl. の病理

認知プロフィールを Cl. に提示するには，あらかじめ Cl. の病理の軽重の判断をしておかなければならない。Cl. の状態によっては，認知プロフィールを作成しても Cl. に見せないで，Th. の側だけの診断として持ちながら，セッション中の話し合いで少しずつ確認していってもよいだろう。

今回は病理としては軽度の Cl. だったので提示し，効果をおさめた。しかし，神経症圏でも重症例や，精神病圏，境界性パーソナリティ障害等，病理が重い場合，Cl. に認知プロフィールを見せるかどうかは今後の課題であろう。

 3) 認知プロフィールの提示と Cl. - Th. の信頼関係

認知プロフィールを見せる時は，病理が軽い場合でも，Cl. が何を言っても受け止めてもらえると思えるような，守られて安定した Cl. - Th. 間の信頼関係を基盤にしてなされる必要がある。本事例では認知プロフィールが提示された時に Cl. は自由に発言していた。そして，「なるほど」と納得しながらも，自分に当てはまらないところは修正をした。このように，認知プロフィールは Th. と Cl. の共同作業で作られ，Beck, A.T.[1] のいう「パートナーシップという考えを持つことによって，Th. は治療技法の効果について価値のあるフィードバックを得ることができるようになるし，患者の思考や感情についてより詳細な情報を得ることができる」（大野[1]による訳を一部改変）と述べていることにも当てはまるだろう。

 4) 認知プロフィールを Cl. に提示することの意義と有用性

（1） 図示された認知プロフィールを見ると，Cl. は信念，自動思考，不快な感情の関係が一目瞭然でわかった。それまで気がついていなかった自分の不快な感情に先立つ非機能的認知を Cl. は客観的に認識することができ，それ自体介入としての効果が期待された。

（2） 現実生活のなかで出合うさまざまな問題に取り組むとき，たえず認知プロフィールを見ながら，問題に対する信念の関与を指摘できた。

(3) 上記の (1) と (2) を繰り返すことにより，非機能的信念に代わる新しい認知を自覚するきっかけとなり，信念の修正に役立った。このように，非機能的信念の修正とは，不快な感情の起こる状況での自動思考や行動に，非機能的な信念が関わっていることを繰り返し確認する作業である。認知プロフィールを提示することは，それらの作業を視覚化し，より容易にするのであった。

(4) 生育歴が信念の起源にかかわっていることがわかりやすかった。

(5) 信念の修正に向けた介入法を探りやすかった。非機能的信念の反証を挙げたり，そうした信念の起こる悪循環を自覚するきっかけを見つけることが容易になった。

5) 認知プロフィールを Cl. 自身が作成することの意義

Cl. が自分で認知プロフィールを作成できるようになれば，非機能的信念を自覚することになり，その修正に役立つと思われた。治療の終結後に自分で認知プロフィールを作り，非機能的自動思考や信念の修正ができれば再発予防にもつながるだろう。

6) 認知プロフィールを用いた治療の評価

初期に作成した認知プロフィールを振り返って，信念を「修正されたもの」と「まだ修正されていないもの」に分け確認した。あわせて，その変化を尺度化した。これにより，認知プロフィールを，治療効果の基礎になる認知の変化を測るものとして使えることが示唆された。

おわりに

認知療法の過程において認知プロフィールとして概念化し図示したものが，認知療法の視点から行われる診断的・治療的意義のあることがわかった。認知プロフィールは Cl. と Th. の間の信頼関係の下で Cl. と Th. の共同作業で作成されたが，その活用は非機能的信念の修正を目指す場合に有効であることが示唆された。また，たとえ軽症であっても，信念のレベルにまで言及す

る治療が重要であると思われた。

　付記：本論文に事例を掲載することを了承してくださったAさんには深く感謝いたします。

　なお，本論文の一部は，日本行動療法学会第21回大会（1995年12月2日，大阪）で発表したものです。

文　献

1) Beck, A.T.: Cognitive Therapy and the Emotional disorders. International Universities Press, 1976.（大野裕訳：認知療法．精神療法の新たな発展．岩崎学術出版社，東京，1990.）
2) Beck, A.T., Freeman, A. & associates: Cognitive Therapy of Personality Disorders. Guilford Press, New York, 1990.
3) Beck, J.: Cognitive Therapy: Basics and Beyond. Guilford Press, New York, 1995.
4) 井上和臣：認知療法への招待（改訂2版）．金芳堂，京都，1997.
5) 井上和臣：アルコール依存症の精神療法．認知療法．精神科MOOK, No.30, 1994.
6) 井上和臣：人格障害の認知療法．（福島章，町沢静夫，大野裕編）人格障害．金剛出版，東京，1995.
7) 熊野宏昭・末松弘行：認知行動療法ケース研究：Bulimia．精神療法 18: 25-32, 1992.
8) 大野裕：恐慌障害の認知療法．精神科治療学 4(1): 33-41, 1989.
9) 大野裕：認知療法：抑うつを伴う回避性人格障害の症例を通して．臨床精神医学 20(7): 947-954, 1991.

認知療法が有効であった阪神淡路大震災によるPTSDの1例

抄録：阪神淡路大震災後2年間にわたり心的外傷後ストレス障害（PTSD）が持続し，初めて精神科を受診した症例に対し，認知療法を施行した。本症例には地震の再体験，過覚醒などの症状が認められ，これに関わる認知モデルを作成した。その中で「大きな地震が来るのでは」という否定的自動思考を生む"破局視"に焦点を当て，その修正を試みた。また地震翌日に偶然生じた夫の突発性難聴に関して「治らなかったのは自分の責任」という強い罪責感が認められ，これがPTSD症状遷延化の原因となった。この罪責感には"自己関係づけ"や"すべし表現"といった認知の歪みを伴ったため，「誰の責任かの捉え直し」という再帰属法を行い改善に至った。

Key words: *cognitive therapy, The Great Hanshin-Awaji Earthquake, post-traumatic stress disorder, cognitive model, reattribution*

はじめに

1995年1月17日未明に起きた阪神淡路大震災の後，多くの被災者に心的外傷後ストレス障害（post-traumatic stress disorder; PTSD）が生じ，現在でもその状況や対策についての報告が続いている。PTSDの治療に関しては種々の方法が検討されている[7,9]が，そのなかで認知行動療法についてはすでにその有用性が認められている[3]。しかし震災を契機として発症し認知行動

療法を施行した症例報告は乏しく，特にわが国においては筆者らの知る限りでは全く認められない。今回われわれは，震災後2年を経過し，なお持続するPTSD症状に対し認知療法[4]を試み改善に至った症例を報告する。

I. 症　例

〈症例〉初診時50歳，女性，Y。

主　訴　夜眠れない，時々揺れているような気がする

家族歴　特記すべきことなし。

生活歴　父親が教師の家庭で育つ。同胞は姉と妹。Yは大学中退後，営業企画の仕事をしていた。結婚後，一男一女をもうけたが夫が事業に失敗したことが原因で離婚。その後現在の夫と再婚し，震災時子どもらとは別に神戸市A区に在住。

既往歴　24歳時に腎盂腎炎で半年間入院歴。X－1年7月（47歳）転倒し腰椎圧迫骨折のため震災時はコルセットを使用していた。

現病歴　X年1月17日阪神淡路大震災に遭い，住んでいたマンションは半壊。周囲の家も倒れ死者が多数出た。Yは夫とともにその日のうちに避難所へ移った。翌日目覚めたら，夫が「両耳が聞こえない。山に登った時のような感じで唾を飲み込んでもよくならない」と言う。しかしYは夫のことよりも神戸市B区に住む長女の安否が心配で，夫の症状を特に気にも留めなかった。数日後，長女のアパートまで姉に借りた車で出かけた。途中C区が燃えており，このまま長女の家の方まで燃え広がるのではと心配しながら向かった。長女のアパートに着いた時，誰もいなかったが，少々壊れていた程度だったのでどこかに避難しているのだろうと思い帰途についた。帰宅途中，車中のラジオ放送で長女からのメッセージが流れ，友人宅へ避難していることがわかりいったんは安心した。しかし避難所へ戻ってから，A区で不審火が相次いだり，コンビニエンスストアにガラスを割って入り込む"普通の人"の姿を見かけたりして不安や恐怖感に襲われた。夫の難聴はその後も全く改善し

なかったが病院には行かなかった。ところが2週目になって滝が流れるような耳鳴が始まり、Yは非常に心配となった。3週目に入り区内で再開した耳鼻科があると聞き、片道30分の距離をふたりで歩いて受診した。そこで「突発性難聴」という病名を初めて知らされ「点滴が必要だが時期が遅いので治る見込みは少ない」と言われた。その後10日間、点滴治療のため毎日歩いて通院した。だが全く改善しなかった。

3月末になり、夫の親戚が住むD市内のアパートに転居した。6月末になると夫は難聴の程度は変わらないものの補聴器の装着が可能となったため、以前の経験を生かし就職した。そしてY自身も店番などのアルバイトを始めた。

X+1年12月、Yは高熱、感冒症状、腎盂腎炎のためE病院内科に入院。退院後高血圧が続くため内科外来での治療を継続していた。その際、頭痛、不眠を執拗に訴え、内科からの紹介にてX+2年2月12日初めて精神科を受診した。

治療経過 初診時には、「夜になるとちょっとした物音で目覚めたり、地震の夢を見たり、睡眠中にまた大きな地震が来るのではないかと思って、2年間常に寝不足。すっきりした日が一度もない」と述べた。そこで不眠に対し、睡眠薬(flunitrazepam 1mg/日)を処方した。しかし2月24日真夜中にD市で起きた震度1の地震のため覚醒し、大震災の光景を思い出したことで翌日の受診まで全く眠れなかった。25日の診察時、この地震の再体験が、小さな地震の揺れだけでなく、テレビで「地震」という言葉を聞いたり、地震の光景を夢で見ても引き起こされることがわかり、それが恐怖感情を伴った「また大きな地震が来るのではないか」という考えにより生ずることが見いだされた。同時に頭痛、動悸、足部冷感といった身体症状もそのたびに認められることがわかった。ここでこれらの症状が生じる原因としてYの歪んだものの見方・考え方すなわち「認知の歪み(cognitive distortion)[4]」の存在が疑われたため認知療法へと導入した。セッションは2月25日より1回30〜60分、1週ごとに12回行った。

1. 破局視に関わる認知モデルの作成と認知の修正（第1～6回セッション）

1，2回目のセッションでは認知モデル作成のための情報収集を行った。以下に治療経過の一部を示す。

第2回セッション（揺れている感じは今でもありますか）地震が来ていないのに座っていても揺れたのではないかと思います。夫に「今揺れなかったか」と聞いてすぐにテレビをつけます。それからしばらくの間に地震速報が出なければ自分の錯覚だったと思います。2年前は1日に何回もあったのですが，最近は1週間に1回くらいです。

（悪夢については）大震災の時，隣の御主人が家の梁にはさまれて動けなくなっていたので夫が近所の人達とともに助け出しました。なぜか今度は自分と夫がその梁にはさまれて動けなくなっている夢を見るのです。震災直後は夜中に真っ暗のなかで目が覚めると怖いので電気をつけて寝ていました。トイレには夫とふたりでないと行けませんでした。また毎朝5時40分頃には必ず目が覚めました。1年くらいはそれが続いたのですが，今は1～2カ月に1回くらいです。

（地震の話を他人としたりするのを避けたり，神戸の住んでいた場所に行きたくないといった気持ちはありますか）神戸の避難所では「同じ恐怖」を味わった人ばかりでよく話しましたが，D市に来てからは本当に親身になって考えてもらえていないような気がするので自分からは話しません。神戸には震災直後に後片付けに行ってからは怖くて1年間は行けませんでした。……

このような会話をもとに再体験が恐怖や過覚醒をもたらす際の認知モデル（図1）を作成した。その結果「大きな地震が来るのではないか」という否定的自動思考[4]を誘発した「破局視（catastrophizing）」という認知の歪みを同定することができた。第3回セッションではこの認知モデルをもとに破局視，再体験，過覚醒，身体症状の発現メカニズムについての説明を行った。すなわち，テレビで「地震」という言葉を聞いたり，微弱な地震を体験したり，悪夢を見るという普段なら些細なものでしかない刺激が，破局視に基づく「大きな地震が来るのではないか」という自動思考を引き起こしていること，また

```
┌─────────────────────────────┐
│      引き金となる刺激          │
│ ・テレビで地震という言葉を聞く   │
│ ・小さな地震の揺れを感じる      │
│ ・地震の光景を夢で見る         │
└─────────────┬───────────────┘
              ↓
┌─────────────────────────────┐
│   否定的自動思考（認知の歪み）   │
│  大きな地震が来るのではないか（破局視）│
└─────────────┬───────────────┘
              ↓
┌─────────────────────────────────────┐
│  認知：地震にまつわるイメージの再体験      │
│ ・地震直後の惨状：助けを求める声，家屋に埋まった人々の姿 │
│ ・C区で見た火災のイメージ                │
│ ・コンビニエンスストアで見た泥棒の姿       │
└─────────────┬───────────────────────┘
              ↓
     ┌──────────┐      ┌──────────────────┐
     │ 感情     │─────→│ 身体症状          │
     │ 恐怖     │      │ 頭痛，動悸，足部冷感│
     └────┬─────┘      └──────────────────┘
          ↓
     ┌──────────────┐
     │ 過覚醒（不眠）│
     └──────────────┘
```

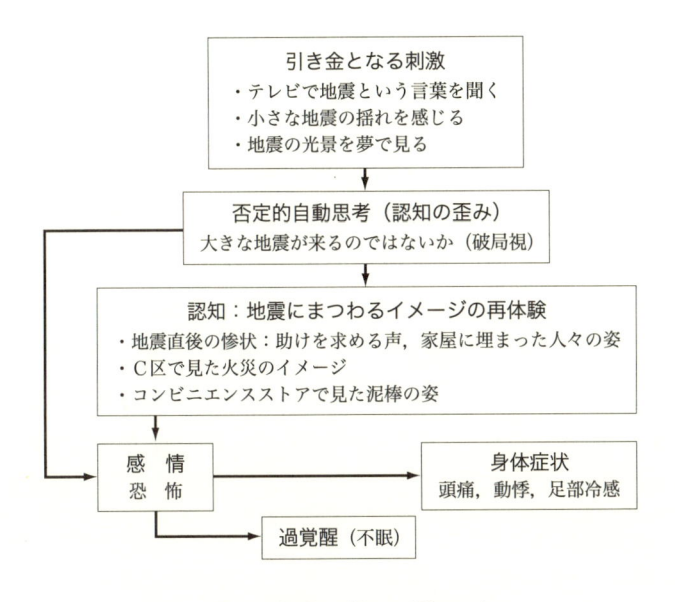

図1　破局視に関わる認知モデル

それにより地震にまつわるイメージの再体験が恐怖感情とともに生ずること，さらには頭痛，動悸といった身体症状や不眠を引き起こしていることを順次説明した。その後，第4〜6回セッションでは「破局視」に対し反証を収集し別の見方を導き出すという方法で，認知の修正を試みた。

第6回セッション（テレビで地震のニュースが流れた時，「大きな地震が来る」という根拠がどこにあるのでしょう）根拠はどこにもありません。よそで起きた地震は自分の体験した地震とは別物です。

　（どこまでが事実でどこまでが自分の考えですか。もし事実でないことを本当に起きたことと考えていたならば，何か別の見方はできませんか）よそで地震が起きたのは事実です。でもよく考えてみるとテレビで報道された時は，地震が起きてからかなり経っているのですから，自分のところに大きな地震が来るはずがありません。

　（地震が来るという恐怖感については）最近主人と地震の話になっても恐怖

感がなくなり，客観的に見ることができるようになりました。つまり「地震」というキーワードが「恐怖」に直接結びつかなくなり，「精神的な備えがあれば震度5までは大丈夫」といった感じです…。

　このような過程を経て徐々に些細な刺激から「破局視」を生ずることは少なくなり，PTSD症状は改善に向かった。またこの頃不眠は改善され，flunitrazepam 0.5mg/日に減量した。しかしこれらのセッションの途中，難聴が残った夫に対して「大震災の翌日，夫の耳が聞こえないと知った時にすぐ病院へ連れて行くべきだった。そして早く治療を受けさせていればこんなことにならなかったかもしれない」という罪責感にこの2年間支配され続けていることがわかった。またそれがYのPTSD症状遷延化に関与していた可能性が考えられた。

2. 罪責感に対する再帰属法（第7～12回セッション）

　第7回以降のセッションにおいては，罪責感を引き起こすメカニズムを明確にした後，「誰の責任かの捉え直し」という再帰属法（reattribution）（図2）を行った。その罪責感の生ずるメカニズムとしては，補聴器をつけた夫の顔を見ることが，「早く夫を病院へ連れて行くべきだった」という"すべし表現（"should" statements）"や「夫の両耳が聞こえないのはすべて自分の責任」という"自己関係づけ（personalization）"などの「否定的自動思考」や"認知の歪み"を引き起こしたことに起因すると考えられた。

第8回セッション（今でも夫の顔をみるとすまなかったと考えてしまいますか）あの時のことを思い出すと悔やんでしまうし，夫の難聴が私にとってはイコール「地震，恐怖」なのです。

　（夫の耳が聞こえなくなってしまったのは100％あなたの責任だったのですか）そうですね…。F市の大きな病院へ連れていっていたら治っていたかもしれません。

　（もし震災の翌日夫に病院を受診するように勧めていたとしたら素直に従ったと思いますか）その点ですが，この2年間，夫が長女のことを優先し

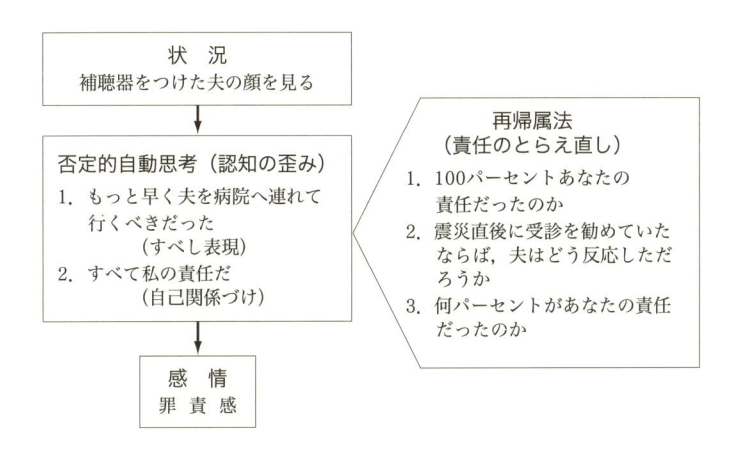

認知療法が有効であった阪神淡路大震災によるPTSDの1例　281

```
┌─────────────────────┐
│         状　況      │
│ 補聴器をつけた夫の顔を見る │
└──────────┬──────────┘
           ↓
┌─────────────────────┐      ┌──────────────────────┐
│ 否定的自動思考（認知の歪み） │      │      再帰属法        │
│ 1. もっと早く夫を病院へ連れて │      │  （責任のとらえ直し） │
│    行くべきだった     │←────│ 1. 100パーセントあなたの │
│    （すべし表現）     │      │    責任だったのか     │
│ 2. すべて私の責任だ    │      │ 2. 震災直後に受診を勧めていた │
│    （自己関係づけ）   │      │    ならば，夫はどう反応しただ │
│                     │      │    ろうか             │
│                     │      │ 3. 何パーセントがあなたの責任 │
│                     │      │    だったのか         │
└──────────┬──────────┘      └──────────────────────┘
           ↓
     ┌──────────┐
     │  感　情  │
     │  罪責感  │
     └──────────┘
```

図2　夫の難聴に関連した罪責感への介入

た自分を恨んでいるのではないかと思っていたので一度も聞いたことがありませんでしたし，その話をお互いにするのがタブーでした。しかしここで診察を受けるようになってから思い切ってそのことを夫に聞いてみました。そしたら夫の答えは「歩いていこうと思ったら自分ひとりでも行けた。でも僕はF市の地理に不案内だし，自分ひとりでは医者と話をすることはできなかった。おまえも腰が悪かったし，もし途中で大きな余震があったらどうすることもできなかった。だからその時点ではF市まで歩くのは無理だった」と言うのです。だから強く勧めていたとしても夫はまず承諾してくれなかったと思います。

（そうするとあなたの責任は何％くらいと考えればよいのでしょう）50％くらいかな…。

このように（1）100％自分の責任だったのかを評価させる，（2）震災直後に夫にもし病院受診を強く促したとしたら，承諾してくれただろうかを考えさせる，（3）その結果何％が自分の責任であったのかを再評価させるという順序で治療を進めた。特に，夫が震災直後に歩いて通院する気力がなかったことやYの腰椎骨折を気遣っていたことについて，治療過程でYが初めて

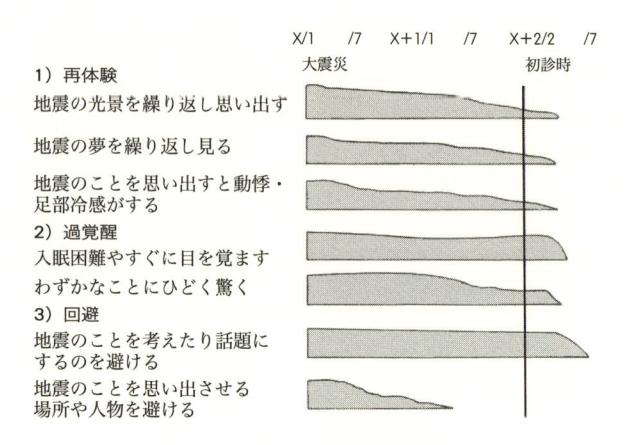

282 第Ⅲ部　認知療法の応用と実践

```
                              X/1    /7   X+1/1   /7   X+2/2   /7
                              大震災              初診時
1) 再体験
 地震の光景を繰り返し思い出す
 地震の夢を繰り返し見る
 地震のことを思い出すと動悸・
 足部冷感がする
2) 過覚醒
 入眠困難やすぐに目を覚ます
 わずかなことにひどく驚く
3) 回避
 地震のことを考えたり話題に
 するのを避ける
 地震のことを思い出させる
 場所や人物を避ける
```

図3　PTSD症状の全体経過

知ったことは,「Yの責任を分担する」役割を果たした。その結果,Y自身の罪責感は徐々に軽減されるに至った。

そして今では,地震について「ものの大切さ,価値観がわかった。震災前はあれも欲しいこれも欲しいと思っていたけれど,人間は必要最低限のものがあれば明るく生きていける。そして震災後被災した人達が互いに思いやり助け合ってきた姿をみて,人間の本当の良心がわかったような気がする。いい経験をしたと思うようにしようと夫と話し合っている」と言う。夫の難聴については現在も静かな場所で大声を出してやっと内容が伝わるといった程度であるが,Yは「夫が"嫌な言葉や音が耳に入らないからいい面もあるよ"と言ってくれるので自分も随分楽になった」と述べるようになった。

なお図3に本症例のPTSD症状の全体経過を示した。また表1には認知療法開始後の症状重症度の推移を「地震の光景を繰り返し思い出す」,「入眠困難の程度」,「地震のことを夫と話すのを避ける」の3点について示した。

心理テストおよび症状評価テスト

　ロールシャッハテスト:知的側面では,心的エネルギーが低下しており知的生産力の低下がみられる。自己中心的な判断をしがちで,意志の疎通に支障

表1 認知療法開始後のPTSD症状の推移

セッション〈回目〉	1	2	3	4	6	8	10	12
地震の光景を繰り返し思い出す（回数／週）	1	1	1	1	0	0	0	0
入眠困難の程度[a]（%）	80	50	50	30	20	0	0	0
地震のことを夫と話すのを避ける[a]（%）	100	90	80	80	80	30	20	0

[a] 初診日（2月12日）の重症度を100%とし，認知療法開始（2月25日）後，セッションごとに治療者が評価を行った。

が生じやすい。情緒的側面では，抑圧，知性化を主な防衛機制としており，情緒的自発性が阻害されている。また緊張が高く，自分の内的資質を有効に発揮できない。さらに情緒刺激に敏感だが，動揺しやすい傾向を言動に出さず抑制する。客観性に欠け自分の情動に振り回されがち。不安定感が強く，安定を求めるために強迫的となりやすい。

　　Zung自己記入式うつ病評価尺度：35点（H9/2/25），22点（6/24）
　　Hamiltonうつ病評価尺度17項目：14点（2/25），0点（6/24）
　　MAS：22点（2/25），7点（6/24）
　　Hamilton不安評価尺度：19点（2/25），0点（6/24）

II. 考　察

　阪神淡路大震災では6,000人以上の貴重な人命が失われ，何十年にもわたり築きあげられた都市機能が一瞬のうちに破壊されるという大惨事となった。同時に肉親の死にゆく姿を直に目撃したり，自らが死の恐怖に直面した生存者が長期にわたり苦悩の日々を送らざるを得なかった。またそのなかから急性ストレス障害（acute stress disorder）やPTSDなどが生じ社会的問題となった。さらに最近では慢性型PTSDの存在が問題となっている。
　一般的にPTSDに対する治療としては認知行動療法，薬物療法，力動的精神療法，集団精神療法，サイコエデュケーションなどがある[7,9]。認知行動療法については西園[6]により詳述されている。しかし，わが国においては実際

に認知療法や行動療法を用いてPTSDの治療を行った症例報告は少なく,さらに大震災を契機として生じたPTSDに対し認知療法を行った症例報告は見られない。諸外国においてもAbuegら[1]のものが見られる程度である。西園[6]が述べるように本来PTSDは,症状の構造や発症状況を見ても,認知行動療法の考え方を応用して理解することができ,それが有用な治療法であることが予想される。その意味で今回は,慢性化したPTSDの症例の症状発症メカニズムを認知モデルに基づき理解することで,認知療法を集中して行うことが可能であった。症状の構造を踏まえた本症例の診断的側面,再体験や過覚醒などのPTSD症状に対する認知的アプローチ,慢性化の原因と考えられた「罪責感」に対する認知的アプローチなどについて考察したい。

1. 診断及び症状について

本症例は大震災を契機に生じた再体験,過覚醒,回避という症状が明確であり持続期間が3カ月以上であることから,DSM-IVでは309.81 PTSD,慢性型と診断される。いずれの症状も震災後数日以内にはすでに出現していたと考えられる。このうち再体験としては,地震直後の惨状やC区で見た火災のイメージなどを反復的・侵入的に繰り返し想起すること,地震の夢を繰り返し見ること,同時に動悸・足部冷感などの自律神経症状が生じることがあげられる。また過覚醒としては入眠困難や途中覚醒,わずかなことに驚くという症状,さらに回避症状としては,地震のことを考えたり話題にしたりするのを避けたり,思い出させる場所や人物を避けるといったことがあげられる。震災後2年を経過した本科初診時においては,それらのうち再体験の頻度は減少していたが,過覚醒や回避症状は,夫に対する罪責感とも絡み合って強く残存していた。

2. PTSD症状に対する認知的アプローチ

本症例から得られた症状の認知モデルは図1のようであった。すなわち「テレビで地震という言葉を聞く」,「小さな地震の揺れを感じる」,「地震の光

景を夢で見る」といった通常であれば些細な刺激が，破局視に基づく「大きな地震が来るのではないか」といった否定的自動思考をもたらした。破局視はパニック障害の認知の歪みとしてしばしば生ずるものであるが，今回のPTSD症例にも特徴的なものとして認められた。そこで治療の手順として，まず認知モデルを提示し否定的自動思考や破局視などの生ずるメカニズムについて理解を促し，次に自動思考の妥当性を吟味しその自動思考に代わる新たな認知（合理的反応 rational response）を導き出すという方法を行った。具体的には治療過程のなかで「大きな地震が来るのではないか」という否定的自動思考に対して「テレビで報道された時は地震が起きてからかなり経っているから大きな地震が来るはずがない」という反証（evidence against）を得ることができた。さらにその自動思考に代わる新たな認知として「精神的な備えがあれば震度5までは大丈夫」といった答えを引き出すことができた。このように患者と治療者の共同作業の中で，習慣化された患者の否定的自動思考を"仮説"とみなし，その妥当性を検証するという"科学的アプローチ"を実行することが，うつ病の場合[4]と同様PTSDに対しても極めて有用であることが示唆された。

このほかPTSD症状に対しての認知行動療法としては，イメージに対するエクスポージャー技法やイメージ馴化法などが有効とされているが，本症例にはそれらを行うには至らなかった。

3. 罪責感に対する認知的アプローチ

PTSDが慢性化する要因として，「罪責感」や「罪責感からくる抑うつ」が重要であることがベトナム戦争の帰還兵の治療に関する研究で論じられてきた[5]。すなわち「生き残ったことに関する罪責感」，「戦友を救えなかった，裏切ったことに対する罪責感」等である。また西園[6]によればFreemanは「自分のせいで事故が起きた，人を殺した」という罪責感に対して認知療法の技法を応用し「誰の責任かの捉え直し」（再帰属法）という技法を用いた。つまり決して自分だけの責任ではないことを自覚させることにより患者自身が

主体的に心的外傷の恐怖構造[2]と対処できるのを助けるという形の認知的技法である。今回の症例においても前述したような方法で"Yのみの責任で夫が難聴になったのではなかった"という方向で認知の再構成を行った結果,夫の顔を見ることが直接罪責感を呼び起こすことにつながらなくなったと考えられる。

Kubany[5]はベトナム戦争の帰還兵にみられる罪責感をふたつに分類し,それぞれに対して認知療法の具体的方針を提案した。第1の分類は"I should have known better" guilt といい,「他に選択肢があったがその時に良いと考えた手段を実行したことが悪い結果(例えば同僚の死)を招いてしまった時,違った選択肢を選んでいればそのようなことはなかったなどという罪責感を抱くこと」を指す。これに対する認知的アプローチとしては,①実際に選ばなかった選択肢のほうが良い結果をもたらしたであろうことをその時点では知る手だてがなかった,②選択の決定をする時間的ゆとりがなかった,③患者と同様の状況に置かれた同僚がいたとしたら果たしてその人に責任はあったのか,これらを焦点にして進めることが望ましいという。第2の分類は"Catch 22" guilt といい,「良い結果をもたらす選択肢など全くないという状況すなわち"殺すか殺されるか"という状況下で行った行為に対し深い罪責感を抱く」というものである。これに対しては,"実際には実行不可能であったが後になってから初めて思いついた方法"をもし実行していたらもっと悲惨な結果を招いていたであろうことを洞察させる認知的アプローチが必要としている。本症例は第1の分類に該当するため,①〜③の方法も有用であったと考えられる。

4. その他

PTSDに対する薬物療法について諸外国ではamitriptyline, alprazolam, fluoxetineなどの有効性が二重盲検試験により示されている[10]。またわが国ではsodium valproateの有効例が報告されている[8]。今回の症例は治療初期においては,症状評価テストの結果にみられるように抑うつ症状は

わずかであったことから，抗うつ薬の投与をすることなく，不眠に対するflunitrazepam投与のみで改善することができた。しかしPTSDが背景に不安や抑うつを伴う可能性を考えると，抗うつ薬や抗不安薬の投与が認知療法をより円滑にすると思われ，今後検討が必要であろう。

今回の阪神淡路大震災は被災した人々に物質的にも精神的にも計り知れない苦しみをもたらし，今なお慢性型PTSDという形で問題が残存している。これまで精神科医の果たした役割は重要なものであったと考えられるが，さらに今後も個々の症例をもとにPTSDの具体的治療法について再検討することが，来るべき次の震災への備えとなるであろう。

ま と め

阪神淡路大震災後2年を経過した後もPTSD症状が続く患者に対し，その症状発生に関する認知モデルをもとに認知療法を行い改善した症例を報告した。また慢性化の原因として夫に対する罪責感が持続していたことが考えられたため「誰の責任かの捉え直し」という再帰属法を用い有効であった。

なおこの症例の一部は第24回日本心身医学会近畿地方会（平成9年8月30日，大阪狭山市）にて発表した。また本論文の主旨に支障をきたさない範囲で患者のプライバシーにかかわる部分に改変を施した。

文　献

1) Abueg, F.R., Drescher, K.D., Kubany, E.S.: Natural Disasters. Cognitive-Behavioral Strategies in Crisis Intervention, edited by Dattilio, F.M., Freeman, A., The Guilford Press, New York, 238-257, 1994.
2) Foa. E.B., Kozak, M.J.: Emotional processing of fear: Exposure to corrective information. Psychol Bull 99: 20-35, 1986.
3) Hacker Hughes, J.G.H., Thompson, J.: Post traumatic stress disorder: an evaluation of behavioural and cognitive behavioural interventions and

treatments. Clin Psychol Psychotherapy 1: 125-142, 1994.
4) 井上和臣：認知療法への招待（改訂2版）．金芳堂，京都，1997.
5) Kubany, E.S.: A cognitive model of guilt typology in combat-related PTSD. J Traum Stress. 7: 3-19, 1994.
6) 西園マーハ文：心的外傷後ストレス症候群（PTSD）の認知・行動療法的理解と治療．大野裕，小谷津孝明編：認知療法ハンドブック上巻．星和書店，東京，239-254, 1996.
7) Shalev, A.Y., Bonne, O., Eth, S.: Treatment of posttraumatic stress disorder: A review. Psychosom Med. 58: 165-182, 1996.
8) 清水博，宮地尚子，上田英樹ら：心的外傷後ストレス障害に対する sodium valproate の使用経験．臨床精神医学 23: 363-368, 1994.
9) Solomon, S.D., Gerrity, E.T., Muff, A.M.: Efficacy of treatments for post-traumatic stress disorder: An empirical review. JAMA 268: 633-638, 1992.
10) Sutherland, S.M., Davidson, J.R.T.: Pharmacotherapy for post-traumatic stress disorder. Psychiatric Clinics of North America 17: 409-423, 1994.

第IV部　認知療法のさまざまな可能性

プライマリケアにおける
身体的愁訴と認知療法

- 認知療法は，身体的不定愁訴の背後にある不安や抑うつなどの感情の問題，対人関係の問題に有効な精神療法である。
- 認知療法の基礎にある理論は，「ある状況における人の感情や行動は人がその状況に与える意味づけ（認知）によって規定される」というものである。
- 認知療法では，患者の認知を検討・修正することによって，不安や抑うつ，対人関係などの問題に対処しようとする。
- 認知療法の実際についてパニック障害の症例を用いて解説した。

Key words: 認知療法，認知モデル，自動思考，パニック障害

I．認知療法とはどのような治療法か

　認知療法（cognitive therapy）は不定の身体的愁訴を直接の標的とする治療法ではない。それは愁訴の背後にある心理的問題を治療するための新しい方法である。認知療法は言葉を用いた治療法（精神療法）である。治療は患者と治療者が対話することによって進められる。このとき大切なのは患者が治療に"参加する"ということである。自らの心理的問題に対処するために，患者自身が積極的になる必要がある。一方，治療者は患者の取り組みを促し，援助しようとする。認知療法は患者と治療者との共同作業なのである。

II. 認知療法はどのような心理的問題に有効か

認知療法はうつ病の治療法として始まり，その後は，さまざまな心理的問題の治療に用いられている（表1）[1]。とりわけ，不安や抑うつや怒りなどの感情の問題，対人関係の問題に有効である。過食症，アルコール依存症などにも効果が期待できる。

III. 認知療法にはどのような理論的基礎があるのか

認知療法の基礎理論は認知モデル（cognitive model）とよばれ，次のように定式化される。「ある状況における人の感情や行動は，人がその状況に与える意味づけ（認知；cognitions）によって規定される」

こんな場面を想像してみよう。風の強い夜，あなたはひとりで眠ろうとしている。突然隣の部屋でガチャンという音がする。その瞬間あなたの胸はドキッとして，恐ろしさに縮み上がる。そのときあなたはどんなことを考えているだろうか？　「泥棒でも入ったのじゃないか」と考えるかもしれない。すると，あなたの恐怖は強くなって，あなたは息をひそめて，そのままじっとしていることだろう。ところが，そのときあなたは窓を閉め忘れていたことに気づく。「窓から風が入って物が落ちたのだろう」という考えがひらめく。恐怖が少なくなったあなたは，何があったのか確認するために，隣の部屋をのぞきに行くことができるだろう。

このように同じできごとをみるにも，いろいろな見方が可能である。しかも，ものの見方が変わることによって，そのときの感情や行動に変化がみられるのである。認知療法では患者のものの見方（認知）に着目する。そして，患者の歪んだものの見方を修正することによって，患者が苦しむ不快な感情や不適応的な行動は改変できると考えるのである。

表1 認知療法の適応と禁忌（文献1) より）

適　　応		禁　忌
主たる治療として	補助治療として	
・大うつ病：精神病像を伴わない ・不安障害 ・パーソナリティ障害 ・摂食障害 ・アルコール・薬物依存	・大うつ病：精神病像を伴う ・双極性障害 ・統合失調症 ・軽度の痴呆：抑うつや不安を伴う	・重度の痴呆 ・せん妄 ・精神遅滞：中等度ないし重度

表2　認知療法の7つのステップ

1. あなたが困っていること，あなたが解決したい問題をはっきりさせましょう
2. どういう場面でその問題が起こるのか調べてみましょう
3. その場面でみられるあなたの感情や行動，そしてあなたの認知（ものの見方）について調べてみましょう
4. あなたの認知（ものの見方）があなたの感情や行動にどのように影響しているか調べてみましょう
5. あなたの認知（ものの見方）が適切かどうか，あなたの役に立っているかどうか調べてみましょう
6. 同じ場面で別の認知（ものの見方）ができないかどうか調べてみましょう
7. 別の認知（ものの見方）を実行してみましょう

IV．認知療法はどのように進められるのか

　患者のものの見方を検討・修正することによって，不安や抑うつなどの感情の問題に対処しようとするのが認知療法である。患者のための手引きから，その概要を表2に示した。

　最初に，患者が解決したいと望む問題を明確にする必要がある。認知療法は問題志向型の精神療法である。次に，どういう場面でその問題が顕在化するのかを，具体的に患者に話してもらうようにする。パニック障害の患者を例にあげる。

T（治療者）：今のお話からすると，あなたが解決したいと思う問題は，突然船酔いのように胸が悪くなって，それから息苦しくなる発作であると考えていいですか？
P（患者）：ええ。何度も同じようなことが起こったんです。
T：最近の発作で，記憶に残っているものについて具体的に話してもらえませんか？
P：先週の初め，夜アパートにひとりでいたときでした。昼間から調子が悪かったんですが，急に吐きそうな感じになってきたんです。息ができなくなって，大変でした。

　問題の生じる場面が特定できた段階で，患者にそのとき経験した感情，そのとき選択した行動について述べてもらう。認知療法では感情と認知（思考や視覚的イメージ）との区別は重要である。感情を言語的に表現するのは必ずしも容易なことではない。患者が「…のような気がする」と言うとき，それが感情ではなく認知である場合がよくある。さて，悲しみとか不安とか怒りとかよばれる感情を患者はうまく捉えられただろうか？　感情に名前をつけることができたら，その感情がどのくらい強いものかを患者に評価してもらうようにする。主観的とはいえ，数値（0〜100%）を用いた評価を得ることで，患者の苦痛の程度が明らかになる。

T：そのときどんな気持ちでしたか？
P：もうどうしていいのかわからなくて，頭が真っ白でした。そわそわした感じで，落ち着かなくて，不安で…。
T：その不安はどのくらい強かったのですか？　今までで一番強かった不安を100としたら，どのくらいの不安でしたか？
P：70くらいでしょうか。
T：胸がむかむかして，息苦しくて，不安が強くなって，それからどんな行動をとったのですか？

P：ベランダに飛び出しました。

　次の段階では，そのような感情を経験し，そういう行動をしているときに，患者は何を考えているのかに焦点を当てるようにする。「あなたの心のなかにはどんな考えが浮かんでいますか？」と尋ねるのである。認知療法では，悲しんだり怒ったりしているときの患者の認知を"自動思考（automatic thoughts）"とよんでいる。患者はうまく自動思考を捉えることができただろうか？　自動思考は誰もが経験するものだから，最初はむずかしくても，練習すれば上手に捉えられるようになる。ところで，そのとき患者はその自動思考をどのくらい確信しているのだろうか？

T：不安になってベランダに飛び出したとき，何を考えていたのか思い出せますか？
P：ただ不安で，他には何も考えられませんでした。
T：そのときのことを順を追ってゆっくり思い出してみましょうか？　最初に吐き気がして…それから息苦しくなって…不安になったんでしたね。…そして外に飛び出した。…もし部屋の外に飛び出さなかったら，どうなっていたと思いますか？
P：部屋のなかだと狭苦しくて，息ができない感じだったんです。
T：息ができないからベランダに出たわけですか？
P：ええ，空気が足りなくて，そのままだと窒息しそうな気がしたんです。
T：「窒息しそうだ」と思ったのですね。
P：ええ，酸素不足で死んでしまいそうだったんです。

　この例では，切迫した死を主題とする自動思考（「窒息死しそうだ」）が不安とそれに続く行動に大きく影響していることが推測された。自動思考（認知）と感情・行動との関連を，患者の経験に照らしながら，繰り返し患者に示すことが，治療を進めていくうえで重要である。認知療法が奏効するため

には，認知モデルに対する理解は欠かせない。

　このように患者の感情と行動に直結する自動思考が捉えられたら，次にその自動思考を検討してみるよう患者に勧める。「あなたの自動思考が正しいかどうか，あなたの役に立っているかどうか調べてみましょう。『絶対に』とか『みんなが』とか『一度もない』とか，そんな極端な言葉使いをあなたはしていませんか？　不安や怒りなどの不快な感情にとらわれているときには，普段とは違うものの見方をしがちです。あなたのものの見方に歪みがないかどうか，探ってみる必要があります。そして，もっと別のものの見方ができないかどうか，一緒に考えてみませんか？」

T：「窒息して死んでしまいそうだ」というあなたの考えが，あなたの不安や行動に影響している例が他にもありますか？
P：発作が起こるようになってから，船旅ができなくなったんです。
T：船旅のどんなところが心配なのですか？
P：船で気分が悪くなると，必ず息苦しくなるんです。外に出ようにも，船から降りることはできませんから。
T：やはり「窒息して死んでしまいそうだ」という考えが心に浮かぶからですか？
P：ええ，そうです。
T：その考えについて考えてみませんか？　あなたの予想したとおりの事態が本当に起こったことがありますか？
P：いいえ。でも，窒息しそうになったら，その前にその場から逃げ出してしまってますから。本当のところはわかりません。
T：「死んでしまう」というあなたの予想と違う結果になったことは，一度もなかったのですか？
P：窒息死しそうになって，救急車で病院に行ったことが何度かありました。でも，病院に着くころには楽になっていて，検査しても，どこも異常はないと言われました。
T：心のなかでは「窒息死しそうだ」と思っていたのに，実際にはそうならな

かったこともあったわけですね。それについてどう思いますか？
P： 病院で叔母から「死にはしないんだから」と言われたけど…。
T： 「死にはしないんだから」と思うと，不安はどうなりそうですか？
P： 軽くなるかもしれないけど，よくわかりません。
T： もしまた息苦しくて不安になっとき，「死にはしないんだから」と思い直してみることで，その不安が少なくなるかどうか試してみませんか？

　自動思考の妥当性を検討し，それに代わる別の見方を発見できたなら，最後の仕上げとして，その新しいものの見方を毎日の生活のなか，とりわけ問題状況において患者に試みてもらう必要がある。新しい考え方について患者が納得できるようになることが大切だからである。「新しい服が身体にしっくりと合うまでに少し時間が必要なように，新しいものの見方もすぐにはあなたの腑に落ちないかもしれません。繰り返し練習することが重要です。そのことを忘れないでください」

P： この間，勤め先の人と一緒に旅行に行ってきました。本当は船はいやだったけど，仕方なくて。
T： どうでしたか，久しぶりに乗ってみて？
P： 行きは不安でしたが，帰りは思ったより楽でした。
T： 「死にはしないんだから」と書いたカードは試してみましたか？
P： ハンドバッグのなかに入れておいて，船に乗る前にこっそり読み返しました。
T： 行きと帰りで不安が違ったのはどうしてだと思いますか？
P： 不安があっても何とかみんなといっしょに行けたので，帰りも大丈夫かなと。
T： 行きと帰りで，あなたの考えたことが違っていたのですね。
P： ええ。
T： 恐れていたものに少しずつ挑戦する。それが大切です。そうすることで，あなたの考え方も変化し，ずっと楽な気持ちで船に乗れるようになると思いますよ。

V. 認知療法は病院や診療所のなかだけで行われる治療なのか

　認知療法は外来患者を対象に実施されることが多い。ただ，外来で治療者と話したことがらを，患者が頭で理解しているだけでは無意味である。患者自身が実生活のなかでそれを生かしていくことが非常に重要になる。認知療法では，セッションごとに患者にホームワーク（homework）を出すことによって，外来と家庭をつなぐ架け橋を作ろうとする。処方された薬を家庭できちんと飲むのが大切であるように，ホームワークは認知療法に不可欠な要素である。ホームワークが実行できているかどうかで，治療の効果に違いが出るといわれているほどである。

VI. プライマリケアにおける認知療法

　プライマリケアにおいて1セッション10～15分間で認知療法を実施しようとするなら，各セッションを構造化しておく必要がある。まず前回のホームワークを復習し，そのセッションで取りあげる話題をひとつに絞り，それについて話し合ったのち，次回への橋渡しになるようなホームワークを課すようにする。そうした一連の作業は"精神療法"というより"…訓練"とよんだほうが適切かもしれない。心理的問題に対処するためのワンポイントレッスン，それがプライマリケアにおける認知療法だと考えてみてはどうだろうか？
　なお，認知療法の基礎に関しては拙著[2]を参照されたい。

文　献

1) Ludgate, J.W., Wright, J.H., Bowers, W. et al.: Individual cognitive therapy with inpatients. In: Wright, J.H., Thase, M.E., Beck, A.T. et al. eds. Cognitive Therapy with Inpatients: Developing a Cognitive Milieu. Guilford Press, New York, 91-120, 1993.
2) 井上和臣：認知療法への招待．金芳堂，京都，1992.

心身症の治療：認知療法

はじめに

　心身症の治療を行うとき，身体症状の発生・持続に関与する感情や行動に認知の側面から接近したり，疾患や治療に対する患者の理解を適切なものにし，治療への積極的な参加を促す上で，認知療法（cognitive therapy）が必要になることが指摘されている[1]。認知療法が適用できる心身症・身体疾患は，摂食障害をはじめ，慢性疼痛，過敏性腸症候群，冠動脈疾患，癌など多岐にわたっている。また，ストレスへの対処能を高めたり，服薬順守性を改善することも，認知療法によって可能である[2]。

　ここでは，認知療法の概略を述べた後，慢性疲労症候群（chronic fatigue syndrome）を例に治療の実際を提示する。慢性疲労症候群は生物・心理・社会的モデルに立脚した治療が必要であり，最近この治療法の効果を実証した研究が相次いで報告されている[3,4]。なお，Beckの認知療法や認知行動療法に関する詳細は参考文献を参照されたい。

I. 認知療法とは何か

　認知療法はうつ病をはじめ，パニック障害，摂食障害，アルコール・薬物

乱用，パーソナリティ障害などに効果が期待できる精神療法である。認知療法の基礎には，「ある状況における人の感情や行動は，人がその状況に与える意味づけ（認知）によって規定される」という理論的仮説（認知モデル cognitive model）がある。認知療法では，歪んだ患者の認知を検討・修正することによって，抑うつや不安，対人関係などの問題に対処しようとする。その過程では，とくにセルフ・ヘルプの精神が尊重される。患者には，自分からセッションの話題（agenda）を提供し，治療効果を高めるためのホームワーク（homework）を設定することが期待されているのである。

認知療法は時間限定的（time-limited）・問題志向型（problem-oriented）の治療法であり，毎回のセッションおよび治療の全過程が構造化された形（structured）で実施される。また，各セッションの最後に設定されるホームワークは，認知療法には欠かせないものである。

治療技法としては，認知的技法と行動的技法が区別される。このうち，認知再構成法（cognitive restructuring）は前者に属し，後者には活動のセルフ・モニタリング（self-monitoring）や段階的課題設定法（graded task assignment）などが含まれる。認知再構成法については，これに習熟できるよう考案された「認知療法の7つのステップ」[5]を，患者用手引きに含めておくと便利である。なお，認知療法に特有な記録用紙として，日常活動記録表（Weekly Activity Schedule）や思考記録表（Dysfunctional Thought Record）がある。

II. 慢性疲労症候群の認知療法

慢性疲労症候群は通常の身体的検索によっては原因が特定できない慢性疲労を主徴としている。精神医学的にはうつ病や不安障害との関連が示唆されているが，感情の問題が語られることは少なく，もっぱら疲労感と日常生活の障害が愁訴となる。患者は疲労の原因を身体の異常に帰属させることが多い。治療医や家族は身体因論と心因論の二分法に陥りやすい。

表1　慢性疲労症候群の認知

自動思考
　1　「何か活動することは今の状態を悪化させるだけだ」
　　　「私は休息をとらなければならない」
　2　「私も以前はもっと上手にそれができていた」
　3　「人は私のことを怠けていると思うだろう」
信念
　1　「他人に対する責任をいつもすべて満たしていないと，私は失敗者である」
　　　「仕事上の目的をすべて達成できないとしたら，私は失敗したことになる」
　2　「苦境を口にしてはならない」
　　　「情けないことを考えるのは馬鹿だ」

（文献[6]を参考に作成）

認知療法の基礎にある理論（認知モデル）は疾患の原因を論じるのではなく，疾患の維持機制に着目し，現象の連鎖を記述的に説明するものである。慢性疲労症候群の認知モデルも，身体症状を無視することなく，同時に，状況，感情，行動，そして認知から多面的に患者の問題を理解しようとする。

1. 慢性疲労症候群の認知モデル

認知療法で扱われる認知は，状況依存性の自動思考と恒常的傾向としての信念に大別されるが，Surawyら[6]は慢性疲労症候群には表1に示したような自動思考と信念がみられるとしている。とりわけ，自分が純然たる身体疾患に罹患していて，自分にできることが何もないという認知，何かをすれば症状が悪化するので，活動を控えたほうがよいという認知，その一方で，自分は前と同じように活動すべきであるという認知に注目しておく必要がある。

これらの認知を軸に，活動の回避，反復される休息と過剰活動という行動特徴，慢性的な疲労感をはじめとする各種症状を統合的にとらえたものが，慢性疲労症候群の認知モデル[7]である（図1）。一般に，認知モデルでは，ストレス因によって，関連のある信念が活性化され，認知の転換が生じることで，自己や外界の事象に対する評価が偏るようになり，それが不快な感情や

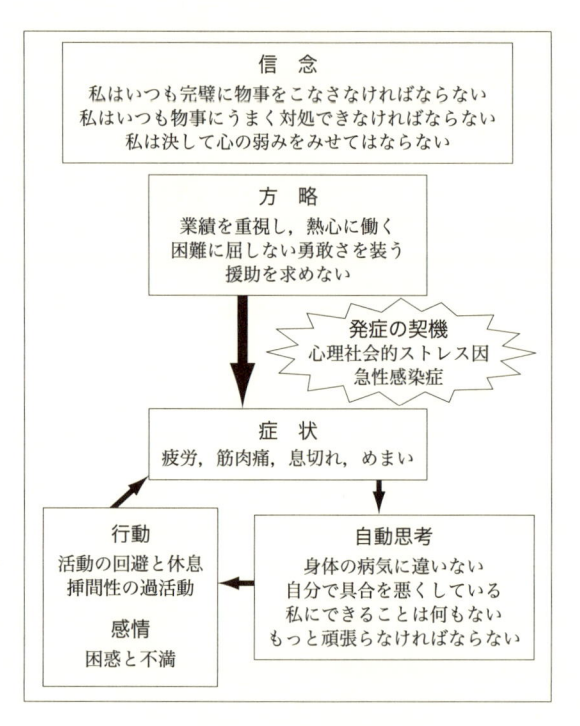

```
┌─────────────────────────────────────────────┐
│              信　念                          │
│   私はいつも完璧に物事をこなさなければならない  │
│   私はいつも物事にうまく対処できなければならない │
│       私は決して心の弱みをみせてはならない     │
│                   ↓                          │
│              方　略                          │
│         業績を重視し，熱心に働く              │
│         困難に屈しない勇敢さを装う            │
│             援助を求めない                   │
│                              発症の契機       │
│                              心理社会的ストレス因│
│                              急性感染症       │
│              症　状                          │
│         疲労，筋肉痛，息切れ，めまい          │
│                                              │
│   行　動              自動思考               │
│   活動の回避と休息    身体の病気に違いない    │
│   挿間性の過活動      自分で具合を悪くしている │
│                       私にできることは何もない │
│   感　情              もっと頑張らなければならない│
│   困惑と不満                                  │
└─────────────────────────────────────────────┘
```

図1 慢性疲労症候群の認知モデル
（文献[7]を参考に作成）

非機能的な行動をもたらすとされる。慢性疲労症候群の場合，完璧主義的な信念に由来する方略（特性としての行動様式）は患者の病前の性格や生活習慣を反映している。心理社会的ストレス因には，持続的な対人関係の問題や仕事上の困難，別離体験，生活の変化などがあげられる。疲労などの身体症状に患者が与える解釈・意味づけ（自動思考）から，あらゆる活動の休止が起こる。また，しばしば突発的な過活動が交代性に出現するが，疲労がこれに続き，悪循環を形成することになる。このとき，活動量からは理解できない程度にまで，患者は疲労を過大に評価しているし，自分に「できること」と「すべき（だと思っている）こと」との間に乖離が認められる[8]。

2. 慢性疲労症候群に対する認知療法の手順

a. 問題リストの作成と治療目標の設定

認知療法は問題志向型の治療法であるが，治療を始めるに当たっては，問題リストの作成を行う一方で，適切な治療目標を設定することが重要である。いずれの作業も患者と治療者が共同しながら進めるようにする。患者の考える目標が治療者のそれと異なる場合は，患者の目標が優先される。もちろん目標は現実的なものにし，必要なら，長期目標と短期目標を区別しておく。さらに，治療目標を操作的に定義しておくことを忘れてはならない。たとえば，何をしても疲労をまったく感じなくなるという目標は現実的ではないだろうし，人並みに動けるようになるという目標は曖昧すぎるだろう。

b. 認知的概念化

治療は個々の症例に関する認知的概念化（cognitive conceptualization）にもとづいて行うことになる。図1に示したような概念化を試みるわけだが，治療初期から信念や方略を同定することは容易ではないので，ひとまずは身体症状，自動思考，行動，感情が悪循環をなしていることが，治療者と患者に理解できていればよい。このとき，概念化したものを図の形で患者に提示すると，理解を得やすいだろう。言うまでもなく，認知的概念化図（cognitive conceptualization diagram, 図2[9]）は，治療の進展とともに変化しうる暫定的な仮説として，患者との共同作業のなかで繰り返し検討されることに意味がある。

c. 行動的技法による介入

認知的概念化という診断によって，悪循環のどの段階に介入することが，もっとも迅速かつ簡単に事態を変化させられるかが判断できるようになるが，一般的には，最初に行動の変容を，次に認知の修正を目的として治療は実施される。慢性疲労症候群の場合，徐々に活動量の増大を図ることが，まず考えられる。

活動量を増やすために患者に勧めたいことは，記録するという作業である。認知療法はもちろん言語を介した治療法であるが，実際にはかなりの部分を

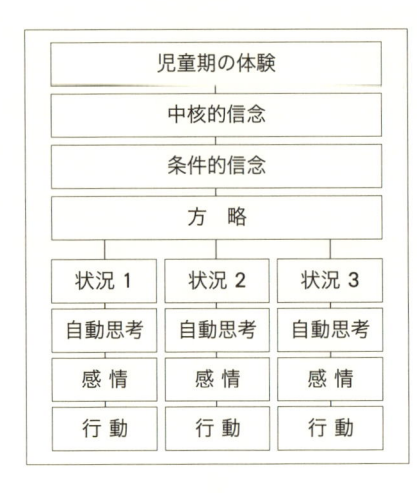

図2 認知的概念化図
この図は認知的概念化図のもっとも一般的なものである。信念は体験を通して学習されるが、中核的信念（core beliefs）は「私は……である」といった形で表現されるのに対し、条件的信念（conditional beliefs）は「もし……ならば、……である」となる。方略とは信念と関連する行動様式である。慢性疲労症候群の場合には、ある状況下における自動思考、感情、行動に加えて、身体的な変化を記入すればよかろう。

記録することに依拠している。そこで、記録に慣れていない患者には、記録するという行動を形成してもらう必要がある。はじめは、患者が完遂できそうな簡単な課題を与え、その成果に応じて、課題を複雑にしていくとよい。治療前の活動量のセルフ・モニタリングとしては、毎時間の活動内容と休息と疲労の程度を記録してもらうことになるだろう（表2）。Deale ら[4]の治験では、最初の3回のセッションを、治療への導入と治療法の理論的根拠の説明、患者の問題の評価、日常活動のセルフ・モニタリングに当てているが、少なくとも数週間の日常活動記録が必要と思われる。その過程で、認知療法が患者に受け入れられそうかどうかの予測も可能になる。

日常生活のなかで活動と休息がどのように分布しているかについて治療の基礎となる情報が得られたら、次に、活動を増やし、休息を減らす課題を段階的に実施する。このとき患者の抵抗を少なくするには、増加させようとする活動が、患者の現在の機能水準から判断して無理のないものであること、患者に何がしかの満足をもたらすものであることが望ましい。治療目標を設定するときに患者があげた目標を、あらかじめ具体的な行動の形に翻訳しておけば、楽しみとなる活動の種類を選択するのに役立つかもしれない。

表2 日常活動のセルフ・モニタリング

	月曜日	火曜日	水曜日	木曜日	金曜日	土曜日	日曜日
- 8							
8 - 9							
9 - 10			食事	食事	食事 横になる	食事	食事
10 - 11 11 - 12 12 - 1		受診 食事	食事	横になる 眠る 食事	食事	横になる 眠る 食事	眠る 眠る
1 - 2		眠る	友人と会う			横になる (疲労感強)	
2 - 3		体がだるい 頭痛	友人と会う	眠る		横になる (疲労感強)	
3 - 4		横になる	友人と会う	眠る	眠る	横になる (疲労感強)	
4 - 5			友人と会う	横になる	横になる	横になる	
5 - 6		頭痛		横になる		眠る	
6 - 7		食事	食事	食事	食事	食事	
7 - 8		横になる					
8 - 12		眠る 入浴	入浴	入浴	入浴	入浴	

この症例は，5年以上の治療歴があるにもかかわらず改善しない慢性疲労，頭痛，腹痛，悪心を訴えて受診した。表に示した日常活動のセルフ・モニタリングは，治療開始後まもなくホームワークとして実施された最初のものである。この時点ではまだ疲労度の自己評価は行っていない。

慢性疲労症候群では，二分法的思考（dichotomous thinking）と呼ばれる認知の歪みを反映して，治療前からすでに活動の回避（休息）と過剰活動が交代性に出現していることがある。そのため，段階的に活動量を増やそうという行動実験（behavioral experiment）を始めても，患者は調子の良い日には計画した以上に活動し，調子が悪いと感じると計画を実行しなくなる。その場合には，毎日一定量の活動を計画的に導入していくことと，身体の調子に応じて活動量を加減することに関して，それぞれが身体症状や感情にどのように影響するかを比較してもらった後，患者にその選択を委ねるとよい。また，活動を計画するだけでなく，計画的に休息をとってもらうという方法（planned rest）も有用であろう[10]。

d. 認知的技法による介入

行動的技法を用いた介入を行うとき,これを妨害する認知が確かめられることがある。たとえば,「私はいつも完璧に物事をこなさなければならない」という信念が活性化されると,日常活動のセルフ・モニタリングの段階で治療からの早期脱落が起こりうる。そこで,ホームワークに対する患者の非機能的認知をそのつど確認して,適宜それを緩和しておくことが必要になる。

一方,行動的技法が患者に受け入れられ,活動性に改善がみられるようになると,認知的技法による取り組みが容易になる。慢性疲労症候群の場合,「疲労は身体的原因によるものであって,何か活動すれば疲労するのだから,活動を控える以外に私にできることは何もない」という認知が認められるが[11],一定の計画にもとづいて段階的に活動量を増大させる実験は,それが奏効すれば,こうした認知に対する重大な反証(evidence against)となるはずである。

身体症状や治療に対する不安や懸念,自己批判や罪責感などに関連する認知(たとえば,「人は私のことを怠けていると思うだろう」)を再構成する方法としては,まず非機能的思考を記録するよう患者に勧めることが一般的である。日常活動の記録と同様,ここでも記録することが重要になる。Dealeら[4]は治療の半ばに当たる第8回セッションから,行動的技法に加えて,認知的技法を導入している。

以下に,自験例をもとに,思考記録表を利用した認知再構成法の一部を紹介する。

　活動を始めるときに経験する億劫さがセッションの話題となったとき,患者は,億劫さが出現する具体的状況として,「友人に電話しようと思う」場面をあげた。「まさにそのときどんな考えやイメージがあなたの脳裏をよぎりましたか?」と治療者が問うことによって,「(私は)元気な声で話せないだろう」という自動思考が得られた。患者は相手の目を気にする自分がいると付け足した。「(私の元気のない声は相手を)心配させてしまう」という認知

表3 思考記録の例

日付	状況 不快な感情を伴う出来事	不快な感情 不安, 悲しみ, 落胆, 怒りなど (強さ 0〜100%)	自動思考 不快な感情を経験するときに心を占めている考えやイメージ (確信度 0〜100%)	合理的反応 自動思考に代わる思考 (確信度 0〜100%)	結果 1 自動思考に対する確信度 (確信度 0〜100%) 2 感情の強さ (強さ 0〜100%)
	風呂に入ろうとするとき	不安	エネルギーを使ってしまいそうだ		
	友人や彼女と外出の約束をするとき	腹立たしさ	症状が悪化しそうだ		
	歯磨き				

億劫さを覚えるときの思考をホームワークの形で記録してもらったものである。これは患者にとってはじめての思考記録であるので,状況と感情,自動思考だけが記録されている。通常は,感情の強さや自動思考の確信度も評価するのだが,この時点ではそこまでを要求していない。

が,少なくとも患者の億劫さを強めていることが考えられた。また,これを例に非機能的思考を記録する要領を説明し,ホームワークとしたところ,表3にある思考記録が報告された。億劫さを覚える場面では,「エネルギーを使ってしまいそうだ」,「病状が悪化しそうだ」という自動思考のほか,誘導による発見(guided discovery)によって,さらに「風呂に入れば逆に気分が良くなることもある」,「昨日も一昨日も,入浴しても気分は良くならなかったじゃないか」,「生活をちゃんとしないと,何も始まらない」,「これくらいのことはできないといけない」,「なぜ自分はこうなのだろうか?」,「自分をコントロールできない」,「すべてコントロール不可能だ」という認知が確認された。不安とともに患者は腹立たしさを訴えた。そこで,患者が予測するように,入浴すると疲労感が強まりエネルギーを使い果たしてしまうものかどうかを,行動実験によって検討することがホームワークとされた。具体的には,入浴の前と最中と後に,疲労度を0〜100で評価してもらうことにした。次の週に患者が持参した実験結果の一覧表は,患者の予測を裏切るものになっていた。

```
┌─ 100%：与えられた仕事をこなす
│       指示・説明されたことを理解する
│       仕事に慣れる
├─ 50%：徐々に仕事をこなす
├─ 30%：遅刻・欠勤がない
│       （仕事の出来は考えない）
└─ 0%：仕事に出ていけなくなる
```

図3　要求を下げる試み

e．再燃防止

　慢性疲労症候群の患者には，症状が発現する以前から，実績志向，完璧主義，要求水準の高さ，責任感の強さなどの性格特性が認められる[6]。こうした病前の性格傾向や生活様式をもたらす信念を修正する作業は，症状の再燃を防止する上で不可欠である。非機能的信念の力を少しずつでも削いでいくには，たとえば，その信念を持ち続けることの利益と不利益を比較してもらうこと（advantages and disadvantages analysis）が役に立つ[12]。また，要求水準を引き下げるために，尺度化（scaling）を利用する場合もある。図3はうつ病患者の職場復帰を助けるために試みた例であるが，慢性疲労症候群にも十分適用できるだろう。

おわりに

　認知療法の特徴はさまざまな治療技法を統合した柔軟性にある，と言われる[2]。本稿では慢性疲労症候群を例に治療の進め方を述べたが，心療内科領域の他の疾患についても，適切な認知的概念化がなされ，患者と共同しながら「証拠にもとづく（evidence-based）治療的介入」が試みられるなら，認知療法は有望な治療法となるだろう。

文献

1) 中川哲也:心身医学の新しい診療指針(案).第31回日本心身医学会総会会長講演,1990.
2) 大野裕:認知療法.心身医学 29: 9, 1989.
3) Sharpe, M., Hawton, K., Simkin, S., et al.: Cognitive behaviour therapy for the chronic fatigue syndrome. A randomised controlled trial. BMJ 312: 22, 1996.
4) Deale, A., Chalder, T., Marks, I., et al.: Cognitive behavior therapy for chronic fatigue syndrome. A randomized controlled trial. Am J Psychiatry 154: 408, 1997.
5) 井上和臣:心のつぶやきがあなたを変える―認知療法自習マニュアル―.星和書店,東京,1997.
6) Surawy, C., Hackmann, A., Hawton, K., et al.: Chronic fatigue syndrome. A cognitive approach. Behav Res Ther 33: 535, 1995.
7) Sharpe, M.: Chronic fatigue. In: Clark, D.M. & Fairburn, C.G. eds. Science and Practice of Cognitive Behaviour Therapy. Oxford University Press, Oxford, 381, 1997.
8) Fry, A.M. & Martin, M.: Fatigue in the chronic fatigue syndrome. A cognitive phenomenon? J Psychosom Res 41: 415, 1996.
9) Beck, J.S.: Cognitive Therapy. Basics and Beyond. Guilford Press, New York, 139, 1995.
10) 井上和臣:残遺型精神分裂病における抑うつ状態に対する認知行動療法(会).日本行動療法学会第21回大会発表論文集 56, 1995. (Inoue, K. & Kawabata, S.: Cognitive therapy for a major depressive episode in residual schizophrenia. Psychiatry Clin Neurosci 53: 563-567, 1999.)
11) Clements, A., Sharpe, M., Simkin, S., et al.: Chronic fatigue syndrome. A qualitative investigation of patients' beliefs about the illness. J Psychosom Res 42: 615, 1997.
12) Sharpe, M.: Cognitive behavior therapy for functional somatic complaints. The example of chronic fatigue syndrome. Psychosomatics 38: 356, 1997.

参 考 文 献

(認知療法・認知行動療法:最近の文献)
1) アーロン・T・ベック,アーサー・フリーマン他著,井上和臣監訳,岩重達也,南川節子,河瀬雅紀共訳:人格障害の認知療法.岩崎学術出版社,東京,1997.
2) 井上和臣:認知療法への招待(改訂2版).金芳堂,京都,1997.
3) 岩本隆茂,大野裕,坂野雄二共編:認知行動療法の理論と実際.培風館,東京,1997.
4) 大野裕,小谷津孝明編:認知療法ハンドブック 上巻および下巻.星和書店,東京,1996.
5) 坂野雄二:認知行動療法.日本評論社,東京,1995.

ストレス・マネジメント：
認知療法の立場から

はじめに

　私の勤務する京都府立精神保健総合センターの業務のひとつに，府民を対象とした電話による精神保健相談があります．

　平成元年7～10月の間，この電話相談記録をもとにして，心の「病い」に関する実態調査が，全国の精神保健センターで一斉に行われました．全国集計の結果はしかるべき形で報告されると思いますが，京都では3カ月間に全部で132件の相談があり，そのうち68件が心の「病い」に関する相談でした．

　心の「病い」とは，精神障害と推定されたり・診断されるものではなく，かといって，精神的に健康でもない，いわば，「精神的不健康状態」を意味しています．

　京都の精神保健センターで受けた電話相談の調査結果は，これら心の「病い」が府民の間にサブクリニカルな形で存在することを推測させるものでした．

　そのためでしょうか，仕事がらお引き受けする一般の方たちを対象とした講演で，「こころの健康」や「ストレス」に関連したテーマを与えられることが多いのが現状です．

　以下，そのような機会に話題とするストレス・マネジメントについて，認

知療法の立場から私見を述べてみたいと思います。

1. 認知モデルを共に考える

「ストレス・マネジメントの実際」は，セルフ・ヘルプ的な形で，毎日の生活のなかで，各個人によって実行される必要があります。

そのためには，たとえば，認知療法的アプローチでストレスに対処しようとするのなら，認知療法の基礎にある認知理論がストレスをどう考えているのか，つまり，ストレスの認知モデルについて，あらかじめ各個人によく理解してもらっていることがきわめて重要になります。

私は，講演会ではこんなふうに認知モデルへの導入を始めることにしています。

「夜遅く，ひとりで家にいる自分を想像してください。突然，ガチャンという音がしたとします。それを聞いたとき，何をあなたは考えますか？」

会場では，「何か物が落ちたのじゃないか」と言う人が多く，日本は平和なのか，「泥棒が入った」と答えてくれる人は少数派です。

次に，こう尋ねます。「もし泥棒だと考えて，それを完全に信じたら，どんな気持ちになりますか？」

気持ち（感情）と考え（思考）をまちがえる人がよくありますが，「怖くなります」と恐怖の感情をあげてもらえると成功です。

そこで，また，こう聞いてみます。「それでは，泥棒ではなくて，物が落ちただけだ，と考え直し，それを信じたら，それまでの怖さは強くなりますか，あるいは，弱まりますか？」

答えは例外なく「弱まります」となります。

このあと，恐怖の強い場合とそうでない場合に，どんな行動をするかについても尋ねます。

こうして，ある出来事をみる見かたが人によってさまざまであること，そして，そのときどきの「ものの見かた」（認知）によって，そのときどきの感

情も行動も影響されるということが、この短い導入により、講演会の聴衆の方たちに少しでも理解してもらえればよいと私は考えています。

II. ストレスの認知モデル

さて、この導入のあと、話題をストレスの認知モデルに移します。

ストレスの認知モデルはいくつかの仮説から成っています。箇条書きにしてみます。

〈仮説1〉ある状況をどう考えるかということが、ストレスに関連した心の「病い」の進展に中心的な役割を果たしています。

もちろんその状況をどう考えるかについては、状況に関する情報量の多寡が影響します。しかし、それだけがすべてではありません。

その人の持っている信念（beliefs）や基礎にある考えかた（underlying assumptions）がフィルターとなって、ある情報だけが選択的に取り上げられるのです（selective abstraction）。

もしその信念に歪み（distortions）があるときには、状況をみる見かたに誤り（idiosyncratic errors）が生じるのです。その誤りはその人独特のもので、そのために状況にうまく適応できなくなります。

〈仮説2〉状況の評価は、深く考えないままに、不随意的、自動的にまず行われます。このような形で脳裏に浮かぶ考えが自動思考（automatic thoughts）です。

最初の自動思考はそのあとの思考プロセスを方向づけると考えられます。

たとえば、ある状況が自分を脅かすものと考えられた場合、次にはそれがどのような脅威で、どの程度のものかが計られます。また、その脅威を切り抜ける手だてが探られます。

その状況が自分に有利と考えられた場合にも、それがどういうふうに、どのくらい望ましいかが計られ、機会を逸せず利用できる可能性が探られます。

〈仮説3〉ある状況をどう考えるかによって、その考えに対応する形で、感

情的な反応が生じます。

　危険だと思うと不安に，何かを獲得できると思うとうれしく，何かを失うと思うと悲しくなるのです。そして，この感情の変化に伴って自律神経系を介した一連の身体的な反応がみられます。

　〈仮説4〉ある状況下における行動は，人がその状況をどれほど危険なものとみなすか，その状況下で頼ることができ活用できる資源をどう評価するか (risk/resources ratio)，成功の可能性をどう見るかなどによって決定されると考えられます。

　たとえば，ある行動から得られる利益が，その行動のために必要となる経費を上回らないと予測したとき，人は積極的にはその行動をしないと思われます。

　また，ストレスへの対処方法を選択するときには，成功の確率ができるだけ大きくなるように，一方，危険はできるだけ少なくなるように選択がなされます。

　〈仮説5〉ある程度の期間，脅威を少なくできず，また，目標とするものに到達できないでいると，ストレスは増大します。

　そうなると，自分の持つストレス対処能力に対する評価が低下し，成功への期待が減少し，人は状況を変化させようという行動をとらなくなります。

　逆に，状況にうまく対応できると，これまでとは違った見かたができるようになり，状況に対する評価がポジティブな方向に傾きます。

　〈仮説6〉何らかの介入を行うことによって，ストレス状況に対する見かた，危険と資源の比率，経費と利益のバランス，ストレス対処法が成功する可能性について評価をしなおすことができると，その個人の受けるストレス・レベルに変化がみられるようになると考えられます。

　たとえば，ものの見かた（認知）に歪みがあって状況を誤ってとらえている場合，より客観的な状況把握ができるようになれば，ストレスは軽減するでしょう。

　また，ものの見かただけでなく，行動の面でも，より現実的な別の対処技

能を用いることができるようになれば，ストレスは少なくなるでしょう。

　もちろん状況に働きかけて，そこに何らかのポジティブな変化をもたらすことができれば，状況をみる見かたにも好ましい変化がみられるようになり，ストレス・レベルも変化するでしょう。

III．症例にみるストレス・マネジメント

1．症例の概要

　次に症例をあげてみたいと思います。

　50歳の男性Aさんは，職場でのストレスを克服したいので援助してほしいと受診しました。

　Aさんは中間管理職としてこれまでうまく仕事をこなしてきたのですが，1年半前に職場が変わった後，しだいに仕事が負担になってきたのでした。Aさんは，精神的な苦痛だけでなく，頭痛，胃腸障害，入眠障害といった身体症状にも悩まされていました。

　中間管理職としての仕事に伴う責任は，Aさんに限らず，多くの人にとってストレスになると思われます。しかし，ストレス因に対する反応は人によってそれぞれ違ってきます。そこで，人一般ではなくAさんという特定の個人にとって，ストレス因が意味することを知る必要がでてきます。それは認知モデルの核心でもあります。

　また，ストレス因に関連して生じたAさんの心身の不健康状態に対処するときには，一般的な対応法だけでなく，その人に応じたより個別的なアプローチが要請されることになります。認知療法的アプローチはそのひとつです。

2．認知モデルからみた症例

　さて，Aさんの問題を，認知モデルから考えてみたいと思います。

　Aさんの新しい職場は，前の職場とは違って，自分の考えを主張し，論議を尽すことが尊重されるような職場でした。ところが，Aさんは自分を主張

したり，人と競い合ったりすることは良くないという考え (belief) を持っていました。

　ここで重要なのは，職場環境だけが問題ではないということです。Ａさんの信念が，新しい職場環境のなかで，これまでのようには機能しなくなり (dysfunctional belief)，しかも，Ａさんはその機能不全におちいった信念を基にしてしか，自分の新しい職場を見られなかったということです（仮説1）。

　Ａさんは職場という状況のなかに成功とか向上の可能性を見い出せずに，むしろ多くの危険性をみたのです。自己主張をすれば他人を怒らせてしまうのではないかと考えたのでした（仮説2）。

　その考えは不安と身体の変化をもたらしました（仮説3）。

　自己主張は他人の怒り，非難，敵意を生むと考えたＡさんは，職場での人間関係の摩擦を避け，他人に逆らわず，人との和を大切にし，懸命に働こうと試みました。そうすれば職場への適応という，期待した効果が得やすいと考えたのです（仮説4）。

　しかし，結果は予期した方向には向かいませんでした。かえって周囲の批判を呼んでしまいました。仕事の能率は低下しました。

　Ａさんは，しだいに仕事と自分自身に自信が持てなくなり，何かにつけて自分を非難するようになってきました。「また，失敗してしまった。何をやっても私はへまばかりしている。私はどうしようもなく駄目な人間だ」と考えるようになりました。

　ストレス対処に失敗したＡさんは，積極的に状況を変化させようという行動をとらなくなりました。かえって，他人から批判を受けるのは，自分のほうに誤りがあるからだと考えるようになりました。Ａさんは四六時中，他人の評価と自分のミスに注意を払う状態になりました。

　こうしてストレスはさらに増大しました。仕事に出かけるのがＡさんには苦痛になってきました（仮説5）。

　受診時のＡさんは，「職場でミスをおかすのではないか」という怖れに強くとらわれていました。わずかなミスが「無能さ」を示すものであると信じ，

「ミスを避けるために」職場での自分の言動を逐一観察しようとするのでした。

3. 認知療法的アプローチ

さて，認知療法的アプローチによるストレス・マネジメントの第1段階は，ある状況下での思考（自動思考）とその結果としての感情と行動の関連性を，Aさんが理解するのを援助することにあります。

第2段階では，自動思考が十分に現実的な根拠（evidence）をもつものであるのか，そこに認知の歪み（cognitive distortions）はないのかという点から，Aさんが自動思考を批判的に見直せるようにします。

第3段階では，起こりうること（outcome）をAさんに予測してもらうのです。もっとも悪い結果ともっとも好ましい結果を予測してもらったあとに，もっとも現実的と思われる結果を予測してもらうのです。

第4段階は，自動思考とは別の見かた（alternative explanations）で問題となる状況をとらえられないかと，Aさんが自問できるよう助けます。

第5段階では，これまでとは別の見かたができたとして，次にそれをどのように行動に移すことができるかを計画します。

このように，認知療法的アプローチは，ある状況下で出現する自動思考をとらえ，これを吟味し，これを修正していくことによって，対処技能の向上を図り，ストレスの軽減をもたらそうとするわけです。

4. 思考記録

ここで，その自動思考の把握と修正に関連して，思考記録（Daily Record of Dysfmctional Thoughts，表1）について，簡単に触れておきます。これは，ストレスとなる状況（situation），そのときの感情（emotions）および自動思考（automatic thoughts）を書き出してもらい，次にその自動思考とは別の，より現実的で合理的な見かた（rational response）を探ってもらい，最後にその合理的見かたがはじめの自動思考と感情におよぼす効果を記録してもらう方法です。

表1 思考記録

日付	状況 不快な感情を伴う出来事	不快な感情 不安, 悲しみ, 落胆, 怒りなど (強さ 0〜100%)	自動思考 不快な感情を経験するときに心を占めている考えやイメージ (確信度 0〜100%)	合理的反応 自動思考に代わる思考 (確信度 0〜100%)	結果 1. 自動思考に対する確信度 (確信度 0〜100%) 2. 感情の強さ (強さ 0〜100%)
3/10	社内会議に出席	不安 70%	またミスをおかすのではないだろうか？ 会議でへまをしてしまったら大変なことになる。 会議の場で馬鹿なことを言ったら自分の無能さがみんなにわかってしまう。 80%	ミスを一度もしないような人間がいるだろうか？ たとえ会議で失敗したからといって、それはひとつの失敗であって、私が無能であるということではない。 失敗を怖れる必要など、どこにもない。 70%	1. 30% 2. 不安 20%

おわりに

　認知療法はそれぞれの人の「ものの見かた」に着目します。私は，「心の健康」とか「ストレス」に関する講演会の最後にはいつも，集まった方たちに，毎日の暮らしのなかで不愉快な気分に苦しむとき，自分が「何を」考えているかに関心を持っていただくようお願いしています。

　認知療法的アプローチによる「ストレス・マネジメントの実際」は次の問いかけから始まるのです。

What's going through my mind right now?

参考文献

Pretzer, J.L., Beck, A.T. & Newman, C.F.: Stress and stress management: A cognitive view. Journal of Cognitive Psychotherapy 3: 163-179, 1989.

ひきこもりの青年に対する認知療法

抄録：職場不適応から長くひきこもりが続いた青年にBeckの認知療法を試み，著効を得たので報告した。ひきこもりと不安や怒りなどの感情に伴う自動思考をセルフ・モニタリングによって同定した後，「自分はだめな人間だ」という患者の中核的信念を推測し，認知的概念化図を作成した。次いで，対人状況で出現する不適応的認知を，認知再構成法や対人スキル訓練によって，現実的で適応的な認知に修正していった。その結果，苦痛な感情，身体症状，ひきこもりは改善した。同時に，中核的信念に対する確信度の低下が確認された。さらに，3カ月後の追跡時においても効果は維持されていた。自己否定的で不適応的な認知がひきこもりの持続に関与する症例に対して認知療法は有効なアプローチと思われる。

Key Words: ひきこもり (*social withdrawal*)，認知療法 (*cognitive therapy*)，認知モデル (*cognitive model*)，認知再構成法 (*cognitive restructuring*)，対人スキル訓練 (*interpersonal skills training*)

はじめに

近年，不登校や高校中退の増加にともない，社会的活動や対人関係を避けて自宅にひきこもる青年[4]が増加している。ひきこもりは統合失調症などの疾患においても認められるが，現在増加しているのは青年期における非精神

病性の症例であると言われている[5]。ひきこもりのみられる症例では治療意欲も乏しく，自ら治療に結びつくことは，ひきこもりが進むほど困難となることが多い。しかし，対人関係などの悩みからひきこもりが始まった症例では，自閉的な生活を送る一方で，社会生活への参加や人との関わりを求めている場合も多いと考えられる。

このようなひきこもりの症例に対応していくとき，彼らの具体的問題や行動に焦点をあて，関連する認知の修正や対処行動の学習を促すことは，混乱した感情や抱えている問題を整理する助けとなり，最終的にひきこもりを改善する上で有効な手段になると考えられる。ひきこもりの問題は社会的な現象として注目されてきているが，個別の症例を通して回復の過程や援助の方法が検討されることは未だ少ない。小論では，職場不適応からひきこもりのみられた青年期の症例に対して Beck の認知療法（cognitive therapy）[3] を施行し，その効果と問題点を考察した。

I. 症　例

[症例] 22歳，男性，無職

生活歴・病歴：中学校での成績は下位であったが，公立高校普通科に入学した。高校入学後対人関係のトラブルや同級生からのいじめが続いた。高校2年時にいじめをきっかけに不登校となり留年した。高校卒業後数カ所の職場に勤めたが，人間関係の悩みなどが原因でいずれも退職した。この時期精神科を受診し「心因反応」と診断された。その後自宅にひきこもるようになった。「どの職場へ行っても対人関係で失敗するのではないか」と考え，強い不安や怒りを感じたり，入眠困難，めまい，ふらつきなどの身体症状がみられた。治療開始時ひきこもりは3年目に入っており，近所ならひとりで外出できたが日中はほとんど自宅で生活している状態であった。

アセスメントと治療目標：患者がかかえる具体的問題として（1）人間関係の回避，（2）ときどきおこる強い不安やいらだち，（3）対人関係におけるスキ

ルの未熟さ，(4) 入眠困難，めまい・ふらつきなどの身体症状，(5) 不就労，(6) 母親との軋轢があげられた。短期目標として家族以外の人間関係を回避している状態の改善，長期目標として就労を設定した。

初回面接は患者の自宅で行い，第2回以降は患者が卒業した高校の相談室で原則として週1回（約60分）施行した。なお，セッションは合計26回であったが，ひきこもりが改善した第17回以降は2週間毎に行った[i]。

治療経過：

第1段階：情報の聴取および問題の明確化と目標の設定〈初回面接〉

患者と母親から現在の状況と生育歴を聴取した。ひきこもりは慢性化しており，家族以外の対人関係を避けている状態であった。「仕事をしようと思うけれど人とうまくやっていけない」，「対人関係でまた失敗するかと思うと何もやる気がしない」と対人関係に対する不安や，入眠困難，めまい・ふらつきなどが訴えられた。認知療法について概略を説明し，次回までのホームワークとして日常活動表を手渡した。

第2段階：行動課題の設定と自動思考の把握〈セッション2〜4〉

日常活動表を点検しながら患者と毎日の生活を細かく振り返った。母親にいらだちをぶつけることが多く，食事はひとりで摂り，日中はひとりでテレビを見ているという状況が明らかになった。外出時に「人が大勢いるところを見ると何か言われないかと不安になる」ことが語られた。そこで外出に伴う不安を徐々に軽減するために，散歩や買い物などを試みるという課題を設定した。患者は近くの公園でサッカーボールを蹴ったり，ひとりで本屋に行くなどの行動をとるようになった。

また，母親に対するいらだちに関連した自動思考を丹念に聞き出し，思考記録表に記入する作業を患者とともに行った。不快な感情を伴う場面に焦点

---

[i] 認知療法は在学中から患者と面識のあった高校教師 (M.W.) が教育相談の形で実施し，セッションの前後には精神科医 (K.I.) による指導を欠かさず行った。なお，小論では，「教育相談」ではなく「治療」，「事例」ではなく「症例」，「患者」，「教師」ではなく「治療者」という表現をとった。

をあてて思考記録を書くことにより，認知が感情や行動に影響を与えるという認知モデルを患者は理解していった。

第3段階：認知的概念化図の作成〈セッション5〜11〉

やがて，不快な感情が起こる場面で浮かんでくる自動思考を患者は自ら思考記録表に記入するようになった。たとえば，近所の老人から「ぶらぶらしていたら毎日ひまやろな」と声をかけられたという状況に対し，患者は「ものすごい怒り」（100％）を感じていた。セッション中には，老人が以前届けてくれた品物が賞味期限を過ぎていたことを思い出し，品物を届けてくれたことさえ悪意に取ってしまうほどであった。しかし，気持ちが落ち着いてくると，「仕事をやろうと思ってもできないんです」と語った。別のセッションでは，親類に「そろそろ働いてみたら」と言われ，「働いても役に立たないのでは」，「どうせ自分にはできない」と思い不安になり「いっそう人と会うのが嫌になっていった」と述べた。

セッションを重ねるごとに対人場面での感情や認知が詳しく話されるようになり，いじめにより不登校となったことや，解雇された職場での体験，その後仕事を探そうとしたが不安が増しやる気が出なかったことなどが話題となった。とくに職場を解雇されたときの状況はたびたび語られた。上司から「使いものにならん」と言われた場面は「夢にまで見る」と述べ，「どこへ行っても『もう明日から来なくていい』とか『おまえなんか使いものにならん』と言われそうなんです」と訴えた。

「自分は使いものにならない」，「自分はだめな人間だ」という信念は，他の対人場面でも何度か語られ，患者の中核的信念として，ひきこもりに関連する自動思考を規定しているものと推測された。このような認知・感情・行動の全体像を患者と確認しながら認知的概念化図（図1）を作成した。

認知的概念化図は認知療法を進めるための海図の役割を果たす診断的仮説である。「自分はだめな人間だ」（中核的信念），「（たとえ）仕事をしても，使いものにならないと言われるだけだ」（条件的信念）と考えた患者は，「家にいて，何もしないほうがよい」という，自らの行動に直接的な教示を与える

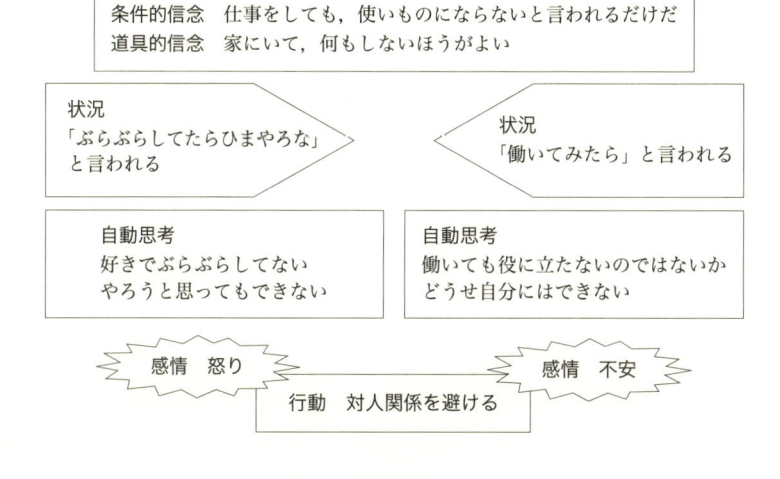

図1 認知的概念図

```
中核的信念　自分はだめな人間だ
条件的信念　仕事をしても，使いものにならないと言われるだけだ
道具的信念　家にいて，何もしないほうがよい
```

- 状況「ぶらぶらしてたらひまやろな」と言われる
  - 自動思考　好きでぶらぶらしてない／やろうと思ってもできない
  - 感情　怒り
- 状況「働いてみたら」と言われる
  - 自動思考　働いても役に立たないのではないか／どうせ自分にはできない
  - 感情　不安

行動　対人関係を避ける

道具的・自己教示的信念をいだくようになったと思われた。これらの信念はひとたび活性化されると，情報を処理するための鋳型として，複数の状況下において作用しはじめる。そのため，「働いてみたら」といった親類のことばによって容易に非機能的な自動思考が生じることになったと考えられた。自動思考とは，不快な感情や不適応的行動がみられる特定の問題状況下において出現する認知のことで，思考記録表を用いたセルフ・モニタリングなどによって同定，記録できるものである。「働いても役にたたないのではないか」，「どうせ自分にはできない」という自動思考は，それが強く確信されることによって，不安やひきこもりをもたらしたと思われた。

第4段階：認知の再構成と対人スキル訓練〈セッション7～11〉

（1）認知の再構成

患者は高校時代の友人と偶然出会い一緒にカラオケに行ったとき，そこで出されたコーヒーをひっくり返してしまい，歌詞集や友人のスニーカーを汚してしまった。テーブルの後始末はしたが，「店員や友人に迷惑をかけたので

はないか」と強い不安（80％）を感じ、歌う気になれず、友人の歌を黙って聞いていた。帰宅後患者は思考記録表に「なんで店の人に言えなかったのか」（80％）、「自分が責任を取らないといけない」（70％）、「自分は責任を取れといわれても何もできない」（80％）という自動思考を記入し、さらに合理的反応を考えることで自動思考に対する確信度は低下した。しかし、面接時にもまだ不安が残っていたため治療者は「店の人や友だちは困っているのかどうか直接尋ねてみたらどうだろうか」と提案した。彼は電話で友人に靴の状態を問い、気を悪くしていないか確かめた。友人の「靴のことは気にしていない」という返答を得て患者の不安は軽減した。

　（2）対人スキル訓練

　あるとき患者は以前勤めていた職場の同僚を道で見かけ、強い不安を覚え、その場から逃げたことを思考記録表に記入してきた。彼は元の同僚を見て、上司の顔と解雇を申し渡されたときの情景を思い出したのだった。治療者はロールプレイを行うことで不安を引き起こしたイメージの修正を試みた。最初に、解雇を申し渡された場面を取り上げた。上司に自己主張してみるというロールプレイでは、患者は自分の考えをはっきりと表現することができ、上司に対する恐怖感は軽減した。次に立場を代えて患者が上司の役をした後には、「自分も勝手なところがあったのかもしれない」と感想を述べた。また同僚と道で出会う場面では、挨拶をして近況を語るというロールプレイを行った。患者は現在ひきこもり働いていないことを近況として語った。終了後の感想として「自分のことを正直に言えてすっきりした」、「今度あったら挨拶ができます」と語った。

　こうした認知の再構成や対人スキル訓練によって面接初期にしばしばみられた患者の不安は減少し、外出や自主的な行動が増え、入眠困難、めまい・ふらつきといった身体症状も軽快してきた。患者は日常活動と思考の記録をホームワークとして継続しており、認知の再構成やロールプレイが症状の改善につながることを自覚していった。

表1　思考記録表

状況 不快な感情を伴う出来事	不快な感情 不安，悲しみ，落胆，怒りなど (強さ 0〜100%)	自動思考 不快な感情を経験するときに心を占めている考えやイメージ (確信度 0〜100%)	合理的反応 自動思考に代わる思考 (確信度 0〜100%)	結果 1 自動思考に対する確信度 (確信度 0〜100%) 2 感情の強さ (強さ 0〜100%)
職場の上司から仕事の件で怒られた。	いらだち　70% あせり　70%	自分はだめな人間だ。 80% 注意されるとよけいにあせってしまう。 60%	働いてそんなに日数が経っていないのだから，急ぐなんてできない。60% まだ，新入りなんだから，あせらず時間がかかってもきちんとした仕事をしよう。60%	1　40% 2　いらだち　40% 1　40% 2　あせり　50%

第5段階：社会復帰に向けての取り組み〈セッション 12 〜 26〉

(1) 不安への対処と利益・不利益分析〈セッション 12 〜 17〉

　自主的な活動が増えるなか，患者は遠方の友人を突然訪ねたり，自ら職業安定所に赴き，自動車部品工場でアルバイトを始めるといった行動を示した。仕事は4日で辞めてしまったが，直後のセッションで患者は，アルバイト先に2年以上もひきこもっていたとは言えず「最近まで働いていた」と話してしまい，それを後悔しながらも，「後から本当のことを言えば余計にいい加減なやつと思われるのではないか」と考え，仕事をしていても落ち着かなかったと振り返った。さらに作業中に失敗した従業員が上司から怒鳴られているのを見て，「自分もいつか怒鳴られるのではないか」と不安になったことが語られた。実際，「工具の持ち方が悪い」と注意される言葉も怒鳴られているように感じ，チームの作業を遅らせてしまい残業することになったときには，「自分はだめな人間だ」という思いが湧いてきた（表1）。合理的反応を考えることによっていらだちやあせりは軽減したが，「このまま仕事を続けていたらまた以前のように落ち込んでしまう」と考え，辞職を決めたという。

　セッションでは，この体験を今後に生かすため利益・不利益リストを患者とともに作成した。その結果，アルバイトから得た利益が不利益よりも多くな

表2 怒りの階層表

レベル4：自分は苦しんでいるのに，周りの人は楽しんでいるとき
レベル3：自分は約束を守ったのに，相手が約束を守ってくれないとき
レベル2：こうなるだろうと期待したことがその通りにならないとき
レベル1：自分が悩んでいるときに，周りがやいやい言うとき

り，「仕事が合えばもっとできそうな気になってきました」と，将来に対する期待が語られた。結局辞めることになったとはいえ，2年以上仕事をせずひきこもっていた患者にとって「4日間でも働くことができた」ことは大きな収穫であった。

(2) 怒りへの対処〈セッション18～24〉

さらに介入は患者の怒りやいらだちを減少させることに向けられた。まず患者が怒りを感じた場面を怒りの程度によって並べ，怒りの階層表（表2）を作成した。次いで，低位（レベル1）の怒りから順に①具体的な場面を同定し，その状況にいる自分を思い描く，②「怒りのことば」を表現する，③自分が感じている怒りを自己評価（0～100％）する，④同じ状況で「落ち着いた考え」を試みリラックスしている自分を想像する，という一連の認知的リハーサルを施行した。さらに，適応的な対処行動をロールプレイによって実演した。たとえば患者は「自分が悩んでいるときに，周りがやいやい言う（周囲からいろいろと指摘される）とき」の例として，体調不良時に祖母から「『しょっちゅう身体の調子が悪い』と言うけど若いもんが困ったこっちゃ」と言われた場面をあげた。「ごちゃごちゃ言わんといてくれ」と考え，患者は60％の怒りを覚えたが，ロールプレイでは「おばあちゃんはその年でも元気で医者にも行かんから，そう言うのも無理ないけど，だんだん元気になってるから心配せんとって。おばあちゃん心配かけてごめんな。もう大丈夫やからな」と応じることができた。

また，将来の就労に向けて過去に職場不適応に至った要因を検討した。患者は困難に直面すると「もう自分にはできない」（破局視），「1回でも失敗し

たらだめだ」(二分法的思考)と考えがちであった。患者と治療者は認知の歪みに着目し適応的な認知と行動について考えていった。

(3) 終結に向けて〈セッション 25 ～ 26〉

治療を始めて 10 カ月が経過したころ患者は苦痛を伴わずひとりで買い物に行ったり繁華街へ出られるようになっていた。さらに，友人との関係も双方向的なものに変化し，患者は就労の準備段階として職業訓練校に通うことを目標としはじめた。この時点で治療者は，対人関係における不安は今後も生じるだろうが，患者はひきこもらず，周囲に適切に助けを求めたり自ら克服していくことが可能であると判断し，治療終結とした。

フォロー・アップ：治療終結 3 カ月後にフォロー・アップを実施した。患者は職業訓練校の願書を取り寄せ試験勉強も始めており，地域青年の集まりにも参加できるようになったと報告した。

治療効果の評価：

日本版 GHQ 精神健康調査票の得点：日本版 GHQ 精神健康調査票を 3 回(治療開始時→セッション 14 →セッション 20)実施したところ，総得点(24 点→ 6 点→ 4 点)とともに，身体症状(4 点→ 0 点→ 0 点)，不安と不眠(3 点→ 2 点→ 1 点)，社会的活動(5 点→ 1 点→ 0 点)，うつ傾向(1 点→ 1 点→ 0 点)の 4 つの要素スケールにも改善がみられた。

中核的信念の確信度：「自分はだめな人間だ」という中核的信念に対する患者の確信度は，治療開始時は 100％であったが，セッション 20 では 30％，フォロー・アップ時には 20％まで低下した。

II. 考　察

1. ひきこもりと認知

本症例は，心因反応と診断された既往があり，また職場での不適応とひきこもりとの関連が推測されることから，非精神病性のひきこもり・適応不全状態と考えられる。職場不適応の要因として患者の課題遂行能力の低さや社

会的スキルの未熟さがあったと思われるが，不安や怒りといった情緒的問題からひきこもりに至る過程には患者の不適応的な認知が影響したことがうかがえる。とりわけ，認知的概念化図に示したように，「自分はだめな人間だ」という患者の中核的信念（core belief）はさまざまな状況下で患者の自動思考・感情・行動を支配し，ひきこもりを持続させていたと推察できる。

自己の有能性に対するこのような否定的評価は回避性パーソナリティや依存性パーソナリティにおいて典型的に確かめられる[2]。たとえば，回避的な患者は自分のことを，学校や職場といった状況において社会的適性に欠けた無能な人間であると考える。ひきこもりの症例には回避性パーソナリティ障害を第Ⅱ軸診断とするものが多いという報告[5]と考えあわせると，ひきこもりの治療に際しては「自分はだめな人間だ」という中核的信念を緩和する試みが重要になると思われる。

2. 認知療法の概要と効果

そこで，本症例の治療に認知療法を適用したわけであるが，まず以下に，治療過程を各段階別に要約する。

第1段階では，患者がかかえる複数の問題のなかから人間関係の回避を取り上げ，回避の改善を治療の短期目標とした。治療への導入にあたっては，患者の苦痛に直接働きかけるために，対人的回避に関わる患者の不安や怒りに着目するようにした。第2段階では，不快な感情を伴う場面での自動思考に注目し，感情と行動に自動思考がどのように影響しているかを検討した。ホームワークとして日常活動表や思考記録表を用いたセルフ・モニタリングを患者に勧め，記録された事柄を毎回のセッションで丹念に復習したことが，認知療法に必要なデータを収集・吟味するのに役立った。第3段階として，認知的概念化図を作成し，認知と感情と行動の関係（認知モデル）を患者が理解できるように援助した。とくに，複数の場面で出現する「自分はだめな人間だ」という患者の中核的信念に注目しながら治療を進めた。

第4段階として，生活場面で出現する不適応的認知を適応的なものに再構

成する(認知再構成法)とともに,ロールプレイなどを用いて現実に対応できる対人スキルの向上を図った(対人スキル訓練)。その結果,不安とひきこもりは改善し患者の行動は活発化していった。ところが,行動範囲が広がる過程で,患者が本来持っていたと思われる行動特性が問題として顕在化してきた。そのため第5段階ではそれらの問題に対処した後,認知療法を通して学習したことを確認し,社会復帰をめざして援助する取り組みを行った。

　本症例で施行した認知療法の要点は,ひきこもりに関わる不安や怒りが持続する悪循環過程に不適応的認知が影響していることをセルフ・モニタリングを通して患者が自覚し,不適応的認知を修正することによって苦痛となる感情やひきこもりなどの行動を患者が軽減できるようにしたことにある。治療セッションでは日常生活の具体的な出来事から患者の感情や認知を取り上げ,認知的リハーサルやロールプレイでも具体的な場面を設定し,行動目標もきわめて実際的であるようにした。抽象的議論ではなく,実際的で具体的な問題把握と問題解決は,患者にとって理解しやすく,患者の治療意欲へとつながっていったと考えられる。

　認知療法の効果判定には,治療に直接関わったのが教師であったこともあり,自記式質問紙による方法をとった。日本版GHQ精神健康調査票[6]を用いた経時的評価では,全般的健康度はもちろん,社会的活動などの下位尺度すべてにおいて改善がみられた。また,認知の変化は客観的に測定することが困難なため患者の報告によったが,治療の標的とした「自分はだめな人間だ」という中核的信念に対する確信度は著しく低下していた。この結果は臨床的改善を裏づけるものと考えられた。

　結論として,本症例のような,いじめや職場不適応から自己否定的で不適応的な認知にとらわれ,ひきこもった非精神病性の病態に対して,認知療法は有効なアプローチのひとつであると考えられた。なお,ひきこもりの第Ⅰ軸障害として多い社会的不安障害(社会恐怖)[4]に対しては,認知行動療法が心理社会的治療の代表としてあげられている[1]。本症例に適用した認知再構成法と対人スキル訓練を組み合わせた認知療法は,報告されているいくつ

かの認知行動療法[7,8]と技法的には共通するものの，認知とりわけ中核的信念の重要性を強調する点が特徴的である。

3. 認知療法の「有害事象」

本症例では，認知の再構成と対人スキル訓練によって不安の軽減が得られた段階で，行動の過剰が一過性に出現した。この時期患者は遠方の友人を突然訪ねたり自動車部品工場でアルバイトを始めたりというように，少なくとも治療者には予測不可能な唐突な行動を示した。推測の域を出ないが，これは患者本来の衝動的な行動様式が認知療法により解放された結果かもしれない。いたずらに活動性が増大し周囲との交流が急に活発になると，対人関係におけるトラブルが発生しやすくなるため，再び不適応的な認知を強め，ひきこもりが悪化する可能性がある。本症例では行動の著しい逸脱や新たな問題の発生はなかったが，認知療法の「副作用」ないしは「有害事象」として留意する必要があると考える。認知療法は肯定的思考の力によって問題解決を図ろうとするものではない。しかし，認知の修正と対人スキルの習得によって得られるセルフ・コントロールの急速な回復が，治療経過中の「脱抑制」に関与しているのかもしれない。今後は，このような「有害事象」の問題を明確にし，適切な対応策を考えていくことが課題となろう。

本例については日本行動療法学会第21回大会（平成10年11月27日，東京）において発表した。公表に対し同意してくださった患者に感謝いたします。

文　献

1) Ballenger, J.C., Davidson, J.R.T., Lecrubier, Y. et al.: Consensus statement on social anxiety disorder. From the International Consensus Group on Depression and Anxiety. J Clin Psychiatry 59 (suppl 17): 54-60, 1998.
2) Beck, A.T., Freeman, A. et al.: Cognitive Therapy of Personality Disorders. Guilford Press, New York, 1990.（井上和臣監訳，岩重達也，南川節子，河瀬雅紀共訳：人格障害の認知療法．岩崎学術出版社，東京，1997.）

3) Beck, A.T., Rush, A.J., Shaw, B.F. et al.: Cognitive Therapy of Depression. Guilford Press, New York, 1979.(アーロン・T・ベック, A・ジョン・ラッシュ, ブライアン・F・ショウ他共著, 坂野雄二監訳, 神村栄一, 清水里美, 前田基成共訳：うつ病の認知療法. 岩崎学術出版社, 東京, 1992.)
4) 狩野力八郎, 近藤直司編：青年のひきこもり. 心理社会的背景・病理・治療援助. 岩崎学術出版社, 東京, 2000.
5) 近藤直司：非精神病性ひきこもりの現在. 臨床精神医学 26: 1159-1167, 1997.
6) 中川泰彬, 大坊郁夫：日本版GHQ精神健康調査票手引. 日本文化科学社, 東京, 1985.
7) Otto, M.W.: Cognitive-behavioral therapy for social anxiety disorder. Model, methods, and outcome. J Clin Psychiatry 60 (suppl 9): 14-19, 1999.
8) Shear, M.K., Beidel, D.C.: Psychotherapy in the overall management strategy for social anxiety disorder. J Clin Psychiatry 59 (suppl 17): 39-44, 1998.

アルコール依存症の認知療法

はじめに

「明日になれば,自制できるだろう」
「どんなに酒をやめようとしても,だめだ,やめられない」
「酒をやめようとしたこともあったけれど,ちょっとしたことがきっかけで,また元の木阿彌になってしまった」
「もう酒はやめたほうがいいとは思うのだが」
「ひどくいらいらするので,何か気持ちを鎮めるものが必要だ」

　アルコール依存症・薬物依存の患者に見られる典型的な態度,考え方である。"Coping with Substance-Dependency Problems"[1]と題した患者用の小冊子は,これらの自動思考（automatic thoughts）の記述から始まる。そして,こう続く。「薬物依存患者が心のなかで繰り返すこれらの考えは,薬物依存に至る行動に大きな影響を与えている。薬物依存という問題に対処する方法を学ぶためには,自分の心のなかのこの考えを改めなければいけない」
　この小冊子を含む未発表原稿"Cognitive Therapy of Substance Abuse"[1]ができたのは1977年である。しかし,アルコール依存症・薬物依存に対する認知療法（cognitive therapy）は,まだ十分に確立された治療法とは言いがたい[11]。

本稿では,ペンシルベニア大学認知療法センターにおいて入手できた文献[1]を中心に,アルコール依存症の認知療法について概説したいと思う。

なお,認知療法は元来がうつ病の短期精神療法として発展した治療法であり[6],その後しだいに神経症[2](特にパニック障害[4]),薬物依存,パーソナリティ障害などに適応の拡大が試みられているものである。当然のことながら,うつ病の治療に用いられた認知・行動技法(cognitive and behavioral tech-niques)が,修正された形で,アルコール依存症の認知療法において用いられることになる。本稿を読まれる前に,認知療法の元型ともいえるうつ病の認知療法の実際について,別稿[8]を参照していただければ幸いである。

I. アルコール依存症の認知モデル

アルコール依存症が治療のなかで解決されるべき当面の問題であり,家族や社会をも巻き込んでしまう多くの問題の源であることは明らかである。しかし,アルコール依存症そのものが,それに先行して存在した問題を解決しようとするひとつの試みであったと考えることもできる。その問題とは,感情面の問題(怒り,不安,無力感)であり,社会環境的な問題(失業,貧困)であり,対人関係面での問題(他人との葛藤,孤独)であり,ときには精神医学的問題(統合失調症,躁うつ病)のこともあろう[9]。これらの問題を解決する多くの方法のなかから,アルコール依存症患者はアルコールという依存性薬物を繰り返し選択してしまう。アルコール依存症患者は poor problem solver である[9,11]。

この低い問題解決能力の基礎に認知の歪み(cognitive distortions)を仮定することができる。アルコール依存症患者が自分自身(self)について,自分の置かれている状況(world)について,さらに,自分の将来(future)についてどう考えているかによって(cognitive triad[6,7],図1),かれらの問題解決能力は影響を受けると思われる[1]。

アルコール依存症患者によく見られる認知(cognitions)のひとつは,

helplessness/hopelessness を特徴とする考えである。「自分は敗北者で，社会のあぶれ者だ」と考える患者は，「これから先の人生も失敗の連続だ」と考え，「状況を変えようとしてもむだだ，うまく行くはずがない」と決め込んでしまう。「いくら頑張ってみても，どうせ仕事は見つからないのだから」と考えるとき，患者は目標に向かって建設的な行動をとろうとする動機づけを失う。無力，自尊心の低下，罪責を主題とする考えは，さらに，行動選択の範囲を狭め，患者はアルコールによってしか問題の解決ができなくなる。悪循環である[11]。

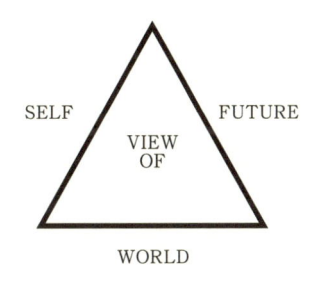

図1　Cognitive Triad [6,7]

もうひとつの認知の例は，denial/rationalization を主題とするものである。「一杯飲んだら，どんなふうになるか，ちょっと試してみるだけだ」とか，「少しくらい飲んだからって，別にどうということもない，自分は平気だ」といった類いの，ほとんど習慣化している言い訳・ごまかしがそれである[11]。

II. 治療目標

アルコール依存症に対する認知療法の治療目標は，次のようにまとめられる[1]。

(1) 抑うつ，不安，怒りといった感情面の症状が存在し，これがアルコール依存症を促進する場合には，これらの症状の改善を図る (symptomatic relief)。

(2) 認知・行動技法をどのように適用すればよいかを教え，薬物探索行動そのものの制御を図る (drug control)。

(3) 社会への復帰を目標として，たとえば，どのようにして職業を選べばよいか，どのようにすれば就労し続けられるか，その具体的な方法を患者に教える (resocialization)。

(4) アルコール依存症，感情障害，社会的不適応におちいる原因のひとつと想定され，自動思考の基礎にあると考えられる信念・前提（beliefs or assumptions）を改変することにより，再発を予防する（modifying basic beliefs）。

III. 認知療法における治療関係

認知療法に習熟していない治療者が犯しがちな誤りのひとつに，治療関係の軽視がある[6]。

特殊な治療技法を用いることだけに忙殺され，治療者に必要な基本的資質を忘れてしまうことは，認知療法が指示的（directive）な治療法であるだけに，きわめて危険である。温かさ（warmth），適切な感情移入（accurate empathy），真摯さ（genuineness）といった資質は，すべての精神療法に共通する"非特異的"要素には違いないが，認知療法家にとっても不可欠のものである。

また，共同的経験主義（collaborative empiricism[6]）という認知療法に特徴的な患者との共同が奏効するためには，それに先だって，基本的信頼（basic trust）とラポール（rapport）が治療関係のなかで形成されている必要がある。健全な治療関係は，認知療法が盛られる器であり，認知療法がその上で機能する舞台である。

IV. 認知療法への導入

認知療法では，治療者と患者はひとつのチームを作って，共同して，患者のかかえる問題の解決にあたる（これを共同的経験主義という）。治療者はソクラテスの問答法（Socratic method）を活用する教師となって，能動的（active），指示的に，当面の問題に照準を合わせて（problem-oriented），治療に臨む。認知療法は構造的な（structured）治療法である。

治療の初期段階で、治療者は認知療法の一般的知識とその基礎理論を患者に提示する。認知とは何か、自動思考とは何かを例示する。これには "Coping with Substance-Dependency Problems" [1]、 "Coping with Depression" [3] などの患者用小冊子が役に立つ。

思考と感情、行動との関連を患者に示すには次のような例を用いるとよい [6]。

T（治療者）：たとえば、夜ひとりで家にいる場合を想像してください。あなたはテレビを見ています。突然、となりの部屋で何か物のこわれたような音がしました。「泥棒じゃないかしら」と、とっさに考えたとしたら、どんな気持ちになりますか？
P（患者）：とても不安で、怖くなります。
T：それでどうしますか？
P：きっとどこかに隠れるか、少し落ち着いていたら、警察に電話すると思います。
T：そうですね。それでは、物音を聞いたとき、「窓を閉め忘れたのだな、今日は風が強いから、きっと何か落ちたのだろう」と考えたら、どんな気持ちになりますか？
P：怖がったりはしないでしょう。大事な物がこわれたのじゃないかと思って、悲しくなるかもしれません。誰が窓を閉め忘れたのだろうと、腹を立てるかもしれません。
T：そして、どうしますか？
P：隣の部屋に行ってみるでしょう。少なくとも警察には電話しないでしょう。
T：そうです。同じ物音を聞いてもいろんなふうに考えられるわけです。しかも、どう考えるかによって、そのときの感情も行動も違ってくるのです。

治療者と患者は、最近の飲酒状況とそれに伴う認知について、できるだけ詳細に知ろうとする。ちょうど映画をスローモーションで再現するように、

まず飲酒行動の前に焦点をあて，そのとき患者が考えたこと，自問自答したことについて明らかにしようとする。さらに，飲酒中と飲酒後についても検討する。このときにも，例をあげて患者の理解を助けるとよい[1]。

「悪い癖を改めようと思うときには，誰でも心のなかで対話することがよくあります。ちょうど，ふたつの心があるようなものです。一方の心は，ぐずぐずせずに早くやってしまえ，と促すのに，もう一方の心は，ちょっと待て，やっぱりやめたほうがいい，と囁きます。ふたつの心がひとりの人間の心のなかで言い争うのです。そして，ついに，どちらか一方の心が勝利をおさめます。あなたにはそんな経験はありませんか？」

飲酒行動に伴う認知の例を実際に患者から引き出すことができれば，認知療法の基礎と目標を次のように説明する[1]。

「そのときあなたが考えたことは，とりあえずは，あなたにとって好ましい結果（酩酊感，多幸感など）を生むでしょう。しかし，長い目で見ると，そうすることによって，あなたは，人生から得たいと思っていたものを失ってしまうのです。この治療のなかでこれから私たちがやっていこうとしていることは，酒を飲む直前に，その最中に，そしてその直後に，あなたが思うことを，あなたにはっきり知ってもらうことです。その瞬間に自分の心のなかで自問自答していることに気づけば，その考えを変えることができるのです。はじめはそんなことができるものかと思うかもしれません。しかし，その考えは無意識のなかに隠されているわけではなくて，少し注意すれば，そして練習すれば，すぐ気づくところに存在しているのです。こんど飲酒したいという気持ちになったら，それは心のなかの声に耳を傾ける絶好のチャンスになります。そのとき，飲酒を促す考えとは別のことを，もっと理にかなったことを自分自身に語りかけるようにするのです」

認知療法は自分自身の心のなかで交わされる会話に耳を傾け，自分を客観視し，最終的には自分が治療者となって自己を管理し，自己を制御することをめざすものである。

V. 抑うつ，不安，怒りのコントロール

アルコール依存症においては，抑うつ，不安，怒りといった感情面の症状が飲酒行動の促進因子として，あるいはその結果として出現することがよくある。これらの精神症状に対する認知療法的アプローチについては，別稿等[2,6,8]を参照していただきたい。

VI. 飲酒行動のコントロール

1. セルフ・モニタリング (self-monitoring)

認知療法を効果的なものにするためには，なぜそうすることが必要か，どういうふうにそれを実行すればよいかなどを患者によく説明し，患者が納得して十分な動機づけをもって治療者と協力できるよう図ることが大切である。

飲酒行動のセルフ・コントロールへの第一歩は，飲酒にいたる決定因を明確にするとともに，それに伴う認知，特に自動思考を把握することである。そのためには，飲酒時の状況と自動思考について，患者自身にモニターしてもらうことが必要である。セルフ・モニタリングがうまくできるようになれば，それだけ自己管理の方法を知ることも容易になる。

1) 決定因

外的・内的決定因のセルフ・モニタリングは次の点について行う。(1) 時間：アルコールを飲みたいと考えたとき，アルコールを探す行動を開始したとき，アルコールを実際に飲んだときが，1日のうちのいつ，1週間のうちのいつであったかを記録する。(2) 場所：飲酒した場所が自宅か，宴会の席か，ふだんから患者がよく出かける場所か，めったに行かない場所か，などを記録する。(3) 同伴者：誰と一緒に飲んだか，ひとりでか，友だちとか，それとも，全くの他人とか，などを記録する。(4) 活動：飲酒時，他に何かしていたことがあったか，たとえば，寝床で横になっていたとかを記録する。

(5) 気分：飲酒前の気分はどうであったか，不安だったか，怒っていたか，退屈していたか，うっとうしい気分だったか，などを記録する。このときその気分の程度を 0 〜 100 のスケールで自己評価する。(6) 衝動 (urge) の程度：飲酒したいと思ったときの衝動の強さを 0 〜 100 のスケールで自己評価する。(7) 飲酒量。

2) 自動思考

自動思考は次のような特徴を持っている[1]。(1) 理性とか論理の産物ではなく，何の前ぶれもなく思いつくもの。(2) 不合理で，役に立たないもの。(3) 不合理ではあるが，当然のことと受け入れられてしまうもの。(4) 無批判的に信じこむと，行動のコントロールができなくなるもの。

自動思考は，何らかの契機があると，それに伴って自動的・習慣的・不随意的に体験されているものなので，うまくこれをキャッチし，表現できるようになるためには，訓練が必要である。このためには次のいくつかのステップを踏むとよい[6]。(1) 自動思考がどういうものかを患者に教える（上述）。(2) 思考（認知）と感情・行動の関係を患者に例示する（IV参照）。(3) 患者の最近経験したことのなかから実際に自動思考の例をとりだす。たとえば，「今，診察を待っていたとき，どんなことを考えていましたか？」と尋ねる。患者の多くは，「治療はうまくいくだろうか」とか，「こんな所に来るのじゃなかった」とか考えているであろう。治療を待つという状況下で，自分の心のなかに浮かんだ考えや視覚的イメージが自動思考であることを患者に教える。(4) ホームワーク (homework assignment) として，日常生活のなかでの自動思考を患者に記録してもらう。(5) 患者が記録した自動思考を添削する。

冒頭にあげたアルコール依存症患者に特徴的な態度，考え方も，自動思考の例であるが，ここで，自動思考をその内容によって4つに分けて，さらにいくつか例示する[1]。(1) 制御能力 (capabilities)：アルコールを今も，そして，これからもやめることはできないと患者は信じている。「自分にはまったく意志の力というものがない」，「こんな治療を受けても，自分には何

の効果もないだろう」,「今とてもがっかりしているので,飲みたいという誘惑に逆えない」。(2) 言い訳（excuse）：アルコールをやめられない理由を見つけ出し,その行動を合理化する。「パーティーに出たら,自分を抑えられないのです」,「自分がまた飲んだのは友だちのせいだ」,「気持ちが滅入ってきたら,酒なしではいられない」。(3) 薬物に関連した考え（drug thoughts）：そのときにはアルコールを飲まずにはいられなかった,いや,飲む必要があったと患者は考える。「実際ちょっと一杯やる必要がある」,「あれを飲めば,やる気満々になれるだろう」。(4) 自己非難（self-blame）：自分は自分の望むレベルにも達していないだめな人間だと患者は考える。「アルコールをやめられないということは自分はどこかおかしいのだ」,「飲むのじゃなかった」。

飲酒に伴う自動思考,すなわち,飲酒前,飲酒中,飲酒後に考えることを,患者が自分でモニターできるようにする。自分の考えることがうまくとらえられないときには,思考のプロセスを減速するように教える。

2. 行動方略と技法（behavioral strategies and techniques）

認知療法では,後述する認知療法に特徴的な認知的技法（cognitive techniques）とともに,行動療法的技法が用いられる。その目的は,行動変化を介して歪んだ認知を改善することにある。

1) 刺激統制法（stimulus-control procedures）

セルフ・モニタリングの結果をもとに,飲酒しやすい状況（high risk situations）を回避するよう患者を指導する。それは,特定の場所や特定の人たちを避けることであり,特定の時間帯を飲酒以外の活動にあてることである。

2) 刺激に対する適応的反応

飲酒にいたる状況を回避することが容易でない場合,その状況に対する抵抗力を高める手段を講じる。たとえば,酒の出そうな会に出かける場合,飲酒の抑止力となる妻や兄弟に付き添ってもらう。

表1 活動計画表[6]
WEEKLY ACTIVITY SCHEDULE
NOTE: Grade activities *M* for Mastery and *P* for Pleasure

	M	T	W	Th	F	S	S
9 - 10		Went to M3 grocery P 0 store	Back to M0 bed P 0				
10 - 11							
11 - 12							
12 - 1	Lunch M0 P 1	Lunch M0 P 0	Lunch M0 P 1				
1 - 2	Drove M0 home P 0	Called M0 friend P 3	Washing M4 P 0				
2 - 3	Read P 3	Watched M0 T.V. P 1					
3 - 4	Cleaned M5 room P 2						
4 - 5			Watched M0 T.V. P 2				
5 - 6	Fixed M4 dinner P 2	Fixed M3 dinner P 0	Fixed M2 dinner P 0				
6 - 7	Cleaned M4 kitchen P 0	T.V. M0 P 0	T.V. M0 P 1				
7 - 8	Watched M0 T.V. P 1						
8 - 12							

3) 代替行動 (alternative activities)

たとえば，退屈して時間を持て余すことが飲酒の契機となる場合，患者の受動性を軽減し，自発性を増大させる目的で，活動計画表 (activity schedule, 表1) を作るとよい。活動そのものは特別なものである必要はない。計画を立て，それに従って行動することを繰り返し練習する。

また，アルコールだけが喜びと満足をもたらす手段として用いられている

場合，患者に他に何か楽しみはないか考えてもらい，活動計画表を作るとき，1日のうちの何分かを，計画的に楽しめる活動（pleasurable activity）にあてもらう。

さらに，活動計画表に従って活動したときに，どれくらい自分の思い通りにできたか（mastery, M），どれくらいそれを楽しめたか（pleasure, P）を記録してもらう。このとき，その程度を，それぞれ，0〜5のスケールで自己評価してもらう（表1）。これは達成度・満足度療法（M and P therapy）と呼ばれる。

飲酒行動以外の活動を計画し，その活動から得られる喜びと満足を患者自身に評価してもらうことによって，飲酒に代る行動への意欲を高めるのが目的である。

4) その他
a. 患者自らが家族や友人にアルコールを家のなかに置かないように伝える。
b. 酒を飲もうと誘われたときに，はっきりと断る訓練をする（主張訓練 assertiveness training）。これにはロールプレイによる練習を繰り返す。
c. 飲酒しやすい状況下でとろうと思う行動を前もって考えておく。
d. 飲酒は突然現われる行動ではなくて，一連の行動の最終結果であることを説明する。その連鎖のどの段階でも別の行動がとれることを教える。
e. アルコール依存症から解放されるための変化は少しずつ起こるものであることを教える。
f. 次のセッションまでの間に飲酒する機会があるかどうか予想する。どんなことが起こりそうか予想できれば，それに備えてどうすればよいか考えられるし，実際にセッション中に予想される状況のリハーサルができる。

3. 認知方略と技法（cognitive strategies and techniques）
1) ABCモデル（図2）
飲酒行動（"C"）は，何かきっかけとなる出来事（"A"）があれば，それだけで引き起こされるのではない。その出来事をどう考え，理解するか，つま

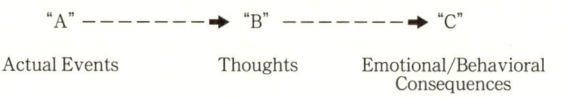

"A" ────────▶ "B" ────────▶ "C"
Actual Events　　　Thoughts　　　Emotional/Behavioral
　　　　　　　　　　　　　　　　　Consequences

図2　ABCモデル[1]

りその出来事に関する思考("B")が飲酒という行動につながることを教える。この中間項の思考・認知を変化させることができれば、ある種の出来事が飲酒行動の引き金となることもなくなるわけである。

2) 合理的反応(rational response)

自動思考をとらえ、これを言語化し、記録できるようになることは、それだけ距離をもって客観的に自動思考をながめられるようになる(この過程を"distancing"と呼ぶ)ということである。

この distancing をさらに促すためには、自動思考を記録するだけでなく、これに対する合理的反応を併記してもらうとよい。

3) 認知の歪み

自動思考を数多く集め、それに対する反応を記録するなかで、患者がそこにいくつか共通した内容(VI-1参照)があることを発見できるようにする。と同時に、その思考過程にいくつかの論理的誤りが存在することに気づくようにする。

論理的誤り(認知の歪み)には、恣意的推論(arbitrary inference)、過度の一般化(overgeneralization)、拡大視(magnification)、破局視(catastrophizing)などがある[1,7]。

4) 認知の現実検討(reality testing)

自動思考が自分だけに通用する独特の内容を持つことに気づけば、次に、それが妥当性のあることかどうか吟味できるように患者を訓練する。

表2のように、いくつかの平行するコラムに思考内容などをそのつど記録していく方法(self-statement record)は、自動思考をとらえ、現実吟味し、さらに修正していくうえで有用である。

表 2 Self-Statement Record [1)]

Self-Defeating Self-Statement	Category	Degree of Belief	Counter Self-Statement	Degree of Belief	Taking of Alcohol
自分は生まれつき意志の弱い人間だ。	C	4	今までの習慣を改めるのは容易なことではない。しかし，だからと言って，不可能というわけでもない。自分は生まれたときから意志の弱い人間なのではない。	2	あり
どうせうまくいかないとわかっているのに，やっても仕方ないじゃないか。	E	3	やってみないで，どうしてうまくいかないなどと決めてしまうのか。「千里の道も一歩から」というように，何にでも始まりがある。成功するためにはその一歩を踏み出さなくては。	1	あり
いまビールが飲めたら，本当に気持ちよくなれるのだが。	SS	5	いまビールを飲むのは病気をよくしようとしているのではなくて，ただ気分を一時的によくしようとしているだけだ。	2	あり
一体自分という人間はどこがどうなっているのだろう。なぜ自分を変えられないのだろう。	SB	4	完璧な人間など存在しない。もう二度と失敗しないぞ，などと考えるのは大げさすぎる。	1	あり

　Self-defeating self-statement の欄には，飲酒時にみられた自動思考を記録する。Category の欄には，自動思考を内容の上から分類し，自分の能力に関わるもの（capabilities）は C，言い訳（excuse）は E，アルコールの摂取と関連するもの（specific substance）は SS，自己非難（self-blame）は SB というように記録する。Degree of belief の欄には，その自動思考をどの程度確信しているかを 0〜5 のスケール（0：全く確信していない，5：完全に確信している）で評価する。Counter self-statement の欄には，自動思考と対立するような考え（合理的反応）を記録する。そして，その counter self-statement に対する確信度を，やはり 0〜5 のスケールで評価する。最後に，taking of alcohol の欄に，アルコールを飲んだかどうかを記録する。
　表 2 には，自動思考の説明のところであげた考え（VI‑1 参照）をカテゴリー別に記し，それに対する counter self-statement などを例示した（ただ

し，これは実際の症例からの記録ではない)。

VII. 社会への復帰

社会への復帰を成功させるためには，職業，住居，経済状態（特に金銭の使用法），家族との関係など解決すべき問題がいくつかある。基本的社会生活技能（basic social skills），求職技能（job-seeking skills），就労維持技能（job-keeping skills）等々，いろいろな技能を学習する必要がある。

仕事を探すために，段階的課題設定法（graded task assignment）を用いる場合，最初は簡単な課題から始める。たとえば，友人に仕事の口があるかどうか尋ねてみることを課題として与える。実際に就職先の面接に出かけたりするような複雑な課題は，徐々にホームワークとして与えていく。患者に成功体験を少しずつ重ねてもらうことが，段階的課題設定法の目的であり，成功療法（success therapy）とも呼ばれる。

このとき，同時に，課題を遂行するときの自動思考を集めるよう，患者に言っておく。これに認知的技法を適用して，患者の認知の歪みを現実吟味することができる。

VIII. 再発予防

飲酒行動の改善とともに，治療の目標は再発予防に向けられるようになる。治療方略の力点は，飲酒行動に直接つながる自動思考の是正から，自動思考の基礎に想定される前提（assumptions）の把握と修正に移ることになる。

基礎となる前提（underlying assumptions）は，ある個人が示す恒常的な態度，考え方で，それによって自らの世界を形作り，秩序だてていると考えられるものである。直接言語化されることが少ないために，さまざまな状況に対する認知のなかで繰り返される主題をもとに推論することになる。

アルコールを含む多剤依存の男性を例として[11]，その基礎となる前提を

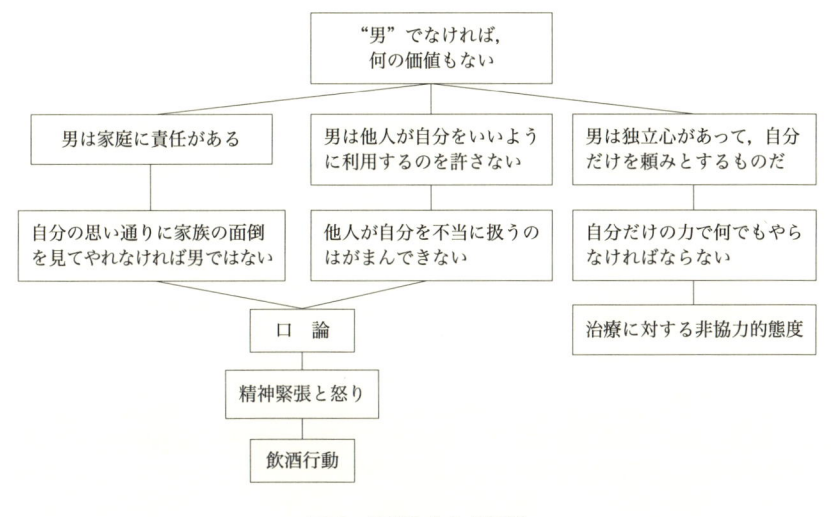

```
                    ┌──────────────┐
                    │ "男"でなければ, │
                    │ 何の価値もない │
                    └──────┬───────┘
         ┌─────────────────┼─────────────────┐
┌────────┴────────┐ ┌──────┴───────────┐ ┌──┴──────────────┐
│ 男は家庭に責任がある │ │ 男は他人が自分をいいよう │ │ 男は独立心があって, 自分 │
│                  │ │ に利用するのを許さない │ │ だけを頼みとするものだ │
└────────┬────────┘ └──────┬───────────┘ └──┬──────────────┘
┌────────┴────────┐ ┌──────┴───────────┐ ┌──┴──────────────┐
│ 自分の思い通りに家族の面倒 │ │ 他人が自分を不当に扱うの │ │ 自分だけの力で何でもやら │
│ を見てやれなければ男ではない │ │ はがまんできない │ │ なければならない │
└────────┬────────┘ └──────┬───────────┘ └──┬──────────────┘
         └─────────┬───────┘                  │
              ┌────┴────┐            ┌────────┴─────────┐
              │ 口  論  │            │ 治療に対する非協力的態度 │
              └────┬────┘            └──────────────────┘
         ┌────────┴────────┐
         │ 精神緊張と怒り │
         └────────┬────────┘
              ┌───┴───┐
              │ 飲酒行動 │
              └───────┘
```

図3 基礎となる前提[11]

図3に示した。

基礎となる前提の修正には, それを持ち続けることに伴う有利な点と不利な点を患者に書き出してもらい, 論理の面から, 行動実験から, それぞれに検討を加えるようにする。飲酒を続けていた過去の自分に戻った場合, 失われるものは何か？ その代わりになるものはないか？ アルコールから離れた新しい自分にできることは何か？ 新しいやり方と自己を実験し発展させるために, ホームワークとして段階的課題設定法を用いることもできる[11]。

おわりに

冒頭にも触れたように, アルコール依存症の認知療法はまだ緒についたばかりである。ペンシルベニア大学認知療法センターにおいても, アルコール乱用・アルコール依存が主診断である症例はきわめて少なく, ようやく1988年になって臨床研究が始められようとしている段階である。うつ病治

療において認知療法が有効であるように[5,10,12]，アルコール依存症においても認知療法は奏効するのであろうか？ それを立証するためには，まだ多くの臨床経験と研究が必要と思われる。

　稿を終わるにあたって，ペンシルベニア大学認知療法センター Aaron T. Beck 教授，Fred D. Wright 博士ならびに京都府立医科大学精神医学教室中嶋照夫教授に深謝いたします。
　この総説の執筆にあたっては，京都府医学振興会から，一部助成を受けた。

文　献

1) Beck, A.T. and Emery, G.: Cognitive therapy of substance abuse. Unpublished manuscript, 1977.
2) Beck, A.T. and Emery, G. (with Greenberg, R.L.): Anxiety Disorders and Phobias: A Cognitive Perspective. Basic Books, New York, 1985.
3) Beck, A.T. and Greenberg, R.L.: Coping with depression (booklet for patients). Foundation for Cognitive Therapy and Research, Philadelphia, 1974.
4) Beck, A.T. and Greenberg, R.L.: Cognitive therapy of panic disorder. In: Frances, A.J. and Hales, R.E. eds. American Psychiatric Press Review of Psychiatry, volume 7. American Psychiatric Press, Washington, D.C., 571-583, 1988.
5) Beck, A.T., Hollon, S.D., Young, J.E. et al.: Treatment of depression with cognitive therapy and amitriptyline. Arch Gen Psychiatry 42: 142, 1985.
6) Beck, A.T., Rush, A.J., Shaw, B.F. et al.: Cognitive Therapy of Depression. Guilford Press, New York, 1979.
7) Freeman, A.: Cognitive therapy: An overview. In: Freeman, A. and Greenwood, V.B. eds. Cognitive Therapy: Applications in psychiatric and medical settings. Human Sciences Press, New York, 1987.
8) Freeman, A., 井上和臣：うつ病の認知療法：症例. 精神科治療学 4: 19, 1989.
9) Glantz, M.D.: Day hospital treatment of alcoholics. In: Freeman, A. and Greenwood, V.B. eds. Cognitive Therapy: Applications in psychiatric and

medical settings. Human Sciences Press, New York, 1987.
10) Kovacs, M., Rush, A.J., Beck, A.T. et al.: Depressed outpatients treated with cognitive therapy or pharmacotherapy: A one-year follow-up. Arch Gen Psychiatry 38: 33, 1981.
11) Moorey, S.: Drug abusers. In: Scott, J., Williams, J.M.G. and Beck, A.T. eds. Cognitive Therapy in Clinical Practice. Routledge, London, 1989.
12) Rush, A.J., Beck, A.T., Kovacs, M. et al.: Comparative efficacy of cognitive therapy and pharmacotherapy in the treatment of depressed outpatients. Cognit Ther Res 1: 17, 1977.

認知療法的技法の併用により断酒の維持継続が可能となった女性アルコール依存症の一例

はじめに

　アルコール依存症（以下，ア症と略記）の治療においては，断酒への動機づけが重要な課題である。今道[1]は「患者が断酒を決意し，その動機を深めていくには，まずほとんどの患者に共通してみられる否認を取り除くことからはじまる」と述べているが，ア症者の第1の否認（自分には，飲酒問題は何も存在しない）をまず解決する必要がある。そのためには，広兼[2]が「ア症が回復可能な疾患であり，その回復の条件として，まず断酒継続が必要であることを患者に伝える教育的接近の要素も大切であろう」と指摘しているように，入院・通院を問わず，個人・集団精神療法，断酒会・AAなどの自助グループへの参加，心理教育的アプローチなどによって，ア症者と家族がア症という病気を理解，自覚することが回復の第一歩と言える。
　しかし，第1の否認を解決して断酒に取り組みだしてからもスリップ（再飲酒）を繰り返して回復の進まない，すなわち断酒の維持継続が困難なア症者が多いことは日常の臨床場面でよく経験される[3]。このような経過のなかで生活習慣の改善や人間関係障害などを含む第2の否認（飲酒問題以外に自分には何も問題はない）に気付くことが課題として浮かび上がってくる[4]。
　今回われわれは第2の否認の解決を促進することを目的とした認知療法的

技法の併用が有用であった女性ア症者を経験したのでその治療経過を報告する。

1. 症　例

症例：初診時 45 歳, 専業主婦。
学歴：大学（経済学部）卒業。
職歴：結婚まで事務職。
婚姻：26 歳時見合い結婚。
　挙子は 3 人（男 1, 女 2）。
家族歴：ひとりっ子。本人中学 2 年時両親離婚。以後, 母子 2 人の生活。父は大酒家, 吐物を喉に詰まらせて死亡。母は 1990 年乳癌の転移で死亡。
飲酒歴：元来, 機会的飲酒者。1994 年の転居, 夫の単身赴任を契機にキッチンドリンカーになる。次第に飲酒量が増え日本酒 3・4 合/日に。飲み方はワンカップを一気に飲むタイプ。
既往歴：肝機能障害の診断で, 1996 年 11 月に約 1 カ月, 1997 年 5 月に約 3 週間, 内科病院に入院。
現病歴：夫が本人の飲酒について相談機関に相談したところ精神科医の診察を勧められたことから, X 年 12 月 13 日夫に連れられて受診。アルコール臭（+）, KAST（久里浜式アルコールスクリーニングテスト）は 3.1 点で重篤飲酒問題群と判定。腹部エコーにて脂肪肝。アルコール依存症と診断。断酒の必要性を含めた治療方法・内容の説明に対して, 本人は通院を希望する。夫の同意もあり, 主治医の診察日以外に心理士のカウンセリングを週 1 回受けることを条件に通院治療を開始した。
　しかし, 断続的に飲酒が続くこと, 子供の受験が済んだこと, 肝機能障害が軽快しないことなどから夫と子供が入院治療を希望したため本人は渋々入院に同意した。
　X+1 年 2 月 13 日から同年 4 月 11 日まで入院した。この時は身体的治療が中心であり, カウンセリングは継続した。退院後, 診察とカウンセリング

とに週2回通院していたが相変わらず飲酒が続くため子供に非難されるようになり，夫が赴任先から帰宅した時入院を強く勧めた。

X+1年5月1日から同年6月10日まで入院した。この時は身体的治療・カウンセリングの他にアルコールプログラム[5]および作業療法プログラム（華道・茶道）に参加した。退院後，入院中のプログラムを続けるために週3回の通院を原則とした。7月は断続的に飲酒，8月，9月，10月は月1・2回の飲酒を認めた。また，抑うつ気分，罪責感，焦燥感などを訴えるようになったが"入院はしたくない"と述べた。

II. 方　法

X+1年10月に入り飲酒の報告のあった外来受診時に『心のつぶやきがあなたを変える　認知療法自習マニュアル』[6]（以下，自習マニュアルと略記）を紹介すると，読んでみるとの申し出があり10月23日に本を渡した。読後"自習に取り組みたい"と診察時に述べたため，「思考記録表」は飲酒した時に，「日常生活における飲酒と断酒に関する損得勘定表」（以下，損得勘定表と略記）は毎週土曜日に記入することを原則とし，月曜日の診察時に持参してもらい面接で話題として取り上げた。

III. 認知療法の7つのステップについて

認知療法は，きわめて常識的な視点からなされる"コモンセンス"の精神療法であり，認知のパターンを修正することにより，治療効果を得ようとするセルフ・ヘルプの精神療法という特徴を持っている。

『自習マニュアル』では，自習プログラムとして示された「7つのステップ」（表1）を，絡み合った問題を明確にし，問題が具体化する状況における認知と感情・行動の関連を探り，もし認知に歪みがあるなら，認知の修正を行い，現実的・適応的な認知を体験を通して実証していくという一連の技法であり，

表1 認知療法の7つのステップ[6]

第1段階	あなたが困っていること,あなたが解決したい問題をはっきりさせましょう。
第2段階	どういう場面でその問題が起こるのか調べてみましょう。
第3段階	その場面で見られるあなたの感情や行動,そしてあなたの認知(心のつぶやき)について調べてみましょう。
第4段階	あなたの認知(心のつぶやき)があなたの感情や行動にどのように影響しているか調べてみましょう。
第5段階	あなたの認知(心のつぶやき)が適切かどうか,あなたの役に立っているかどうか調べてみましょう。
第6段階	同じ場面で別の認知(心のつぶやき)ができないかどうか調べてみましょう。
第7段階	別の認知(心のつぶやき)を実行してみましょう。

 治療者とともに取り組むにしろ,読者がひとりで続けていくにしろ,いずれにしても,7つのステップは"対話による治癒"をめざすが,ひとつの問題が解決したとしても別の問題が起こることがあり,その困難に直面した時に,その難問を解決するのに役立つ手続き,認知の側面からその問題に対処するための手順,いわば新しい認知的レパートリーを得たことになると紹介しており,各ステップごとに「自習のためのヒント」があり取り組みやすくなっている[6]。
 そこでわれわれは先に述べたア症者の第2の否認の解決を促進することに有用ではないかと考えて併用することを症例に勧めた。
 小論では『自習マニュアル』の7つのステップの第5段階で用いる「損得勘定表」の結果を中心に述べる。

IV. 結果と考察

1.「損得勘定表」について
 井上[7]は,ア症者は変化(飲酒行動を変えること)がもたらす利益と不利

表2a 飲酒行動に関する利益・不利益リスト

飲酒を続けること		飲酒を止めること	
利益	不利益	利益	不利益

表2b 日常生活における飲酒と断酒に関する損得勘定表

断酒の「得」（利益）	飲酒の「損」（不利益）

益の力学に翻弄されており，この利益と不利益に関するバランス・シートを具体的に書いてみるという課題が有用であるとし，ア症者がスリップや再燃から何かを学べるようになることが，認知療法の中心的な目標であると述べている。

　当初は原法通り表2aに示した"飲酒行動に関する利益・不利益リスト"を何人かに試用していたが，"飲酒を続けることの利益"から書き始め最後に"飲酒を止めることの不利益"を書くようになっており，"飲酒の利益"と"断酒の不利益"が強調されることが分かったため，表2bに示した"損得勘定表"を新たに作成し使用することにした。

　症例の実際の記入例を表3に示す。取り組み始めの2月27日の損得勘定表は表3aであるが症例は欄外にコメントのようなことを書いているのが特徴と言える。他の日にもみられるが，子供とのやり取りが多く，飲酒の「損」として"家に居づらい"ことがよくわかる。表3bは約半年後の7月10日に記入されたものである。断酒が軌道に乗り出し家のなかの雰囲気が変わってきていることが分かる。夫は"いいんじゃないか，このまま続いて欲しい"と言い，本人も家のなかが賑やかになったと変化したことを書いている。

356　第Ⅳ部　認知療法のさまざまな可能性

表3a　2月27日の「損得勘定表」

断酒の「得」（利益）	飲酒の「損」（不利益）
・今まで目をそむけてた子供と目を合わせて話せる。 ・少し自分に自信が出てきた。 ・まだ完全ではないが子ども達が私は病気という認識がふかまってきた。	・この週失敗してるから何となく家に居づらい。 ・主人の冷たい目つき。 ・子供に何も言えなくなる。 ・ますます，自分の居所がなくなっていく。

わからない。どうして手が出てしまうのか？
連続飲酒になるようだったら，入院をと思うけど今の所，1日あったらそれで気がおさまってる。何が原因なんだろうと自問自答する。中の男の子が外へいく用事があったら，俺がするから家から出るなと言われている。

表3b　7月10日の「損得勘定表」

断酒の「得」（利益）	飲酒の「損」（不利益）
・毎日張りつめた日を送れる。 　（今日一日頑張る。） ・身体も元のようにとはいかないが少し力が出て来始めた。 ・ひねくれる事もなくなった。 ・家の中がにぎやかになる。	・いつまでも信用されない。 ・内臓を壊す。 ・自分の進む道がわからない。孤立してしまう。 ・怒り，落ち込み。 ・不安感を消そうとするが夢からさめたら，昨日の事は何も覚えていない。余計みじめ。

夫が○○へ行く時に聞いてみました。「今の私の状態を見てどう思う？」「いいんじゃないか，このまま続いていって欲しい」主人との会話，子ども達との会話と少しずつ変化が見られるようになった気がします。特急列車で最後まで行かずに途中下車して鈍行列車でゆっくり戻りたい。

2.「心の見取り図」と「適応的反応」

「損得勘定表」を使用する前，つまり介人前に第4段階で出てくる「心の見取り図」を症例に作ってもらった（図1）。自動思考とは，状況依存性の認知（心のつぶやき）であり，何らかの契機に伴って，自動的に，習慣的に，脳裏に浮かぶ一過性の思考であり[7]，認知療法は自分自身の心のなかで交わされる会話に耳を傾け，自分を客観視し，最終的には自分が治療者となって自己を管理し，自己を制御することをめざすものである[8]。言い換えると，

ア症者が断酒の維持継続を可能にさせるために飲酒にいたる内的・外的決定因を明らかにするとともに，思考（認知）と感情・行動の関係をア症者が知ることをめざしていることになる。

　この症例では「私は良い母でなければならない」というスキーマが推測され，孤独な状況で容易に飲酒行動に向かうと推測された。

　しかし，介入後の断酒の維持継続が可能となった11月の「適応的反応」（図2）では，"もう背伸びはしない"，"もう，いい人じゃなくてもいい"と書き，"淡々としている"とともに"安心感"があり，"自分のペースで動ける"生活になってきているのが分かる。

　このことは，介入後の飲酒時の「思考記録表」で"子どもが卒業したら，主人の転勤についていく"，"自分の趣味をさがす"，"人とのかかわりをふやしていく"，"自己中心とならないように過ごす"，"行事に関しても適応していく"などの適応的反応が導き出されるようになってきており，第2の否認が解決されつつあると思われた。

3．認知療法への導入とそのタイミング

　井上[7]は禁煙プログラムで認められた変化の諸相をもとに作られた変化の円環モデルを紹介している。それをア症に当てはめると，前・熟慮段階（飲酒行動のみられる時期，第1の否認の時期）から始まって，熟慮段階（飲酒行動を考える時期），行動段階（断酒を試みる時期），維持段階（断酒を続ける時期），再燃段階（スリップを繰り返す時期）という5段階（時期）が区分される。そして，変化に関するこの仮説の重要な点は，これらの変化の諸段階が，回復から再燃へ，再燃から回復へという動的な円環を形成していることであると強調している。

　ア症者が断酒を決心しても再飲酒（スリップ）を繰り返すことは熟慮段階や行動段階を何回か通過するなかで第2の否認に気付くことにつながると考えられる。この時期，すなわち熟慮段階（自分の飲酒には問題があるかもしれない，どうして飲酒してしまうのだろうなどと考える時期。第1の否認を

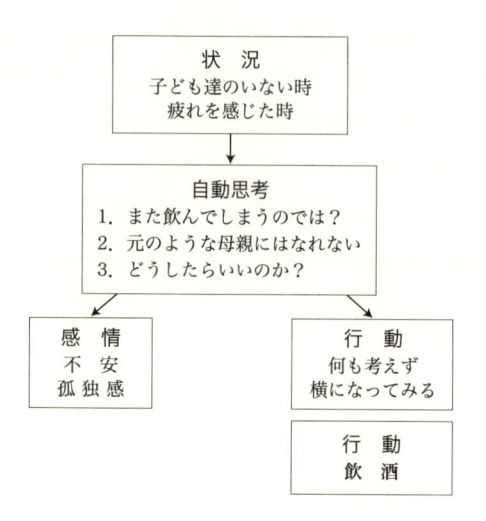

```
┌─────────────────────┐
│      状　況         │
│  子ども達のいない時 │
│    疲れを感じた時   │
└─────────────────────┘
           │
           ▼
┌─────────────────────────┐
│       自動思考          │
│ 1. また飲んでしまうのでは？│
│ 2. 元のような母親にはなれない│
│ 3. どうしたらいいのか？ │
└─────────────────────────┘
      │            │
      ▼            ▼
┌──────────┐   ┌──────────┐
│ 感　情   │   │ 行　動   │
│ 不　安   │   │何も考えず│
│ 孤 独 感 │   │横になってみる│
└──────────┘   └──────────┘
                   │
                   ▼
               ┌──────────┐
               │ 行　動   │
               │ 飲　酒   │
               └──────────┘
```

図1　介入前の心の見取り図

```
┌─────────────────────────┐
│       適応的反応        │
│ 1. 今の生活を守りたい   │
│ 2. もう背伸びはしない   │
│ 3. もう，いい人じゃなくてもいい│
└─────────────────────────┘
      │            │
      ▼            ▼
┌──────────┐   ┌──────────────┐
│ 感　情   │   │   行　動     │
│淡々としている│ │自分のペースで動ける│
│ 安 心 感 │   │              │
└──────────┘   └──────────────┘
                   │
                   ▼
               ┌──────────┐
               │ 行　動   │
               │断酒の継続│
               └──────────┘
```

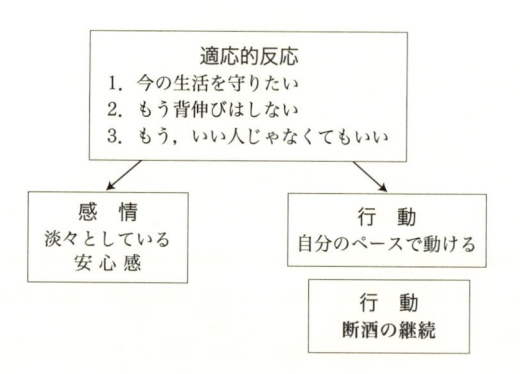

図2　介入後の適応的反応

解決した時期）が認知療法による介入を図りやすい時機と言える。症例は入院を避けたいと考え，悩みだした時期に『自習マニュアル』と出合い，「損得勘定表」を使用することでセルフ・モニタリングを続けたことから，飲酒に至る状況を自ら発見することができ，第2の否認の解決に至り断酒の維持継続が可能になったと考えられた。

おわりに

　断酒の維持継続が困難であった女性アルコール依存症者に認知療法的技法を併用したところ，介入後良好な結果を得たので若干の考察を加え報告した。

　最近，国立アルコール症センター久里浜病院は認知行動療法ミーティングなどを導入した「新久里浜方式」を開発し治療効率を高めているとのことである[9]。本来個人療法である認知療法を集団療法として利用できることはア症者がひとりでも多く回復につながる一助になり今後が期待される。

　なお，本論文の要旨は第31回日本心身医学会近畿地方会（2001年2月11日，高槻市）において報告した。

文　献

1) 今道裕之：アルコール依存症の集団精神療法．日精協会誌 13(3): 40-43, 1994.
2) 広兼明：アルコール依存症の外来初期対応．日精協会誌 14(11): 18-22, 1995.
3) 谷直介他：左特発性大腿骨頭壊死により人工骨頭置換術をうけた男性アルコール依存症の一例．日本アルコール・薬物医学会雑誌 34(3): 173-182, 1999.
4) 米田栄之：アルコール依存症者の構造とその回復―二つの洞察体験をたどりながら．酒害についての手紙．星和書店，東京，41-82, 1989.
5) 谷直介他：アルコール依存症者への処遇をめぐって―民間病院の立場から―．高知市医誌 4(1): 23-28, 1999.
6) 井上和臣：心のつぶやきがあなたを変える　認知療法自習マニュアル．星和書店，東京，1997.
7) 井上和臣：アルコール依存症の精神療法・認知療法．精神科MOOK, No.30, アルコール依存症の治療．49-57, 1994.
8) 井上和臣：アルコール依存症者の認知療法．精神科治療学 4(1): 43-51, 1989.
9) 澤山透他：アルコール依存症の認知行動療法．アルコール医療入門．新興医学出版社，東京，114-120, 2001.

統合失調症の認知療法

抄録：うつ病の治療法として Beck によって開発された認知療法は，患者が自分の認知の歪みに気づき，その認知と行動を現実検討することにより問題に対して適応的，効果的に対応できるような方法を身につける援助をする精神療法のひとつである。認知療法は統合失調症の補助的な治療としての適応があるとされている。ここでは，海外での統合失調症，とくに妄想，幻聴に対する認知療法の試みについて紹介し，認知（行動）療法の有効性についての対照群を用いた無作為比較研究の結果を示し，今後の統合失調症に対する認知療法の展望について述べる。

Key Words: 認知療法，統合失調症，妄想，幻聴

はじめに

認知療法 (cognitive therapy) は精神科医 Beck によって開発された治療法[1]で，歪曲したイメージをいだく傾向と誤った仮説という視点から心理的問題を定式化する方法である。誤った学習，不十分な情報や不正確な情報に基づく誤った推測，想像と現実の区別の不適切さなどから生じた心理的問題について，内省，洞察，現実検討，学習することによって誤った概念化を修正し，より適応的な態度を身につけることで問題を克服する能力を与えるものである。治療者は，患者が自分の歪んだ考えを同定して，自分の体験をよ

り現実的にまとめ上げていく方法を学習していくのを助ける。

　認知療法は元来単極性うつ病の治療法として開発され，統合失調症はその適応外か，あるいは薬物療法のアドヒアランスを高めたり患者や家族への心理教育に用いたりするための補助的な治療法であった。アメリカ精神医学会の『統合失調症患者の診療ガイドライン』[2]にも「治療の原則と選択」の項目のなかに認知改善と治療についての言及があるが，「有望な技法ではあっても，まだ発展途上でその有効性を示す研究がない」とされている。しかし2000年のイタリア・シチリアでの世界認知療法会議，2001年にカナダ・バンクーバーで開催された世界行動・認知療法会議では盛んに発表・議論されるなど，認知療法における研究のなかで統合失調症に対するものは最近のトピックのひとつとなっている。わが国においても原田らによって幻聴への認知療法[3-6]が研究されている。ここでは海外での妄想，幻聴に対する認知療法の試みと認知（行動）療法の有効性を示した比較臨床研究の結果を紹介する。

1. 妄想に対する認知療法

　妄想は統合失調症のもっとも一般的な症状のひとつであり，患者に苦痛を与えるものである。

　GaretyとHemsley[7]によれば，妄想をもつ患者は対照群より速く物事を判断し，その判断に自信過剰であり，これは全か無か思考，独断的推論，結論への飛躍といったBeckの"認知の歪み"と共通する。

　BradとBeck[8]は，妄想に対する認知療法において，治療関係を良好に保つこと，信念を評価すること，ソクラテス式問答法を通して対立を避けること，ホームワークを一緒に決めること，いろいろな妄想に伴う認知，とくに妄想が間違っているのではないかという思考について確認し検討することの重要性を述べている。

　Burnsは下向き矢印法を用いて妄想に対する個人的な意味や重要性を確認しその信念の修正に役立てている（図1）[9]。

```
状況：バス停に立っていた
感情：怖い
認知：彼らは私の心を読むことができる
  ↓（それが真実だったとして，それはあなたにとって何を意味するか？）
  彼らは私が怖がっていることを知り，私が過去にした事を知るだろう
  ↓（それが真実だとして，何か都合が悪いことがあるだろうか？）
  彼らは私が悪い事をしたということを知っている
  ↓（彼らが知っていることが，あなたにとって何を意味するか？）
  彼らは私が悪人だということを知る
  ↓（それが真実だとして，それは何を意味するか？）
  それは誰も私と話そうとしないことを意味し，私は永遠にひとりぼっちになり，恥かしくて生きていられない
```

図1 妄想に対する下向き矢印法の例（Morrison 1998 から引用）

またMorrison[10]は，思考と感情と行動の関連を示すことが重要であるとして，セッション中の患者の体験を例に用いるなどしながら，患者に自分の思考をモニターさせている。これには思考記録表（Dysfunctional Thought Record, DTR）が使われることがある。これは不快な感情を確認し評価することから始め，それが起こる問題状況を記録して，それに付随する認知を確認する。次に，その状況における他のできるだけ多くの説明や考えを引き起こし，仮説としての考えをもちやすくする。そして，そのすべての選択肢についてどれくらい信じられるか（0～100%）を評価する。どの説明にも各々について有利もしくは不利と考えられる事実や証拠を考慮し，確信度について再評価する。以下にその例を示す。

P（患者A）：私がバス停にいたときに，公園でフットボールをしていた男性が『それはくだらない』と私に向かって叫びました。

T（治療者）：どのようにして，あなたはそれがあなたに向けられていることを知ったのですか？

P：それは，彼がそう言い，私がそこにいたからです。…彼が私に悪意があることを私は知っていました。

T：今あなたは彼があなたに悪意があるとどれくらい信じていますか？　そして，どれくらいあなたはそのときそれを信じましたか？

P：そのときに100％で，今は80％くらい。

T：彼が悪意をいだくことができた誰かあるいは何かが，ほかにありましたか？

P：いいえ。

T：あなたは彼がフットボールをしていたと言いましたが，ほかに遊んでいる人はいましたか？

P：はい，ひとつのサイドに11人。

T：彼がほかの選手のひとりに叫んだということはありえますか？

P：はい。レフェリーに向かってであったかもしれません。

T：あなたの友人がその場にいて，男が怒鳴ることができたほかの誰かがいるかどうかをあなたに尋ねたら，あなたは何と言いますか？

P：選手かレフェリーに向かってできた，と。

T：ほかに何か？

P：観客の誰かに，もしかしたらボールにさえ向けられることができたと思う，と。

T：バス停で待っている人があなたのほかにいましたか？

P：はい。そのなかのひとりに向けられたということもありえます。

T：それでは，彼はほかの何人の人と話せていたことになりますか？

P：選手や観客，バス停のほかの人を含めると50人ぐらいでしょうか？

T：あなたはこれまでに彼と同じようなことを言った経験がありますか？

P：はい，あります。

T：フットボールをしているときなら，あなたはどんなものに対して叫んでいますか？

P： 開いたゴールを見逃すか，ボールを遠くにやってしまったときに，自分自身に対して言うかもしれません。線審のジャッジに対してかもしれません。
T： それでは，私たちが今まで話してきたことを踏まえると，今彼があなたについて話していたと，どのくらい思いますか？
P： およそ20％。
T： そして，あなたが再び同じ状況におかれるとしたら，彼があなたに敵意があると，どのくらい思いますか？
P： おそらく50％くらいです。

II．幻聴に対する認知療法

　幻聴に対しても妄想と同じような治療の進め方がなされる。それは，幻聴が外部からの情報に対する認知障害の結果であるという理論仮説に由来する。
　Morrisonは患者の特有の幻聴体験に関係している認知的，行動的，感情的，生理的要因の構造を図示することにより，幻聴に対する認知は修正されるとしている。以下に，問題となる認知による苦痛を減らすためのMorrisonの治療例[11]を示す。

　　B氏は1年前からふたつの口汚い脅迫的な男の声を聞いていた。彼は声が彼に害を及ぼすことに熱中している現実の人々のものであると思った。
　　B氏は襲われることを恐れて外出を避けたが，声からの差し迫った攻撃に対して恐怖を感じたときには家から逃げ出すこともあった。彼は出かけるときにとても慎重であった。攻撃されると思ったとき，彼はパニック発作をおこした。発作は"気が狂っている"という声に関する彼の信念とも結びついていた。
　　神経を鎮めようとして行ったパブで，彼を不具にすると声が脅迫するのを聞いた出来事を例に，幻聴に関する認知的概念化を図2に示す。
　　B氏に対する介入は，この認知的概念化にもとづき，妄想に関してなされる

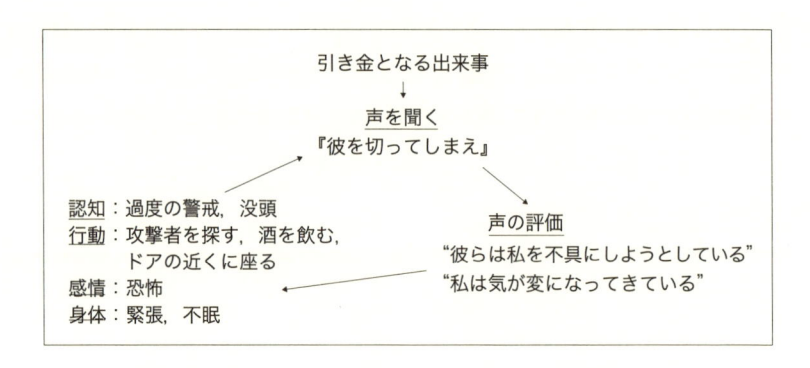

第Ⅳ部　認知療法のさまざまな可能性

```
                    引き金となる出来事
                          ↓
                       声を聞く
                   『彼を切ってしまえ』

   認知：過度の警戒，没頭                  声の評価
   行動：攻撃者を探す，酒を飲む，      "彼らは私を不具にしようとしている"
        ドアの近くに座る             "私は気が変になってきている"
   感情：恐怖
   身体：緊張，不眠
```

図2　幻聴に関する認知的概念化（Morrison 1998 から引用）

ほとんどの治療方略を用いた。それにより彼は，もともと持っていた"彼らは本当の迫害者ではないか"もしくは"気が変になるサインなのではないか"という考えに，ストレスがあったこと，外傷性の交通事故にあったこと，過去に強い鎮痛剤を服用したことが幻聴と関係があるのではないかという新たな考えを加えることができた。

　表1で示すように，これらの可能性の各々に有利な証拠と不利な証拠が検討された。証拠について考えるとき，幻聴の頻度や特定のストレッサーが幻聴を誘発すること，幻聴は常に精神障害を伴うわけではないことについて教育することが重要であった。声の内容はセッションの間の日記を使ってモニターされた。そして声の内容とその各々の説明の整合性を調べ，彼を虐げようとしている人々が本当にいるという最も悲惨な事態について検討することになった。彼は，ドアの近くに立ったり，攻撃者がいそうな屋根裏や床下をチェックしたりするといった，彼への攻撃を防ぐためのすべての安全行動を止め，家の中で座り1時間彼らが攻撃しに来るかどうかを待つという行動実験をした。その結果，彼はこれらの安全行動を行わなくても攻撃されなかったという事実を得ることができた。そして幻聴への評価を修正することによって，幻聴体験に関連する苦痛が減るように試みられた。苦痛と幻聴への信念を減らすために使用されたもうひとつの方法は，幻聴の内容を取り扱う

表 1 幻聴に対する説明が書かれたワークシートの例 (Morrison 1998 を改変)

説明	確信度	肯定的な証拠	否定的な証拠	再確信度
真の虐待者	90%	彼らが言っている事が本当に聞こえる。	家族には聞こえない。これまでに私に害を加える機会はたくさんあった。彼らを探したが見つからない。	50%
狂気	50%	気が狂いそうな気がする。パニックになる。	幻聴を聞いてパニックになるのは多くの恐れを抱いた人の正常な反応だ。幻聴は必ずしも精神病のサインであるとは限らない。	30%
ストレス	15%	最近ストレスが多かった。交通事故にあったのが心的外傷だ。ストレスを抱えた人は時折幻聴がある。	常にストレスがあるわけではない。今までにストレスがあったときには声は聞こえなかった。	50%
交通事故	30%	最近の心的外傷は幻聴の共通の引き金だ。それは幻聴と時期が一致する。	交通事故にあった人で幻聴のない人もいる。	40%
鎮痛剤	0%	時期が一致する。強い薬は幻聴を引き起こす。	強い鎮痛剤を使っている人の多くは幻聴がない。	10%

ために修正された DTR を用いることであった。B 氏は，声が言ったことに有利な証拠と不利な証拠を調べ，彼の気分を記録するように勧められた。幻聴に対する合理的な反応はロールプレイを用いたセッションで練習された。

III. 統合失調症に対する認知（行動）療法の効果

統合失調症に対するさまざまな認知（行動）療法（CBT）の試みがなされ，その有効性を示す研究の数も増加しつつある。表2に Rector と Beck がまとめた7つの比較臨床研究の結果[12]を示す。これは 1993 年から 2000 年までの間に発表された，慢性または急性期の統合失調症患者を対象とする，CBT と通常の治療の併用群と対照群との無作為比較研究である。いずれにおいても CBT と通常の治療との併用群の効果が対照群と同程度もしくは上回っているという結果を示し，それはフォロー・アップ後も同様であった。しかし，

表2 統合失調症に対する認知療法の効果 (Rector & Beck 2001を改変)

研 究	症例数, 平均年齢, 男性の割合			実験群	対照群	結 果	フォローアップ	
							期間	結 果
Kuipersら (1997)	60例	40.2歳	63%	CBT+RC 9カ月	RC 9カ月	(1) 精神症状:CBT>RC (2) BPRS:50%CBT vs 31%RC	18カ月	(1) 精神症状: CBT>RC (2) 妄想: CBT>RC (3) 幻聴の頻度: CBT>RC
Tarrierら (1993)	27例	40.9歳	不明	CBT+RC 10セッション	PS+RC 10セッション	(1) 精神病症状:CBT>PS (2) BPRS:60%CBT vs 25%PS	6カ月	精神病症状: CBT>PS
Tarrierら (1998, 1999)	87例	38.6歳	79%	CBT+RC 20セッション	(1)RC (2)ST+RC	(1) 陽性症状: CBT>ST>RC (2) BPRS: CBT>ST>RC	15カ月	(1) 陽性症状: CBT>ST>RC (2) 陰性症状: CBT>RC
Druryら (1996)	40例	30.7歳	63%	CBT+RC 12週	IS+RC 12週	(1) 陽性症状:CBT>IS (2) 妄想の確信度: CBT>IS	12カ月	(1) 陽性症状: CBT>IS (2) 妄想の確信度: CBT>IS (3) 改善:50%CBT vs 15%IS
Senskyら (2000)	90例	39歳	59%	CBT+RC 9カ月	BF+RC 9カ月	(1) CBT=BF	18カ月	(1) 精神症状: CBT>BF (2) 精神病症状: CBT>BF (3) うつ:CBT>BF
Pintoら (1999)	37例	34.9歳	69%	CBT+RC 6カ月	ST+RC 6カ月	(1) 精神症状:CBT>ST (2) 陽性症状:CBT>ST (3) 陰性症状:CBT=ST	12カ月	(1) 精神症状: CBT>ST (2) 陽性症状: CBT>ST (3) 陰性症状: CBT>ST
Rectorら (2000)	42例	39.1歳	46%	CBT+RC 6カ月	RC 6カ月	(1) 精神症状:CBT>RC	12カ月	(1) PANSS:70% CBT vs 38%RC (2) 陰性症状: CBT>RC

CBT；認知行動療法，RC；通常ケア，PS；問題解決法，ST；支持療法，BF；友人療法，IS；非公式の支持，BPRS；Brief Psychiatric Rating Scale, PANSS；Positive and Negative Syndrome Scale

これらの研究ではCBTはすべて通常の治療の補助的療法として用いられており，CBT単独での統合失調症に対する有効性は示されていない．また，併用群もしくは対照群の薬物療法における薬剤の種類と量は統一されておらず，CBTの技法自体も治療者によってばらつきがある．今後さらに統合失調症に対する治療技法が洗練され，上記の点を踏まえた上で認知療法の有効性を検討する臨床研究がなされる必要があろう．

おわりに

妄想，幻聴に対する認知療法の試みと認知（行動）療法の有効性を示した比較臨床研究の結果を紹介し，問題点と今後の展望について述べた．

最後に，冒頭で触れた世界認知療法会議でのエピソードをひとつあげておきたい．最近のBeckは統合失調症の認知療法について語ることが多い．しかし，そのとき質問に立ったClarkの疑念には無視できないものがあった．認知療法は統合失調症ではなく妄想や幻聴を改善させているだけではないか，と彼は問いかけたのである．

文　献

1) Beck, A.T.: Cognitive Therapy and the Emotional Disorders. International Universities Press, New York, 1976.（アーロン・T・ベック著，大野裕訳：認知療法；精神療法の新しい発展．岩崎学術出版社，東京，12-15, 1990.）
2) American Psychiatric Association: Practice guideline for the treatment of patients with schizophrenia. Am J Psychiatry 154 (suppl): 1-63, 1997.
3) 原田誠一，吉川武彦，岡崎祐士他：幻聴に対する認知療法的接近法（第1報）；患者・家族向けの幻聴の治療のためのパンフレットの作成．精神医学 39: 363-370, 1997.
4) 原田誠一，岡崎祐士，吉川武彦他：幻聴に対する認知療法的接近法（第2報）；幻聴の治療のためのパンフレットの利用法とアンケート調査の結果．精神医学 39: 529-537, 1997.
5) 原田誠一：幻覚の認知療法．臨床精神医学 27: 953-958, 1998.

6) 原田誠一：幻覚妄想体験への認知療法. 精神医学 43: 1135-1140, 2001.
7) Garety, P.A., Hemsley, D.R.: Delusions; Investigations into the Psychology of Delusional Reasoning. Oxford University Press, Oxford, 1994.
8) Brad, A.A., Beck, A.T.: Cognitive therapy of delusional beliefs. Behav Res Ther 32: 369-380, 1994.
9) Burns, D.D.: Feeling Good; The New Mood Therapy. New York, William Morrow and Company, 1980.（デビッド・D・バーンズ著，野村総一郎他訳：いやな気分よ，さようなら―自分で学ぶ「抑うつ」克服法―. 星和書店，東京, 1990.）
10) Morrison, A.P.: Cognitive behaviour therapy for auditory hallucinations without concurrent medication; A single case. Behav Cog Psychother 22: 259-264, 1994.
11) Morrison, A.P.: Cognitive behaviour therapy for psychotic symptoms in schizophrenia. In: Tarrier, N., Wells, A., Haddock, G. eds. Treating Complex Cases; The Cognitive Behavioural Therapy Approach. John Wiley & Sons, Chichester, 195-216, 1998.
12) Rector, N.A., Beck, A.T.: Cognitive behavioral therapy for schizophrenia; An empirical review. J Nerv Ment Dis 189: 278-287, 2001.

第Ⅴ部　日本認知療法学会

日本認知療法学会の発足

I. 学会設立前史

　認知療法（cognitive therapy）はアメリカの精神科医 Aaron T. Beck がうつ病治療のために開発した精神療法で，欧米では30～40年の歴史があるが，わが国に積極的に紹介されるようになったのは1980年代後半以降である。とりわけ Beck の主宰するペンシルベニア大学認知療法センターから Arthur Freeman が来日した1989年，「認知療法元年」とも称すべきこの年を境として，それまで散発的になされてきた研究や臨床報告は急激に増加した。

　これを受けて，『認知療法・認知行動療法全国連絡会議』が大野裕（慶應義塾大学）[i]の呼びかけで，何回か開催された。また，東京や京都などでは定期的な研究会や勉強会が始まった。しかし，『認知療法・認知行動療法全国連絡会議』以後はこれを継承する全国的な組織がないまま何年かが経過した。

　1998年3月，認知療法に関心を寄せる人々が一堂に会し情報交換を行い，その蓄積を広く臨床の場に還元できるよう，『日本認知療法研究会（The Japanese Association for Cognitive Therapy, JACT）』[i]を設立することが，京都府立医科大学での第1回研究会（共催 京都府立医科大学精神医学教

---

i) 以下，敬称を省略した。

室)において承認された。席上,会則の承認とともに,大野が研究会会長に選出され(1999年再選),事務局は鳴門教育大学井上研究室内に置かれることになった。また,2000年7月には監事として小谷津孝明(日本橋学館大学)と福居顯二(京都府立医科大学)が承認された。

日本認知療法研究会第2回大会は慶應義塾大学医学部で大野会長のもと1998年10月に開催され,一般演題の発表が始まった。翌1999年10月には再び京都府立医科大学において第3回大会(共催:京都府立医科大学精神医学教室)が催され,新しい試みとしてシンポジウム「各専門領域への認知療法の導入と適用をめぐって」が企画された。第4回大会(大野会長)は2000年10月に慶應義塾大学医学部で実施されたが,このときは一般演題のほか,症例検討に多くの時間が当てられた[ii]。

II. 学会設立準備会

2001年5月,大阪において日本認知療法研究会会長の大野と同事務局長の井上が呼びかけ人となって,日本認知療法学会設立準備会がもたれた(表1)。準備会への参加を依頼する案内状には,以下のような研究会発足以来の経緯が綴られていた。

『日本認知療法研究会』は1998(平成10)年3月に始まり,これまで4回の学術集会を開催するとともに,会報に相当する「認知療法News」(季刊)を第16号まで発行してまいりました。2001(平成13)年3月末現在,医学,心理学などを専門とする会員は220名を数えております。

そこで,研究会が3年を迎えた今,認知療法をさらに臨床の場に普及させ,基礎的・臨床的研究の充実を図る目的で,『日本認知療法研究会』を発展させた『日本認知療法学会』(仮称)の設立を計画しております。折しも,

---

[ii] 日本認知療法研究会のプログラムは下記で見ることができる。
http://www.naruto-u.ac.jp/~kinoue/index.html/annual.html

2004（平成16）年に神戸で開催予定の世界行動・認知療法会議（WCBCT）に向けた準備が活発になっておりますが，認知療法に関わる学会を組織することにより，いっそう積極的な貢献ができるものと確信しております。

準備会では，学会設立の趣旨について大野が述べた後，学会の名称を審議することから議事は始まった。学会名は日本認知療法学会，英語名は日本認知療法研究会との連続性を考慮し，The Japanese Association for Cognitive Therapy（JACT）に決定した。会則ではとくに組織の充実が論議され，役員構成が明確になった（表2）。また，学会誌の発行は段階的にこれを実現していくことで同意された。最後に第1回学術集会の予定が提案され了承された。これらは正式には京都府立医科大学での第1回日本認知療法学会において承認されることになった。

表1　日本認知療法学会設立賛同者一覧

○東　斉彰（住友病院心療内科）
○池淵恵美（帝京大学医学部精神科学教室）
○伊藤絵美（洗足クリニック）
○井上和臣（鳴門教育大学，日本認知療法研究会事務局長，呼びかけ人）
　岩本隆茂（北海道医療大学看護福祉学部臨床心理学教室）
○大蔵雅夫（徳島文理大学家政学部人間発達学科）
○大野　裕（慶應義塾大学，日本認知療法研究会会長，呼びかけ人）
　大矢　大（関西医科大学）
○尾崎紀夫（藤田保健衛生大学精神医学教室）
○貝谷久宣（医療法人和楽会パニック障害研究センター）
　鍵本伸明（ナンバかぎもとクリニック）
　神村栄一（新潟大学人文学部）
　北川信樹（北海道大学医学部附属病院精神神経科）
　切池信夫（大阪市立大学神経精神医学）
○久保木富房（東京大学医学部心療内科）
　小島卓也（日本大学医学部精神神経科）
○小谷津孝明（日本橋学館大学）
○坂野雄二（早稲田大学人間科学部）
○坂本玲子（山梨県立女子短期大学）
　澤山　透（国立療養所久里浜病院）
　多賀千明（京都第二赤十字病院）
○高橋　徹（信州大学精神医学教室）
○高橋良斉（上野病院）
　谷　直介（医療法人三幸会北山病院）
　坪井康次（東邦大学心療内科）
　豊嶋良一（埼玉医科大学精神医学教室）
　長田　清（沖縄精和病院）
　丹羽真一（福島県立医科大学医学部神経精神医学教室）
○野村　忍（早稲田大学人間科学部）
○野村総一郎（防衛医科大学校精神神経科学講座）
　長谷川知子（静岡県立子ども病院）
○原田誠一（三重大学医学部精神科）
○福居顯二（京都府立医科大学精神医学教室）
　古川壽亮（名古屋市立大学医学部精神医学教室）
　堀川直史（東京女子医科大学精神医学教室）
　三崎美津江（PHP総合研究所）
　水島広子（慶應義塾大学，衆議院議員）
　遊佐安一郎（長谷川病院）
　渡辺元嗣（大阪府立堺東高等学校）

（五十音順，敬称略，所属：準備会当時，○印：準備会参加）

表 2　日本認知療法学会会則

第 1 章　総則
　第 1 条　この会は，日本認知療法学会という．
　第 2 条　この会は，事務局を鳴門教育大学井上和臣研究室に置く．
第 2 章　目的および事業
　第 3 条　この会は，認知療法に関する研究を進め，会員相互の連携を図り，もって認知療法の普及・発展に寄与することを目的とする．
　第 4 条　この会は，前条の目的を達成するために，次の事業を行う．
　　　　　　　1　学術集会の開催
　　　　　　　2　学会誌の発行
　　　　　　　3　ニューズレターの発行
　　　　　　　4　その他，前条の目的を達成するために必要な事業
第 3 章　会員
　第 5 条　この会の会員は，この会の目的に賛同し，所定の年会費を納入するものとする．
　第 6 条　この会の会員になろうとするものは，その年度の会費を添えて，所定の申込書を提出しなければならない．
　第 7 条　この会の会員は，この会が開催する学術集会において研究発表をし，この会が発行する学会誌およびニューズレターの配布を受けることができる．
　第 8 条　この会の会員で退会を希望するものは，その旨を文書で申し出なければならない．
　第 9 条　この会の会員は，3 年間会費を滞納したとき，会員としての資格を失う．
　第 10 条　既納の会費は，いかなる理由があっても，これを返却しない．
第 4 章　役員
　第 11 条　この会には，役員会を構成する次の役員を置く．
　　　　　　　理事長 1 名
　　　　　　　監事 2 名
　　　　　　　幹事（事務局長を含む）　若干名
　第 12 条　理事長は，役員会において推挙され，総会において承認を受ける．理事長は，この会を代表し，会務を総括する．
　第 13 条　監事は，理事長がこれを推薦し，役員会および総会において承認を受ける．監事は，この会の会計を監査する．
　第 14 条　幹事は，理事長がこれを推薦し，役員会および総会において承認を受ける．幹事は，この会の運営上の重要事項について審議し，会務に従事する．
　第 15 条　事務局長は，理事長がこれを推薦し，役員会および総会において承認を受ける．事務局長は，この会の事務を総括する．
　第 16 条　役員の任期はすべて 2 カ年とし，再任を妨げない．
第 5 章　会計
　第 17 条　この会の経費は，会員の会費，その他の収入をもって，これに当てる．
　第 18 条　会員の会費は，年額 3,000 円とする．
　第 19 条　この会の会計年度は，毎年 9 月 1 日に始まり，翌年 8 月 31 日に終わる．
第 6 章　補則
　第 20 条　この会則は，総会の議決を経て，変更することができる．

(2001 年 10 月 26 日制定)

III. 第1回日本認知療法学会

　2001年10月,第1回日本認知療法学会が福居(京都府立医科大学精神医学教室教授)会長のもと同大学図書館ホールを会場として開催された[2,3](表3)。プログラム・抄録集のはじめに,福居は次のように述べている。

　　平成10年3月に日本認知療法研究会が発足し,その第1回の研究会が私どもの大学の臨床講義棟で開催されました。(中略)以後,京都府立医科大学と慶應義塾大学で交互に2回ずつ行われ,今回第5回を迎えるところでした。
　　昨年の会から,本研究会を学会規模に格上げできればというお話があり,急遽,第5回研究会を,第1回の学会としてお世話させていただくことになりました。(中略)初めての学会ということで,11人のプログラム委員の先生方のご意見をお伺いしながらのスタートとなりました。(中略)
　　内容としまして,シンポジウムでは「各疾患・病態における認知療法の実際」というテーマで4人の演者から発表いただきます。症例報告が1題,一般演題12題に加え,私も日本での認知療法の現状についてお話させていただきます。引き続き,昨年から始まった第2回認知療法研修会もおこなわれ,お陰様で第1回の学会プログラムとしてはオーソドックスなものにまとまったのではと思っています。(以下略)

　当日は医学,心理学,学校教育関係者を中心に,約150名の参加を得,多様な専門職からなる学会の特性が継続される形となった。一方で,臨床における診断の重要性が学会冒頭から議論され,懇親会の席上でも話題となるほどであった。研究会のときとは異なる風が吹きはじめた感があった。

表3　第1回日本認知療法学会プログラム

〈第1日目：10月26日（金）〉
開会挨拶　　京都府立医科大学精神医学教室　　　　福居顯二
一般演題1　　座長　貝谷久宣（なごやメンタルクリニック）
　1)　状況依存性のパニック発作をともなった社会不安障害に認知行動療法を行った一症例
　　　　1)ナンバかぎもとクリニック　2)鳴門教育大学教育臨床講座
　　　　○鍵本伸明[1]，井上和臣[2]
　2)　社会恐怖症者に対する認知行動療法 —感情関連自動的思考（AAT）と課題関連統制的思考（TCT）の視点を取り入れた介入—
　　　　1)早稲田大学大学院人間科学研究科　2)東京心理相談センター
　　　　○伊藤義徳[1]，生月　誠[2]
　3)　慢性疼痛に対する認知行動療法
　　　　1)武蔵野赤十字病院精神科臨床心理課　2)武蔵野赤十字病院精神科
　　　　○山野美樹[1]，山崎友子[2]
一般演題2　　座長　切池信夫（大阪市立大学大学院医学研究科神経精神医学）
　4)　認知行動療法とフルボキサミンの併用療法が著効した強迫性障害の一例
　　　　福井医科大学精神医学教室
　　　　○村山順一，大森晶夫，和田有司
　5)　洞察に乏しい強迫性障害患者に対する行動療法導入前の認知療法の有用性
　　　　大阪市立大学大学院医学研究科神経精神医学
　　　　○松井徳造，松永寿人，大矢建造，越宗佳世，宮田　啓，岩崎陽子，切池信夫
　6)　強迫性障害の認知療法—DTRの使用を中心としたアプローチ
　　　　住友病院心療内科
　　　　　東　斉彰
　7)　強迫障害患者に対する認知療法を用いた入院プログラム
　　　　1)京都府立医科大学精神医学教室　2)京都第二赤十字病院心療内科
　　　　3)鳴門教育大学教育臨床講座
　　　　○吉井崇喜[1]，吉田卓史[1]，多賀千明[2]，井上和臣[3]，福居顯二[1]

総会
会長講演　　座長　井上和臣（鳴門教育大学教育臨床講座）
　　日本における認知療法の拡がり
　　　　京都府立医科大学精神医学教室教授　　　　福居顯二

〈第2日目：10月27日（土）〉
一般演題3　　座長　高橋　徹（信州大学医学部精神医学教室）
　8)　治療抵抗性うつ病において認知行動療法が奏効した4症例：認知面，行動面を重視して
　　　　藤田保健衛生大学医学部精神医学教室
　　　　○羽根由紀奈，海老瀬朋代，岩田仲生，尾崎紀夫
　9)　うつ病の急性期・維持期治療における臨床決断分析
　　　　1)鳴門教育大学大学院学校教育研究科　2)鳴門教育大学教育臨床講座
　　　　○高林　学[1]，井上和臣[2]
　10)　認知療法により寛解した双極性障害の1例
　　　　1)桜ヶ丘記念病院　2)慶應義塾大学医学部精神神経科学教室
　　　　○中川敦夫[1]，藤澤大介[1]，大野　裕[2]
シンポジウム　　座長　井上和臣（鳴門教育大学教育臨床講座）
　　　　　　　　　　　小谷津孝明（日本橋学館大学）
　各疾患・病態に対する認知療法の実際
　　うつ病・うつ状態　　伊藤絵美（凸版印刷（株）：マインドウエルネス事業推進室）
　　不安障害　　　　　　前林佳朗（大津市民病院精神・心療内科）
　　摂食障害　　　　　　永田利彦（大阪市立大学大学院医学研究科神経精神医学）
　　統合失調症　　　　　原田誠一（三重大学医学部精神医学教室）

一般演題4　　座長　谷　直介(北山病院)
　11) 単科精神病院における集団認知療法
　　　　1)有馬病院　2)鳴門教育大学教育臨床講座
　　　　○西藤直哉[1], 矢部邦彦[1], 菅　聡[1], 井上和臣[2]
　12) 学校カウンセリングでの認知療法の使用例—「早期回想」不能から始まったケースについて—
　　　　山梨県立女子短期大学
　　　　坂本玲子
症例報告　　座長　大野　裕(慶應義塾大学医学部精神神経科学教室)
　治療関係の安定から認知/対人関係療法導入に成功し寛解まで至った抑うつ状態を伴う摂食障害患者(女性)の一症例
　　　　東京医療センター
　　　　宗　未来
閉会挨拶　　京都府立医科大学精神医学教室　　　福居顯二
〈第2回認知療法研修会〉
　研修1　ビデオを用いた認知療法基礎講座
　　　　担当　　大野　裕(慶應義塾大学医学部精神神経科学教室)
　研修2　オーディオ・セッション　ベックとフィリス:うつ病の認知療法
　　　　担当　　丸川裕司(鳴門教育大学大学院学校教育研究科)
　　　　　　　　山下奈緒美(鳴門教育大学大学院学校教育研究科)
　　　　　　　　井上和臣(鳴門教育大学教育臨床講座)

1. 会長講演

　「日本における認知療法の拡がり」と題した会長講演では，大学医学部・医科大学精神医学講座で認知療法がどのように教育され実践されているかを調査した結果が報告された。認知療法を含む精神療法の教育・訓練は，研修医に対する卒後教育ではある程度実施されていたが，医学生のための卒前教育ではほとんど行われていないこと，精神科臨床では認知療法の適用が非常に限られていることが明らかとなった。また，認知療法の拡がりが不十分な要因として，専門家の不足，教育時間の少なさ，診療の多忙さなどが指摘された。これらの結果を受けて，認知療法の普及を進めるには，「短縮版」認知療法を開発したり，他の治療法と「折衷的」に使用したりする必要があるといった提言がなされた。

2. シンポジウム

　シンポジウム「各疾患・病態における認知療法の実際」では，認知療法が最初に治療対象としたうつ病・うつ状態から始まり，不安障害（パニック障

害），摂食障害（神経性過食症）と続き，最後に最近の話題である統合失調症に対する認知療法の役割が，それぞれ症例を交えながら紹介された。

最初に登壇した伊藤絵美は，精神科医が薬物療法を行い，臨床心理士が認知療法を施行するという実践の形態を報告し，治療者が行う「認知療法的なコミュニケーション」が患者の動機づけを高め，治療を奏効させると論じた。また，患者の病態，パーソナリティ特徴，対人環境，治療への要望などを勘案した，認知療法の「オーダーメイド的」適用の意義を強調した。

次に，前林佳朗はパニック障害の特徴と認知モデルを復習した後，身体的破局と精神的破局に関わる非機能的認知を標的とした治療の実際を報告した。

永田利彦は神経性過食症に対して認知行動療法が標準的治療となっている海外の現況を述べた後，わが国の日常臨床に用いる場合，いきなり認知行動療法を実施するのではなく，motivational interviewingによって変化への意欲を高めた上で認知行動療法へ導入する方法を提案した。

原田誠一は統合失調症の幻覚妄想体験への認知療法について概要を述べ，認知療法が従来の統合失調症治療がかかえる課題に対する新たな挑戦になるとした。「幻覚妄想体験により変更を受けたスキーマに対するアプローチ」が緻密な理論に裏付けられた明解な論旨で紹介された。何よりもこの認知療法がわが国の臨床の土壌から独自に開発されたものである点が印象的であった。

IV. 認知療法研修会

日本認知療法研究会では当初，会員の研修を目的とする会を別個には開催してこなかった。しかし，第3回大会でのシンポジウムにおいて認知療法の課題が論じられたとき，会員の臨床能力を向上させるための研修の必要性が指摘された。これを受けて，第4回大会に引き続き第1回研修会がもたれ，「認知的概念化について」（担当：井上）と「パニック障害の認知療法」（担当：大野）と題した講演があった。研究会が学会に発展した後も，第1回日本認知療法学会とともに第2回認知療法研修会は継続された（表3）。このと

きの内容は,「ビデオを用いた認知療法基礎講座」(担当:大野)と「オーディオ・セッション　ベックとフィリス:うつ病の認知療法」(担当:丸川裕司,山下奈緒美,井上)であった。

V. 会員構成

日本認知療法学会の会員数は2002年3月末現在276名と,決して多くはないが,多職種から構成されていることが特徴的である。医師(45%)がもっとも多く,次に心理学を専門とする会員(30%)が続き,これに学校教育関係者と看護師(あわせて10%弱)が加わるとともに,次代を担う大学院生(とくに心理系)の会員(10%)が含まれる。

学会設立にあたって賛同の得られた諸氏を中心に,役員は40名で構成され,理事長に大野,監事に小谷津と福居が就任し,事務局長を井上が務めている。

VI. その他の学会の事業

年次学術集会が学会の重要な事業として継続されることはもちろんであるが,そのほか,研究会当時からの定期的刊行物である「認知療法News」(季刊)はさらに発行される予定である。また,旧研究会事務局は1999年からホームページ[iii]を公開し,学術集会の情報のほか,わが国における文献一覧,各種病態に対する臨床適用の紹介,入会案内[iv]などを掲載してきた。しかし,学会設立にあたってホームページの刷新が必要と考えられたため,新たに大

[iii] 日本認知療法学会のホームページ(旧)
http://www.naruto-u.ac.jp/~kinoue/index.html
[iv] 日本認知療法学会への入会をご希望の方は,ファクスまたは電子メールで学会事務局までご連絡ください。
日本認知療法学会事務局:〒772-8502 鳴門市鳴門町高島　鳴門教育大学教育臨床講座井上和臣研究室内　FAX: 088-687-6293, E-mail: jact-admin@umin.ac.jp

学病院医療情報ネットワーク（UMIN）において学会公式ホームページを開設する方向で作業が進行中である[v]。

こうした学会の軸をなす事業を内実あるものにしていくために，各種の委員会を組織化することが当面の課題である。

VII. 関連する国際学会

認知療法は今や欧米を中心に多くの臨床家の注目を集める精神療法となっている。認知療法に関連する国際学会として世界認知療法会議 World Congress of Cognitive Therapy（WCCT）が20年ほど前から開催されてきたが，1995年以降は複数の行動療法関連学会との共同で世界行動・認知療法会議（World Congress of Behavioral and Cognitive Therapies, WCBCT）[4]が継続されている。2004年にはこの世界行動・認知療法会議の神戸への招致が決定している。一方，2000年，イタリア・カターニアで国際認知療法協会（International Association for Cognitive Psychotherapy, IACP，1990年創設）単独の学術集会[5]が復活開催され，今後はWCBCTの翌年に独自の国際学会が継続される予定である。

VIII. 日本認知療法学会の今後

新しい世紀を迎えた2001年，認知療法を臨床の場に普及させ，基礎的・臨床的研究の充実を図ることをめざして設立された日本認知療法学会だが，始動したばかりの学会には今後多くの課題が予想される。第1回日本認知療法研究会（1998年）の折にAaron T. Beck博士から寄せられた期待に応えていくこともそのひとつであろう。

---

v) 日本認知療法学会のホームページ　　http://jact.umin.jp/

...I am sure that bringing together the various mental health professionals who are interested in this approach to treatment will help to integrate everybody's work and I'm sure will lead to important research. ...I am sure that the group will take a leadership role, not only in the East, but throughout the world. May I wish you and the new Association for Cognitive Therapy my heartiest congratulations and high expectations for a very rewarding opportunity to disseminate cognitive therapy.

文　献

1) 井上和臣：日本認知療法研究会（シリーズ精神医学関連学会 歴史と最近の動向 24）．最新精神医学 5: 499, 2000.
2) 認知療法News第19号：第1回認知療法学会（会長講演, シンポジウム, 症例報告）．こころの臨床 20: 535, 2001.
3) 認知療法News第20号：第1回認知療法学会（一般演題）．こころの臨床 21: 81, 2002.
4) 認知療法News第18号：国際行動・認知療法学会2001印象記．こころの臨床 20: 423, 2001.
5) 認知療法News第14号：国際認知療法学会2000印象記．こころの臨床 19: 345, 2000.

● 初出一覧

第I部　認知療法の基礎

認知療法センター便り
井上和臣：認知療法センター便り．臨床精神医学 18(2): 285-288, 1989．

認知療法における「知ること」の特性
井上和臣：特集 奏効機序としての「知ること」．認知療法における「知ること」の特性．精神療法 28(1): 17-22, 2002．

認知療法をする
井上和臣：特集 精神療法の今日的課題を考える：短期で戦略的であることとは？　認知療法をする．こころの臨床ア・ラ・カルト 20(1): 35-88, 2001．

認知行動療法―治療技法と治療過程―
井上和臣：治療技法．認知行動療法．精神科治療学 13（増刊号：精神科治療技法ガイドライン）: 129-133, 1998．

EBMと認知療法
井上和臣, 髙林学：今日の精神科治療2000．認知療法．臨床精神医学 29（増刊号）: 231-234, 2000．

新しい精神療法的アプローチ―認知行動療法を中心に―
井上和臣：新しい精神療法的アプローチ―認知行動療法を中心に―（第94回日本精神神経学会セミナー発表要旨）．精神神経学雑誌 100(12): 1086-1091, 1998．

第II部　うつ病の認知療法

うつ病の認知療法：症例
Arthur Freeman, 井上和臣：うつ病の認知療法．症例．精神科治療学 4(1): 19-31, 1989．

うつ病の認知療法：昼下がりの憂うつ
井上和臣：うつ病の認知療法 (特別企画　うつ病治療の最前線，うつ病の精神療法)．こころの科学 97: 63-66, 2001．

うつ病の認知療法：治療効果
井上和臣：うつ病の認知療法．精神神経学雑誌 91(9): 647-654, 1989．

うつ病の再燃・再発防止―認知療法はどれだけ有効か―
井上和臣, 久保田耕平：うつ病の再発・再燃防止．認知療法はどれだけ有効か？　精神科治療学 15(1): 13-20, 2000．

うつ病治療における認知療法，薬物療法，併用療法の効果比較
　　　　柏木信秀，高橋徹，井上和臣：うつ病治療における認知療法，薬物療法，併用療法の効果比較．医療判断学的研究．精神医学 42(3): 281-289, 2000.

一般診療におけるうつ病の認知療法
　　　　井上和臣：特集 身体疾患に伴う「抑うつ」．うつ病の認知療法．今月の治療 9(10): 43-48, 2001.

うつ病の認知療法—服薬アドヒアランスとの関連—
　　　　井上和臣：特集 うつ病治療 up-to-date．治療 うつ病の認知療法．Pharma Medica 20(3): 41-45, 2002.

職場復帰に認知療法が奏効した反復性うつ病の一症例
　　　　樋川毅，多賀千明，井上和臣，山下達久，中嶋照夫：職場復帰に認知療法が奏功した反復性うつ病の一症例．精神科治療学 11(5): 479-485, 1996.

第III部　認知療法の応用と実践

不安障害の治療における薬物療法と心理社会的療法
　　　　井上和臣：不安障害の治療における薬物療法と心理社会的療法．脳と精神の医学 13(2): 117-123, 2002.

パニック（恐慌性）障害の認知行動療法
　　　　井上和臣：恐慌性障害の認知行動療法．臨床精神医学 20(7): 939-946, 1991.

パニック障害と認知療法
　　　　井上和臣：パニック障害と認知療法（特別企画　行動療法）．こころの科学 99: 20-25, 2001.

認知療法の新しい動向—強迫性障害と統合失調症—
　　　　井上和臣：認知療法（特集　精神療法—最近の進歩）．最新精神医学 2(6): 551-557, 1997.

強迫性障害に対する認知療法の適用
　　　　杉浦琢，高橋徹，鷲塚伸介，小澤浩，多賀千明，井上和臣，大野裕，吉松和哉：強迫性障害に対する認知療法の適用．薬物療法との併用症例を通して．精神医学 43(9): 963-970, 2001.

認知行動療法の最近の病態に対する適応
　　　　井上和臣：認知行動療法の最近の病態に対する適応（特集　精神療法の最近の病態に対する適応）．臨床精神医学 27(8): 989-994, 1998.

対人恐怖／社会恐怖と認知行動療法
　　　　井上和臣，渡辺元嗣：対人恐怖／社会恐怖と認知行動療法．臨床精神医学 29(9): 1099-1104, 2000.

対人不適応の青年期女性に対する認知療法の一例―認知プロフィールの活用とその意義―
  大前玲子，井上和臣：対人不適応の青年期女性に対する認知療法の一例―認知プロフィールの活用とその意義―．精神療法 23(6): 575-582, 1997.

認知療法が有効であった阪神淡路大震災による PTSD の1例
  多賀千明，井上和臣：認知療法が有効であった阪神淡路大震災による PTSD の1例．精神医学 40(10): 1069-1075, 1998.

第IV部　認知療法のさまざまな可能性

プライマリケアにおける身体的愁訴と認知療法
  井上和臣：不定愁訴への積極的な対応．治療のポイント　プライマリケアで行いたい精神療法．認知療法．臨床と薬物療法 13(10): 1117-1120.

心身症の治療：認知療法
  井上和臣：心身症の治療 6　認知療法．心療内科 2: 234-239, 1998.

ストレス・マネジメント：認知療法の立場から
  井上和臣：ジョブ・ストレスとタイプA行動パターン．ストレス・マネジメントの実際．認知療法の立場から．こころの臨床ア・ラ・カルト 9(1): 41-45, 1990.

ひきこもりの青年に対する認知療法
  渡辺元嗣，高橋徹，井上和臣：ひきこもりの青年に対する認知療法．臨床精神医学 29(9): 1165-1171, 2000.

アルコール依存症の認知療法
  井上和臣：アルコール依存症の認知療法．精神科治療学 4(1): 43-52, 1989.

認知療法的技法の併用により断酒の維持継続が可能となった女性アルコール依存症の一例
  谷直介，土定美紀，仁木雅子，井上和臣，笠井秀夫，杉本園子，岡正悟，神山良一，福井顯二：認知療法の併用により断酒の維持継続が可能となった女性アルコール依存症の一例．京都医学会雑誌 48(2): 33-37, 2001.

統合失調症の認知療法
  西藤直哉，井上和臣：特集　精神療法からのアプローチ．精神分裂病の認知療法．Schizophrenia Frontier 3(2): 91-96, 2002.

第V部　日本認知療法学会

日本認知療法学会の発足
  井上和臣：日本認知療法学会の発足．心療内科 6(3): 195-201, 2002.

編著者略歴

井上 和臣（いのうえ かずおみ）

1952年	徳島県生まれ
1977年	京都府立医科大学卒業
1980年	京都府立医科大学精神医学教室助手
1986年	京都府立医科大学精神医学教室講師
1988年	米国ペンシルベニア大学精神医学教室認知療法センター留学
1989年	京都府立精神保健総合センター所長
1990年	鳴門教育大学人間形成基礎講座助教授
1998年	鳴門教育大学人間形成基礎講座教授
2001年	鳴門教育大学教育臨床講座教授

著訳書：『認知療法入門』（星和書店，分担翻訳および執筆）
『認知療法への招待』（金芳堂）
『認知療法ハンドブック（上）（下）』（星和書店，分担執筆）
『心のつぶやきがあなたを変える』（星和書店）
『CD-ROMで学ぶ認知療法』（星和書店）
『認知療法ケースブック』（星和書店，編集）

認知療法・西から東へ
2004年7月22日 初版第1刷発行

編著者　井上和臣
発行者　石澤雄司
発行所　㈱星和書店
　　　　〒168-0074 東京都杉並区上高井戸1-2-5
　　　　電話　03 (3329) 0031 (営業部) ／ (3329) 0033 (編集部)
　　　　FAX　03 (5374) 7186

Ⓒ2004　星和書店　　　　Printed in Japan　　　　ISBN4-7911-0547-8

不安障害の認知行動療法(1)
パニック障害と広場恐怖
〈治療者向けガイドと患者さん向けマニュアル〉

アンドリュース 他著
古川壽亮 監訳

A5判
292p
2,600円

不安障害の認知行動療法(1)
パニック障害と広場恐怖
〈患者さん向けマニュアル〉

アンドリュース 他著
古川壽亮 監訳

A5判
112p
1,000円

不安障害の認知行動療法(2)
社会恐怖
〈治療者向けガイドと患者さん向けマニュアル〉

アンドリュース 他著
古川壽亮 監訳

A5判
192p
2,500円

不安障害の認知行動療法(2)
社会恐怖
〈患者さん向けマニュアル〉

アンドリュース 他著
古川壽亮 監訳

A5判
106p
1,000円

認知行動療法の科学と実践
EBM時代の新しい精神療法

Clark & Fairburn 編
伊豫雅臣 監訳

A5判
296p
3,300円

発行：星和書店　http://www.seiwa-pb.co.jp　価格は本体(税別)です

心のつぶやきが あなたを変える
認知療法自習マニュアル

井上和臣 著

四六判
248p
1,900円

CD-ROMで学ぶ認知療法
Windows95・98&Macintosh対応

井上和臣 構成・監修　3,700円

認知療法ケースブック
こころの臨床a・la・carte 第22巻増刊号 [2]

井上和臣 編

B5判
196p
3,800円

認知療法入門
フリーマン氏による治療者向けの臨床的入門書

A.フリーマン 著
遊佐安一郎 監訳

A5判
上製
296p
3,000円

マスコミ精神医学
マスコミ報道のセンス・アップのために

山田和男、
久郷敏明、
山根茂雄 他著

四六判
312p
1,600円

発行：星和書店　http://www.seiwa-pb.co.jp　価格は本体(税別)です

認知療法実践ガイド・基礎から応用まで
ジュディス・ベックの認知療法テキスト

ジュディス・S・ベック 著
伊藤、藤澤、神村 編

A5判
450p
3,900円

認知療法ハンドブック 上
応用編

大野裕、小谷津明 編

A5判
272p
3,680円

認知療法ハンドブック 下
実践編

大野裕、小谷津明 編

A5判
320p
3,800円

無意識を活かす現代心理療法の実践と展開
メタファー／リソース／トランス

吉本雄史、中野善行 編

A5判
324p
3,600円

双極性障害の治療スタンダード
新たな治療アルゴリズム構築へ向けて

樋口輝彦、神庭重信 編

B5判
172p
3,600円

発行：星和書店　http://www.seiwa-pb.co.jp　価格は本体(税別)です

いやな気分よ、さようなら
自分で学ぶ「抑うつ」克服法

D.D.バーンズ 著
野村総一郎 他訳

B6判
500p
3,680円

「うつ」を生かす
うつ病の認知療法

大野裕 著

B6判
280p
2,330円

こころの治療薬ハンドブック 2003年
向精神薬の錠剤のカラー写真が満載

青葉安里、
諸川由実代 編

四六判
上製
248p
2,600円

総合病院精神科・神経科ガイド
心の具合がおかしいと思ったら気軽に精神科に行こう

総合病院精神科・
神経科
ガイドプロジェクト
チーム 編

A5判
204p
1,900円

心の病気 [増補改訂版]
やさしく理解しよう

竹内知夫 著

四六判
320p
1,845円

発行：星和書店　http://www.seiwa-pb.co.jp　価格は本体(税別)です

心の地図 上 〈児童期―青年期〉
こころの障害を理解する

市橋秀夫 著

四六判
296p
1,900円

心の地図 下 〈青年期―熟年期〉
こころの障害を理解する

市橋秀夫 著

四六判
256p
1,900円

心療内科
クルズス診療科（2）

久保木、熊野、佐々木 編

四六判
360p
1,900円

神経内科
クルズス診療科（1）

作田学 著

四六判
320p
1,900円

痴呆の基礎知識
医学的知識・ケア・予防法をわかりやすく

宮里好一 著

四六判
264p
2,200円

発行：星和書店　http://www.seiwa-pb.co.jp　価格は本体（税別）です

境界性人格障害＝BPD
はれものにさわるような毎日を
すごしている方々へ

メイソン、
クリーガー 著
荒井秀樹、野村祐子
束原美和子 訳

A5判
352p
2,800円

ストレスとコーピング
ラザルス理論への招待

R.ラザルス 講演
林峻一郎 編・訳

B6判
上製
120p
1,650円

ハートをむしばむ
性格と行動
タイプAから見た健康へのデザイン

福西勇夫、
山崎勝之 編

四六判
292p
2,330円

リラクセーション反応
心身医学に基づく画期的ストレス軽減法

ベンソン 著
中尾、熊野、
久保木 訳

四六判
232p
1,800円

わかれからの再出発
見捨てられ傷ついた心をいやす
5つのステップ

遊佐安一郎 監訳
佐藤美奈子 訳

四六判
484p
2,800円

発行：星和書店　http://www.seiwa-pb.co.jp　価格は本体(税別)です

抗うつ薬の時代
うつ病治療薬の光と影

デーヴィッド・ヒーリー 著
林建郎、田島治 訳

A5判
上製
424p
3,500円

「食」にとらわれたプリンセス
摂食障害をめぐる物語

上原徹 著

四六判
176p
1,600円

私は病気ではない
治療をこばむ心病める人たち

ザビア・アマダー、アンナ=リサ・ジョハンソン 著
江畑、佐藤 訳

四六判
300p
2,000円

うつを体験した仲間たち
うつ病のセルフヘルプグループ実践記

近藤喬一 編著

四六判
144p
1,600円

パニック・ディスオーダー入門
不安を克服するために

B.フォクス 著
上島国利、樋口輝彦 訳

四六判
208p
1,800円

発行：星和書店　http://www.seiwa-pb.co.jp　価格は本体（税別）です